Limpieza INTERNA

Cómo librarse de la contaminación en los músculos, las arterias y las articulaciones

CARLSON WADE

PRENTICE HALL PRESS

Datos de catalogación en la Biblioteca del Congreso de Washington, D.C.

Wade, Carlson.
   [Inner cleansing. Spanish]
   Limpieza interna : cómo librarse de los residuos en sus articulaciones, articulaciones
músculos, arterias y sistema automentorio / Carlson Wade [translated by Omar Amador].
— Ed. rev. y aum.
     p.   cm.
   Includes bibliographical references and index.
   ISBN 0-13-863762-8 (case) — ISBN 0-13-863770-9 (paper) — ISBN 0-7352-0191-9 (pbk.)
   1. Raw food diet. 2. Enzymes—Therapeutic use. 3. Health. 4. Rejuvenation.
I. Title.
RM237.5.W3318   1997
615.8'54—dc21   97–12585
                                               CIP

Impreso en Estados Unidos de América

10 9 8 7 6 5   10 9 8 7 6

ISBN 0-13-863762-8 (C)   ISBN 0-13-863770-9 (P)

10 9 8 7 6 5 4 3 2 1

ISBN 0-7352-0191-9 (PHP)

Este libro es una obra de referencia basada en investigaciones del autor. Las opiniones expresadas aquí no son necesariamente las del editor ni las que él endosa. Las orientaciones establecidas en este libro no deben ser, en manera alguna, consideradas como sustitutos de una consulta con un médico debidamente liceniado.

PRENTICE HALL PRESS
Paramus, NJ 07652

On the World Wide Web at http://www.phdirect.com

SOBRE EL AUTOR

Carlson Wade, uno de los reporteros más destacados de medicina y nutrición de los Estados Unidos, ha escrito 26 libros sobre el tema de las curaciones naturales. El escribe para numerosas revistas, periódicos y hace docenas de presentaciones por radio, televisión y personales todos los años. Es columnista para la publicación "Nutrition and Dietary Consultant Journal", y cientos de los artículos y columnas de información médica del señor Wade han sido publicados en todo el mundo, en países como Francia, España, Alemania y Japón. El es miembro acreditado de la Asociación Norteamericana de Escritores de Medicina y de la Asociación Nacional de Escritores de Ciencia.

OTROS LIBROS POR EL MISMO AUTOR

PRÓLOGO

De pronto, hay un nuevo y resplandeciente mundo de salud juvenil. Es suyo, listo para que usted se sirva de él.

Esta fue mi reacción inmediata cuando leí el libro puesto al día, revisado y aumentado de Carlson Wade Limpieza interna: cómo librarse de los residuos en sus articulaciones, músculos, arterias y sistema circulatorio. El le ofrece un conjunto de programas paso por paso para el autorejuvenecimiento de pies a cabeza. En esta época de contaminación ambiental—desde el medio ambiente hasta los alimentos que come—ésta es, sin duda, una dinámica clave para una desintoxicación rápida, la transformación del cuerpo que reconstruirá su juventud . . . desde dentro hacia afuera.

Este destacado reportero médico ha descubierto las causas fundamentales de cientos de problemas comunes y poco comunes, entre ellos: envejecimiento prematuro, alergias, trastornos digestivos, problemas cardiovasculares, sobrepeso, mala circulación, colesterol alto y dolores molestos. Todos están descritos con lujo de detalles, seguidos por remedios caseros asombrosamente sencillos, pero rápidamente efectivos, que desintoxicarán su cuerpo y su mente, a menudo en cuestión de minutos. ¡Este es un libro que salvará su vida!

Carlson Wade llama al problema "residuo interno". Tiene razón. Es esta invisible e interna acumulación tóxica de desechos lo que amenaza con erosionar su cuerpo y su mente. La toxemia es una de las causas principales del envejecimiento. Por eso estoy contento de que Carlson Wade haya "desenmascarado" a este ladronzuelo de salud y de vida. Recomiendo firmemente los programas, fáciles de seguir, que le ayudarán a expulsar la contaminación de su sistema de manera que usted se transforme en un ser de deslumbrante limpieza y salud juvenil... a cualquier edad.

¡Lo mejor de todo es que tantos de estos programas caseros fáciles de seguir brindan rejuvenecimiento en cuestión de minutos! Esto, yo mismo lo he observado. Carlson Wade presenta programas sencillos que pueden resolver de inmediato problemas que han durado toda una vida. Y todos son naturales. Sin drogas. Sin medicinas. Sin hospitalización. Nunca se enfermará. Esto es realmente un milagro de rejuvenecimiento y de curación. ¡Y funciona!

Limpieza interna es el libro más útil de curación total que he visto hasta ahora. Estoy encantado de que se haya puesto al día con los más recientes descubrimientos de rejuvenecimiento para así poder ser una ayuda valiosa para todos. Uselo. Descubra cómo puede hacerle lucir y sentir joven otra vez... para siempre.

H.W. Holderby, M.D.

LO QUE ESTE LIBRO HARA POR USTED

Esta versión al día, revisada y aumentada fue escrita para alertarle acerca de una "invisible" amenaza a su juvenil salud. Nuevas investigaciones la han identificado como toxemia o "contaminación del cuerpo".

Esta contaminación interna es tan engañosa, que su presencia erosionante casi no se nota hasta que usted comienza a experimentar un problema "irremediable" tras otro. Ejemplos de toxemia van desde artritis hasta la piel colgante, desde presión sanguínea elevada hasta arterias tupidas, desde indigestión crónica hasta antiestético sobrepeso. ¿Qué es lo que anda mal? Usted ha permitido que desechos tóxicos echen raíces en su cuerpo: el proceso de envejecimiento se está acercando furtivamente para hacerse dueño de su cuerpo y de su mente. Hay que hacer algo, y rápidamente.

Este libro ha sido aumentado para revelar los últimos descrubrimientos bio-nutricionales acerca de la "contaminación del cuerpo". Se enfoca en el problema de la toxemia — por qué sucede y cómo usted puede fortalecer su sistema inmunitario para eliminar los contaminantes que le están envejeciendo. Esta versión aumentada muestra cómo usted puede revertir la ola del envejecimiento y librarse de las toxinas que amenazan su juventud.

Resumidos, en un volumen amplio, al alcance de sus manos, para ayuda y uso inmediatos, hay aquí programas fáciles de seguir. Ellos pueden ayudarle a añadir años de vitalidad a su vida. Ellos pueden devolver juventud a su cuerpo y a su mente. ¡Ellos pueden salvar su vida!

Este libro muestra cómo puede usted eliminar muchas, muchas enfermedades tóxicas comunes y poco comunes — en la privacidad de su hogar. Sin medicinas, sin costos excesivos de hospitalización, sin complicadas maquinarias. Muchos de los programas de desintoxicación para la limpieza de residuos son totalmente gratis. Algunos requieren ingredientes cotidianos que probablemente estén en su despensa en estos momentos. Todos estos programas de limpieza interna trabajan asombrosamente rápido. Ellos buscan, disuelven, y luego expulsan los sedimentos internos que, si no, podrían deteriorar y envejecer sus sistemas vitales.

¿Engarrotado por la artritis? ¿Atormentado por arterias obstruccionadas con colesterol? ¿Piel arrugada? ¿Molestos trastornos del estómago? ¿Exceso de peso que no desaparece? ¿Alergias que le ahogan? ¿Complicaciones cardiovasculares? ¿Residuos en la sangre? ¿Se siente envejecido debido a "endurecimiento muscular"? Entonces, prepárese a cantar victoria sobre estas amenazas tóxicas a su salud. Siga estos fáciles programas (¡y también son divertidos!) y libere a su cuerpo de los contaminantes. La desintoxicación le hará sentirse joven y limpio, por dentro y por fuera. Ya sean recientes estos problemas o ya le hayan atormentado durante años, este libro le ayudará.

¿Le preocupan los efectos secundarios de las medicinas? ¿Las inseguridades de la cirugía? ¿Los costos crecientes del cuidado médico? Entonces esta edición aumentada tiene un valor especial. Los programas que se describen son todos naturales, y pueden ser llevados a cabo en el hogar. A menudo, sólo cuestan centavos (¡eso es, centavos!). ¡Muchos son gratis! Lo más importante es que le ofrecen desintoxicación y curación en poco tiempo. ¡En muchos casos, usted verá y sentirá el rejuvenecimiento en minutos! Y esto es sólo el comienzo de estos beneficios.

Cuando estos descubrimientos comiencen a sanarle, dígales adiós a cientos de problemas que antes eran "irremediables". Descubra la alegría de lucir y sentirse joven y saludable de nuevo. ¿La razón? Esta edición al día y revisada desenmascara la causa básica y recientemente descubierta del envejecimiento y la enfermedad: la contaminación interna. Le enseña cómo desenraizar, soltar y explusar los residuos tóxicos y sentir la alegría de una salud vigorosa y juvenil. Usted puede lucir más joven y vivir más con una sencilla desintoxicación.

¿Cuándo podrá disfrutar de esta "fuente de juventud"? Casi inmediatamente, cuando vuelva la página . . .

Carlson Wade

CONTENIDO

CAPÍTULO 8.   CÓMO SUPERCARGAR SU CORAZON CON PODER JUVENIL . . . ¡MIENTRAS DUERME! **131**

CAPÍTULO 9.   MILAGROSOS SUPERALIMENTOS PARA UNA CIRCULACIÓN DINÁMICA. **151**

CAPÍTULO 10. CÓMO "ABRIRLES LA PUERTA" Y "LIBERAR" A LOS DESECHOS PARA ELIMINAR LA "RIGIDEZ DEL ENVEJECIMIENTO" . 165

CAPÍTULO 11. LIMPIE SUS ÓRGANOS VITALES PARA UNA TOTAL REVITALIZACIÓN 179

CAPÍTULO 12. CÓMO LIMPIAR SU TORRENTE SANGUINEO Y ENRIQUECER TODO SU CUERPO. 201

CAPÍTULO 13. LIMPIE SUS ARTERIAS Y DISFRUTE UNA "SEGUNDA JUVENTUD" 213

LÍBRESE DEL "DOLOR DE LA ARTRITIS" CON EL LAVADO BIOLÓGICO

Líbrese de la dolorosa y a menudo paralizante artritis corrigiendo la causa. Con el uso de programas caseros sencillos y efectivos, usted puede sacar de raíz, desalojar y eliminar la congestión interna, la cual a menudo es la causa del dolor artrítico. Estos programas de "lavado biológico" libran a su sistema neuro-óseo-muscular de los desechos tóxicos –esas acumulaciones irritantes, ásperas y causantes de inflamaciones– que son, en gran parte, responsables por las molestias de la artritis. Una vez que estos desechos congestionantes de las células sean eliminados de su sistema, su red neuro-óseo-muscular funcionará sin complicaciones. Ya se habrá ido el bloqueo que es responsable por la rigidez y el dolor que empeora a medida que se acumulan los desechos tóxicos.

ARTRITIS: ¿POR QUÉ SUCEDE, POR QUÉ DUELE?

La palabra *artritis* significa inflamación de las articulaciones (*art* = articulación; *itis* = inflamación). Hay más de 100 tipos diferentes de artritis. Los dos principales son:

Osteoartritis

La osteoartritis, una enfermedad degenerativa de las articulaciones, a menudo comienza debido a una lesión en la articulación, a infección tóxica o a exceso de uso. Las articulaciones que soportan peso, como son la rodilla, la cadera y la columna, son atacadas por los

1

desechos y comienzan a producir dolor. Residuos tóxicos corrosivos y deteriorantes causan daño osteoartrítico: la superficie del cartílago que cubre el extremo del hueso se hace áspera y, finalmente, se gasta. En algunos casos, puede desarrollarse en el hueso una protuberancia anormal llamada "espuela". La inflamación de la articulación da lugar a dolor e hinchazón. El uso continuado de la articulación infectada de toxinas produce más dolor.

Artritis reumatoide

Esta es una condición crónica que afecta a muchas partes del cuerpo, incluyendo las articulaciones. Básicamente, el fluido de la articulación se contamina con los desechos que atacan la superficie de la articulación y causan daño. Así se produce la inflamación. Las articulaciones que más comúnmente se ven afectadas son las de las manos, las muñecas, los pies y los tobillos, pero articulaciones mayores, tales como las caderas, las rodillas y los codos también pueden ser atacadas por los desechos tóxicos. Se presentan hinchazón, dolor y rigidez, inclusive cuando la articulación no se está usando. Muchas articulaciones del cuerpo pueden involucrarse al mismo tiempo.

La artritis sí tiene una causa –los desechos tóxicos que han atacado su sistema inmunitario básico. Las moléculas de oxígeno llamadas "radicales libres" atacan a su cuerpo constantemente. Estas moléculas tóxicas –que llegan con la respiración desde la atmósfera o son generadas por su propio cuerpo– dan lugar a una oleada destructiva de tejidos y huesos que, en gran parte, provoca la artritis y otras condiciones degenerativas. ¡Corrija esta causa por medio de la limpieza interna y se ayudará a librarse a sí mismo de la artritis!

ACUMULACIÓN DE DESECHOS TÓXICOS — LA CAUSA DE LA ARTRITIS

¿Qué son los desechos tóxicos?

Los desechos tóxicos son fragmentos sobrantes de procesos digestivos incompletos; son sobras de comidas poco saludables, productos refinados y ásperos aditivos químicos. Es un hecho que estas dañinas moléculas de "radicales libres" están en todas partes: en el aire que respira, en el agua que bebe, en los alimentos que come, en las ropas que viste. ¡El medio ambiente, otrora familiar y respetado, se está convirtiendo en un enemigo a medida que las sustancias químicas tóxicas invaden la atmósfera, los lagos, los océanos, el suelo y su cuerpo!

Los desechos tóxicos se almacenan en todo su cuerpo, en sus glándulas, en sus células. Estos radicales libres circulan a través de su torrente sanguíneo. Se acumulan entre sí, creando barreras que impiden el movimiento libre y flexible de sus extremidades y músculos. Si estos desechos se apoderan del cuerpo, ellos provocan trastornos similares a los de la artritis.

Internamente, usted se "atora" o se "ahoga" con estos desechos tóxicos. **PELIGRO**: Si no se eliminan por medio de la limpieza, los desechos tóxicos continúan acumulándose hasta que llegan a dañar la estructura de sus articulaciones, se produce la dolorosa inflamación y usted se convierte en víctima de lo que se considera artritis trepadora. Su cuerpo ha sido invadido, y se va sintiendo la destrucción a través de la artritis, ya sea de una forma o de otra. ¿Debe esto suceder? ¿Puede usted prevenir o revertir esta amenaza? Sí, con un sencillo y rápido *lavado interno* –un programa de desintoxicación que lo puede hacer usted mismo, ya que usa alimentos comunes y métodos que son capaces de eliminar estos residuos causantes de dolor.

"EXPULSE LA ARTRITIS" CON ESTE PLAN DE DESINTOXICACIÓN DE DOS DÍAS DE ALIMENTOS CRUDOS

Las frutas y los vegetales frescos y crudos (y sus jugos frescos) son fuentes de enzimas catalíticas (capaces de limpiar el interior de sus órganos) altamente concentradas. Estas enzimas son sustancias similares a las proteínas que inician una acción de lavado de células que descompone, disuelve y, finalmente, elimina los desechos tóxicos de radicales libres que irritan su sistema articular y muscular y que son los responsables de los trastornos artríticos. Para contrarrestar esto, las frutas y los vegetales frescos (casi de un día para otro) comienzan un lavado biológico de sus órganos y sistemas cargados de detritos. Cuando estén libres de estos bloqueos, sus articulaciones y músculos comienzan a moverse sin obstrucciones dolorosas. Su recompensa por la limpieza interna será mayor flexibilidad y liberación de la artritis.

Sencillo plan de desintoxicación de dos días de alimentos crudos

Separe dos días por semana para este plan de limpieza interna o desintoxicación. Durante estos días, consuma solamente alimentos crudos. *Por ejemplo:* Coma frutas frescas en cualquier combinación que desee, tales como frutas y jugos frescos en el desayuno y un plato de vegetales crudos con jugo de vegetales en el almuerzo. La cena podría ser otra comida de vegetales crudos y cualquier jugo de vegetales que desee. Para las meriendas, escoja pedazos de frutas frescas o vegetales crudos.

Beneficios de la desintoxicación

Las enzimas catalíticas que hay en los alimentos crudos son capaces de dedicar toda su actividad a disolver los residuos que se han acumulado a lo largo de su cuerpo. Sin la interferencia de alimentos cocinados, las enzimas trabajan rápidamente, descomponiendo estas moléculas semejantes a placas y preparándolas para ser eliminadas. Este sencillo plan de dos días ayuda a deshacer las infracciones cometidas el resto de la semana a través de una bienvenida desintoxicación de dañinos radicales libres. *Remedio:* Elimine su consumo de alimentos refinados y procesados y reducirá su ingestión de desechos de radicales libres. Usted ayudará a establecer un metabolismo más juvenil y un ritmo de limpieza interna que le librará de los desechos celulares y la toxemia que son causantes de artritis.

HISTORIA CLÍNICA—*Una "limpieza primaveral del cuerpo" cura el dolor artrítico de toda una vida*

Dedos adoloridos que a duras penas podían sostener una cuchara, una espalda rígida que convertía en un suplicio el levantarse de una silla o de la cama, y rodillas que se negaban a doblarse a voluntad; todo esto deprimía tanto a Edna J. que ella sentía que no tenía otra alternativa que el hospital o el sanatorio. Una enfermera preocupada por la nutrición examinó sus gráficos y pruebas médicas y reconoció los síntomas de articulaciones cargadas de residuos y de músculos infectados de radicales libres. Ella le dijo a Edna J. que siguiera un programa de "limpieza primaveral del cuerpo" durante sólo dos o tres días cada semana. Esto requería comer solamente alimentos crudos y beber jugos naturales en cualquier cantidad o combinación a lo largo del día. Debía evitar cualquier alimento procesado o cocinado. Edna J. estaba tan desesperada que habría intentado cualquier cosa. Al final del segundo día, sintió que sus dedos se estaban haciendo más flexibles. Inclusive podía doblar las rodillas. Animada, continuó el programa durante cinco días consecutivos. Al final del quinto día, podía doblar la cintura, hacer trabajo casero que hacía tiempo había abandonado, inclusive irse a bolear... ¡y ganar! Este sencillo programa de desintoxicación acabó con su dolor "irremediable" de artritis, el cual había durado toda una vida. Para mantener la "limpieza primaveral del cuerpo" todo el año, Edna J. se somete a un sabroso plan de alimentos crudos dos días por semana. Esto le ha traído como recompensa la flexibilidad de una jovencita. Siente que ha sido "salvada" del desagradable futuro de tener que estar encerrada en un sanatorio... gracias a este programa desintoxicante de limpieza.

SUPERE LA ARTRITIS "IRREMEDIABLE" CON UN PROGRAMA LIBRE DE SOLANUM

Un grupo de alimentos que parecen inocentes pueden almacenar sustancias dañinas que causan una acumulación tóxica. Estos pertenecen a las hierbas de la familia del solanum (*nightshade* en inglés). Este tipo de plantas, por lo general, ofrece buena nutrición, pero para algunas personas pueden tener efectos negativos. Estos alimentos contienen sustancias que impiden a las enzimas de sus músculos trabajar para desintoxicar, limpiar y expulsar las materias desechables.

El problema

Los alimentos de este tipo liberan toxinas que estimulan la liberación de *solanina*. La solanina es un alcaloide cristalino que se impregna en las articulaciones y en los músculos, causando una acumulación de residuos, hasta crear, finalmente la "enervación" (la resistencia y un debilitamiento del sistema inmunitario y el comienzo de trastornos artríticos. Algunas personas son especialmente sensibles inclusive a pequeñas cantidades de solanina. Además, si su metabolismo es lento, la solanina se acumula y forma una barrera tóxica, semejante a la que forman los residuos, en las células de sus articulaciones y músculos. El bloqueo se siente en forma de articulaciones rígidas y difíciles de mover. El dolor, por desgracia, es el síntoma que se experimenta con más frecuencia. Esto puede tener como origen su sensibilidad a la solanina.

La solución

Si usted se siente con problemas de constante rigidez que no responden a los lavados internos y a los programas de desintoxicación normales, estonces puede que sea usted alérgico a los alimentos del grupo solanum.

El sencillo programa de desintoxicación

Elimine los tomates, las papas, las berenjenas, los pimientos rojos o verdes en su programa de alimentación. Estos son cuatro alimentos con un elevado nivel de solanina que pueden conducir al dolor y a trastornos artríticos. Los alimentos de este tipo pueden causar una sobrecarga tóxica en algunas personas y subsecuentes trastornos artríticos. Eliminarlos de su dieta es un sencillo plan de desintoxicación que podría llegar a eliminar las reacciones artríticas.

HISTORIA CLÍNICA—*Dieta sin solanina elimina el dolor de la artritis en ocho días*

El granjero Morton A. había sido víctima de osteoartritis (una enfermedad degenerativa de las articulaciones) durante 10 años y enfrentaba serias pérdidas financieras debido a que estaba incapacitado para trabajar sus tierras. Habría perdido dinero si hubiera contratado trabajadores. Las medicinas le producían efectos secundarios peores que la rigidez y el debilitamiento de la osteoartritis. Tenía necesidad urgente de ayuda. La recibió de un tecnólogo alimenticio en el laboratorio de nutrición conectado al hospital universitario local. Morton A. se sometió a pruebas y se descubrió que era alérgico (¡sí, alérgico!) a los alimentos del grupo solanum. Los síntomas alérgicos se manifestaban como osteoartritis. Las articulaciones y los músculos de Morton A. tenían una sobrecarga de desechos tóxicos;

las células estaban repletas de detritos debidos al inadecuado metabolismo de la *solanina* contenida en esos alimentos. Esta alergia era la responsable del dolor casi paralizante de la artritis.

A Morton A. se le indicó un sencillo plan de desintoxicación que requería un sencillo cambio: evitar, en cualquier forma, los cuatro alimentos del grupo solanum mencionados anteriormente. Recibió su recompensa a los tres días. Tenía mayor flexibilidad en sus brazos y piernas. Al final del sexto día, era capaz de llevar a cabo tareas rutinarias con la vitalidad de un jovencito. Al octavo día, tenía tanta energía y flexibilidad que despidió a los trabajadores que había contratado e hizo él la mayor parte del trabajo. No sólo salvó su granja del desastre financiero, sino que se salvó a sí mismo de estar confinado con una enfermedad paralizante. Al evitar los cuatro alimentos del grupo solanum, detoxificó su sistema y se libró de la artritis ¡y recuperó su juventud!

EL ACEITE QUE LIMPIA LOS "RESIDUOS ARTRÍTICOS"

¿Se acuerda del aceite de hígado de bacalao que sus padres le daban de niño a lo largo del invierno para protegerle contra los resfríos? ¿Hace años que no lo toma? Entonces, redescúbralo. Ciertos tipos de aceites de pescado pueden ayudar a protegerlo contra manifestaciones de la inflamación causada por la artritis reumatoide y la destrucción de sus extremidades por parte de los residuos. Evitar esas desagradables manifestaciones puede ayudarle a mejorar su resistencia a la artritis e iniciar la eliminación de radicales libres y dañinos desechos tóxicos.

Aceites de pescado al rescate

Los científicos han descubierto que los aceites de pescado son capaces de crear una reacción de desintoxicación que aliviará y reducirá la inflamación artrítica. El aceite de pescado, una grasa poli-insaturada, crea esta limpieza porque contiene ácidos grasos Omega-3, no ácidos grasos Omega-6, los cuales son abundantes en otras grasas poli-insaturadas. Su cuerpo convierte los ácidos grasos Omega-6 (los cuales son esenciales para la salud) en sustancias químicas inflamatorias llamadas leucotrienos. Pero los ácidos grasos Omega-3 sirven como bloques constructores alternativos para hacer productos bioquímicos, y tienen un potencial inflamatorio mucho menor.

Los ácidos grasos Omega-3 del aceite de pescado producen prostaglandinas (sustancias semejantes a las hormonas) "buenas" que no causan inflamación ni dolor. En otras palabras, el aceite de pescado bloquea la causa de la inflamación y protege contra el dolor. Los ácidos grasos Omega-3 reducen la producción del cuerpo de ácido aracidónico. Este ácido a menudo causa inflamación de las articulaciones y de otros tejidos. Los ácidos grasos Omega-3 del aceite de pescado toman el lugar de los ácidos grasos normales del cuerpo, aumentan la acción limpiadora de su interior y liberan su cuerpo de los excesos del ácido aracidónico que es responsable de la inflamación dolorosa. Con esta reacción de desintoxicación, sus articulaciones se hacen menos dolorosas al toque, su circulación se mejora y su inflamación se reduce.

Poder limpiador único

El aceite de pescado contiene un singular ácido graso esencial y desintoxicante conocido como *ácido eicosapentaenoico*. Esta sustancia trituradora –*EPA* por las siglas en inglés– es impulsada hacia sus conductos sanguíneos. Aquí, el *EPA* se convierte en una sustancia *antiagregante*, la cual es capaz de descomponer los residuos en la sangre y prepararlos para su eliminación. Este singular poder limpiador está disponible en los aceites de pescado.

Cómo tomarlo

Los pescados que tienen la potencia más elevada de ácidos grasos Omega-3 y de *EPA* incluyen (en orden de potencia): abadejo, bacalao, pescadilla, lucio norteño, lenguado, atún (en agua), pargo (huachinango), pescadilla, platija, rodaballo, escorpina, halibut del Pacífico, róbalo rayado, perca de océano, merlán, carpa, salmón, albur, arenque, *sablefish*. *Sugerencia:* Incluya pescado al menos de tres a cinco veces por semana como parte de su programa de alimentación. Le estará dando a su cuerpo los ingredientes desintoxicantes necesarios, ácidos grasos Omega-3 y EPA, entre otros nutrientes, para ayudar a expulsar los desechos tóxicos y librar a sus arti-

culaciones de residuos. ¡Usted ayudará a limpiar los "residuos artríticos" con este aceite milagroso de las profundidades del océano!

Hay cápsulas disponibles

Las tiendas de productos de salud y las farmacias tienen cápsulas de
aceite de pescado disponibles. Tómelas con la aprobación de la persona que cuida de su salud. Más no necesariamente significa mejor.
La acción limpiadora del aceite puede exagerarse y la sangre puede
no ser capaz de coagularse en caso de una herida. Un poquito de
aceite de pescado rinde para mucho. Cantidades moderadas de un
suplemento pueden incluirse junto a su programa de comer más de
los tipos de pescados de la lista anterior. (Tomar varias cucharadas
de aceite de pescado puro puede tener su desventaja. A diferencia
de las cápsulas de aceite de pescado, el aceite de pescado puro contiene grandes cantidades de vitaminas A y D, las cuales pueden
resultar peligrosas en dosis elevadas.)

HISTORIA CLÍNICA— *"Articulaciones aceitadas" se hacen más flexibles en una semana*

Martha K. gesticulaba de dolor cada vez que tenía que alcanzar un
estante alto en su despensa. A veces, tan sólo pasar la aspiradora
eléctrica le hacía tanto daño en la espalda que tenía que estar
acostada durante el resto del día. Ella se quejaba de articulaciones
"secas". Se habría rendido a la inevitable paralización si no hubiera
sido porque un médico ortomolecular (que pone énfasis en la nutrición) le diagnosticó que su problema era de residuos en la sangre.
Él le recomendó más pescado durante la semana, sobre todo abadejo, bacalao, lucio norteño y lenguado. También le dijo a Martha K.
que tomara cápsulas de aceite de pescado con regularidad. Casi
inmediatamente, sus articulaciones estaban menos inflamadas, y la
hinchazón se redujo. Se podía mover con más agilidad. Al final de
la primera semana, era capaz de llevar a cabo tareas domésticas con
muy poco dolor. Sus "articulaciones aceitadas" la habían hecho
joven nuevamente, gracias a la acción del ácido *EPA*, que limpió la
sedimentación excesiva de su cuerpo. En efecto, la acción del *EPA*
le limpió sus articulaciones –realmente, se las aceitó– de manera que
pudo decirle adiós a la artritis.

EL DIMINUTO VEGETAL ANTIGUO QUE CONQUISTA EL DOLOR DE LA ARTRITIS

Durante miles de años, un vegetal ha sido alabado como un alimento maravilloso con milagrosos beneficios curativos. Hoy en día, este diminuto vegetal tiene el asombroso poder de extraer de su cuerpo la sobrecarga tóxica para ayudarle a superar la artritis. ¿Qué es?

¡El ajo!

Miembro de la familia de las cebollas, el ajo es único debido a que contiene propiedades antibacterianas y antihongos que lo convierten en un poderoso limpiador del cuerpo. En los tiempos modernos, el ajo ha emergido como un alimento limpiador con poder para combatir la artritis.

El poder secreto del ajo para acabar con el dolor de la artritis

El poder del ajo como un calmante del dolor puede ser considerado "secreto", debido a que durante muchos años este conocimiento ha estado confinado casi exclusivamente a la profesión médica, sin que el público en general lo conozca muy bien. Así es que, con gran entusiasmo, los beneficios del ajo se están poniendo a disposición a todos. Son los siguientes:

El ajo produce un tipo poco común de reacción ultravioleta llamada *radiación mitogenética*. Estas emisiones se llaman *rayos de Gurwitch* debido a que fue un electrobiólogo europeo con ese apellido quien primero informó acerca de sus poderes calmantes del dolor. Estos mismos rayos de Gurwitch son capaces de desalojar los desechos tóxicos de sus incrustados bloqueos y prepararlos para su eliminación. Esto ayuda a estimular el crecimiento de nuevas células y ofrece una limpieza interna de las sustancias irritantes.

Reduce la inflamación, alivia el dolor

Cuando usted consume ajo, su sistema digestivo, a través de la actividad enzimática, extraerá una sustancia del ajo llamada állicin. Sus enzimas toman este állicin para promover una acción limpiadora que reduzca la inflamación, que es la base de la artritis reumatoide y de otros tipos de artritis. Este mismo állicin, que viene del ajo, ayuda a aliviar el dolor, extrayendo, por medio de la limpieza, los irritantes y arenosos desechos que se adhieren persistentemente a sus articulaciones, músculos y otros órganos vitales. Al hacer eso, el ajo, a través de la acción del állicin, es capaz de ayudarle a conquistar el dolor de la artritis.

Una manera fácil de ingerir ajo

La mayor potencia se encuentra en el bulbo mismo del ajo. Tome tres dientes de ajo, macháquelos hasta dejarlos bien desmenuzados, y añádalos a una ensalada de vegetales crudos o a cualquier *sandwich*. Añada ajo desmenuzado a un tazón de sopa. Use ajo para cocinar cualquier cocido, cazuela o plato horneado. Mastique uno o dos dientes de ajo cada día. Sentirá su acción limpiadora muy rápidamente.

¿Y qué pasa con el olor a ajo?

Básicamente, mastique un diente de ajo y luego un poco de perejil para cubrir el olor. No necesita convertirse en un paria social. Recuerde este hecho básico: el olor ocurre sólo cuando usted come ajo *crudo*. El ajo *cocinado* no deja olor. *Sugerencia:* Después del ajo, mastique regaliz (*licorice* en inglés) libre de aditamentos químicos (disponible en las tiendas de productos de salud), o mastique una ramita de canela, o algunos clavos; o coma el ajo crudo junto con zanahoria rallada para cubrir el olor (todos están disponibles en las tiendas de productos de salud). Usted podrá endulzar su aliento y ser socialmente aceptable aún comiendo ajo. Además, sus articulaciones y músculos se harán más flexible, gracias al poder desintoxicante y limpiador del ajo.

COMO "LIMPIAR AL VAPOR" SU CUERPO Y EXPULSAR EL DOLOR DE LA ARTRITIS

La hidroterapia ha sido conocida desde hace mucho como un método efectivo y totalmente natural de "limpiar al vapor" el cuerpo, expulsar las toxinas acumuladas y librar su cuerpo de persistentes dolores en las articulaciones y los músculos. Hoy en día, está reconocida como una manera efectiva de desintoxicar su acumulación tóxica y de lavar el interior del cuerpo para expulsar de él el dolor artrítico.

Cómo "limpiarse al vapor" en casa

Llene su tina con agua entre las temperaturas de 96° y 103° F (36° a 39° C). Sumérjase lentamente. Relájese durante 15 a 20 minutos. Entonces, deje que el agua salga de la tina. Ahora levántese. Abra la ducha para obtener un gran chorro de agua caliente, haciéndola gradualmente tibia. Quédese de pie bajo el chorro durante cinco minutos. Cierre la ducha, séquese con la toalla y acuéstese en la cama para relajarse. *Sugerencia*: Trate de hacer este programa de "limpieza al vapor" del cuerpo dos veces al día –en la mañana (para aliviar la rigidez) y luego en la noche antes de irse a dormir (para aliviar el dolor y el malestar).

Los beneficios de la desintoxicación

Un baño relajador a las temperaturas indicadas ayuda a abrir los miles de millones de poros de su cuerpo. Mientras está en el agua, los desechos tóxicos son eliminados de su cuerpo por medio del vapor. Al mismo tiempo, usted tranquilizará sus nervios y relajará la irritación de los mismos al expulsar los desechos irritantes. Cuando se duche, eliminará los desalojados desechos tóxicos que se adhieren a su piel. Es un método de limpieza de acción doble (interna y externa) que ayudará a sus articulaciones y músculos a avanzar hacia un mayor estado de agilidad.

Desintoxicante lavado interno y totalmente natural

La temperatura de su cuerpo es controlada por un segmento de su cerebro que sirve como termostato. Este termostato natural se mantiene estable a unos 98.6° F (37° C). Cuando usted se mete en una tina con agua cómodamente caliente, usted sube la temperatura de este termostato interno. Inmediatamente, tiene lugar la sudoración. Mientras usted suda, usted está siendo sometido a un proceso de lavado desintoxicante. ¡Usted está realmente lavando sus órganos internos! Sólo 20 minutos en la tina le proporcionan esta reacción de fregado limpiador en sus articulaciones, músculos y células. Se sentirá resplandecientemente limpio. Los desechos de irritantes y radicales libres que antes habían causado erosión interna y el subsecuente dolor, serán expulsados. Este es un remedio antiguo que hoy en día se reconoce como un proceso desintoxicante totalmente natural para eliminar el dolor de la artritis.

HISTORIA CLÍNICA—*La rigidez matinal se acaba con el remedio de la "limpieza al vapor"*

La rigidez matinal era más bien agonía matinal para Nancy R., para quien resultaba doloroso en extremo salir de la cama cuando sonaba su despertador. Como supervisora de la oficina, podía poner en peligro su empleo si llegaba tarde. Sin embargo, sus músculos rígidos y su espalda jorobada la hacían caminar como una marioneta, conducir como una inválida y trabajar como una persona incapacitada. Le tomaba horas superar el dolor de la artritis. Le era difícil aplicarse el maquillaje, trabajar o hacer las tareas cotidianas. El fisioterapeuta de su compañía le sugirió que limpiara su cuerpo de las toxinas causantes de dolor con un baño de "limpieza al vapor" en la mañana y en la noche. Casi inmediatamente, Nancy R. sintió un alivio misericordioso. Después de cuatro días con este sencillo remedio de desintoxicación, ella pudo devolver la flexibilidad a la mayor parte de su cuerpo. Al quinto día, saltó de la cama con agilidad juvenil y realizó fácilmente sus actividades como si fuera una jovencita. Se sentía tan llena de vigor, que pudo trabajar horas adicionales cada vez que se lo pedían. ¡Y nunca se sentía cansada! El dañino dolor había desaparecido, gracias a sus articulaciones y músculos "limpiados al vapor" y desintoxicados.

NUEVE MANERAS DE LIMPIAR SU CUERPO CON ESTIRAMIENTO

El Dr. Jack Soltanoff, un destacado quiropráctico-nutricionista, ha descubierto que un conjunto de sencillos movimientos de estiramiento ayudan a desintoxicar el sistema y promueven un sentimiento de flexibilidad juvenil. "Muchos artríticos son capaces de moverse libremente y eliminar el problema al combatirlo tomando como base estos remedios de estiramiento".

1. *Estiramiento de pie.* Párese derecho con los pies separados al nivel de los hombros y con los brazos extendidos por encima de la cabeza. Estírese hacia arriba tan alto como le sea posible, manteniendo sus talones pegados al piso. Cuente lentamente hasta 15.

2. *Estiramiento de espalda con la pierna doblada.* Párese derecho con los pies separados al nivel de los hombros y con los brazos a los lados. Lentamente, dóblese hacia adelante, tocando el suelo entre sus pies. Mantenga las rodillas relajadas y dobladas. Cuente lentamente hasta 15 ó 30. Si al principio no puede alcanzar el piso, toque la punta de su calzado. Repita dos o tres veces.

3. *Halando las rodillas alternadamente.* Acuéstese boca arriba, con sus pies extendidos y las manos a los lados del cuerpo. Lleve una pierna hacia su pecho, agárrela con ambas manos, y cuente lentamente hasta cinco. Repita de siete a 10 veces con cada pierna.

4. *Halando las dos rodillas.* Acuéstese boca arriba, con sus pies extendidos y las manos a los lados del cuerpo. Lleve ambas piernas hacia el pecho. Apriete los brazos alrededor de las piernas y levante sus nalgas ligeramente del piso. Aguante y cuente lentamente hasta 20 ó 40. Repita de siete a 10 veces.

5. *Rotando las caderas acostado.* Acuéstese boca arriba con las piernas juntas y los brazos separados de los lados del cuerpo, con las palmas hacia abajo. Lleve las rodillas hacia el pecho y rote sus caderas y piernas hacia la izquierda hasta que toquen el piso. Mantenga los hombros y la espalda pegados al piso. Repita, rotando las caderas y las piernas hacia la derecha. Repita de dos a cuatro veces hacia cada lado.

6. *Estiramiento de punta sentado.* Siéntese sobre el piso con las piernas extendidas y las rodillas juntas. Exhale y estírese hacia adelante lentamente, deslizando las manos hacia los tobillos. Intente tocar las rodillas con su barbilla, manteniendo las piernas tan derechas como le sea posible. Mantenga la posición y cuente lentamente hasta cinco o 10. Regrese a su posición inicial, inhalando profundamente. Repita de cuatro a seis veces.

7. *El cisne.* Acuéstese boca arriba, con los brazos a los lados, las palmas hacia abajo. Lleve las rodillas hacia el pecho mientras

eleva las caderas. Lleve las piernas por encima de la cabeza, intentando tocar el piso detrás de usted. A medida que practica este estiramiento, intente tocar el piso con las rodillas. Aguante y cuente lentamente hasta cinco o 10. Regrese a la posición inicial, doblando las rodillas a medida que baja las piernas. Inhale profundamente y repita de tres a cinco veces.

8. *La paloma.* Parado, con los pies separados, las piernas ligeramente dobladas y las manos tomadas por atrás de la espalda. Lentamente, dóblese hacia adelante por la cintura mientras eleva los brazos hacia atrás de la espalda hasta el "punto de máximo estiramiento". Cuente lentamente hasta cinco u ocho. Relájese. Repita.

9. *Estiramiento del tendón de Aquiles.* Parado frente a una pared, a unos dos pies de ella. Recuéstese contra la pared con los brazos extendidos. Mueva la pierna izquierda medio paso hacia adelante, la pierna derecha hacia atrás medio paso o más. Baje el talón derecho hacia el piso. Haga descender su cuerpo hacia la pared, estirando el tendón del talón de la pierna derecha. Cuente lentamente hasta cinco o 10. Invierta la posición de las piernas. Repita, haciendo cada ejercicio de tres a seis veces con cada pierna.

Recuerde: NO debe haber dolor cuando haga los estiramientos. Si siente cualquier molestia, afloje. Avance lentamente a través de cada ejercicio de estiramiento. Tome inhalaciones profundas. Relájese, si es necesario, antes de continuar. [1]

CÓMO CALENTAR LAS MANOS Y LOS PIES FRÍOS

Las hierbas y las especias caseras (que usted probablemente ya las tiene en la despensa de su cocina) ayudan a revitalizar una circulación perezosa para poner calidez juvenil en sus extremidades frías (algunos de estos artículos desintoxicantes están disponibles en las tiendas de productos de salud o en las farmacias de hierbas).

- Masajee las manos y/o los pies con aceite de flores de madreselva (*Lonicera caprifolium* o *honeysuckle* en inglés) macerado y calentado. Las hierbas ayudan a desalojar los residuos acumulados y traen una mayor circulación sanguínea a la superficie de su piel.

- Para que un baño de pies le ayude a expulsar los dañinos radicales libres y a rejuvenecer la circulación de pies fríos, use una infusión de una cucharada de semilla de mostaza fresca pulverizada en dos litros (medio galón) de agua. Disfrute de un baño de pies de 15 ó 30 minutos y sienta aumentar la circulación a medida que son expulsados los desechos.

- Añada polvo de semilla de chile o pimienta de Cayena al agua tibia (unas dos cucharadas en dos litros de agua) y remoje sus pies durante 15 minutos. Este es un fuerte estimulante del sistema circulatorio. Ayuda a expulsar los detritos a través de los poros y revitaliza el flujo sanguíneo en sus extremidades.

- Para una bebida, use té de escaramujo (*rosehip*) como una manera de recargar su circulación perezosa. Disfrute diariamente de té de cola de caballo campestre (*Equisetum arvense o field horsetail* en inglés) o de alforfón (*Fagopyrum esculentum o buckwheat* en inglés) para limpiar aun más y fortalecer sus conductos capilares más pequeños.

- Reduzca la hinchazón dolorosa con una gota de aceite de lavanda (*lavender* en inglés) o de eucalipto sin diluir. Para aliviar cualquier dolor persistente, apliquese una compresa fría de tintura de caléndula o ungüento de caléndula.

Cambios que alivian el dolor que usted puede hacer hoy mismo

Déle a su cuerpo una oportunidad de lavar y expulsar las acumulaciones y los desechos tóxicos con un mejor autotratamiento. Usted se librará de sustancias irritantes y ayudará a aliviar el dolor y a disfrutar de más flexibilidad usando el método del cuerpo entero –¡comenzando hoy!

1. *Pierda el peso de más*. El exceso de libras puede causar y empeorar la artritis. La obesidad causa fluctuación en los niveles de hormonas, los cuales conducen a trastornos. Es conveniente tener un peso moderado (estar "delgado como un lápiz" es un factor importante de riesgo de osteoporosis o debilitamiento general de esqueleto, lo cual puede ser tan invalidante como la artritis). Con un peso cómodo, usted aliviará el estrés

y el dolor de su columna vertebral, rodillas, caderas, tobillos y pies. Pierda peso y eliminará los desechos que causan estrés y que producen dolor en sus cartílagos; si no lo hace, usted estará vulnerable a la inflamación y al dolor.

2. *Evite el estrés.* La tensión aumenta el dolor y causa una acumulación de productos de desecho que pueden empeorar los síntomas de la artritis. Haga todo con moderación... cuando se esté sintiendo bien. Haga un poquito cada día, ya tenga una manifestación de dolor o no. Siga técnicas de relajación tales como sesiones diarias de meditación de 30 minutos.

3. *La rigidez matinal puede ser aliviada.* Para aliviar la rigidez matinal, aplíquese un ungüento muscular por la noche, antes de irse a la cama. Un masaje con hierbas también le hará sentir mejor emocionalmente. A la mañana siguiente, usted se sentirá más flexible.

4. *Masaje tibio con hierbas.* Aplique ungüento de eucalipto en la zona que le duele. Frote suavemente. La calidez produce alivio. Entonces envuelva la zona que le duele con plástico y permita que la reconfortante hierba se introduzca por sus poros, sacando los desechos fuera de su cuerpo. O, sino, aplíquese una toalla tibia en esa región. Después de sólo 30 minutos, sentirá un gran alivio.

5. *Tratamiento con agua.* En una tina (o en la piscina de un gimnasio local) trate de hacer movimientos de doblar las extremidades, de ondulación, de caminar normalmente, e inclusive de trotar. La suave presión contra la resistencia natural del agua y la flotación le permitirá librar a su cuerpo de la congestión.

6. *Aplique hielo para aliviar su dolor.* Para una articulación que ha trabajado demasiado, aplíquese hielo en un bolsa plástica o envuelva un paquete de comida congelada en una bolsa plástica y aplíquelo durante 20 minutos. Quíteselo durante 15 minutos. Repita por lo menos 10 veces, si es necesario. Es una forma de contraste que revivirá una circulación perezosa y ayudará a limpiar su articulación para tener más movilidad.

7. *La vitamina C reconstruye los tejidos.* Resultan convenientes unos 1000 miligramos de vitamina C al día. Sus células y tejidos han sido dañados por los desechos y residuos y necesitan ser reconstruidos con esta importante vitamina. Además,

aumente su consumo de frutas y vegetales frescos para obtener más vitamina C.

8. *¿Aceite vegetal? Diga NO hasta que esté curado.* Es cierto que el aceite vegetal poli-insaturado es beneficioso, pero si usted ha sido seriamente atacado por la artritis y está comiendo alimentos ricos en ácidos grasos Omega-3, reduzca su consumo de productos que contienen aceite, tales como los alimentos fritos, margarinas y aliños de ensaladas. *La razón:* Estos alimentos son ricos en ácidos grasos Omega-6 que pueden causar inflamación en quienes padecen de artritis reumatoide. *Sugerencia:* Dos aceites bajos en ácidos grasos Omega-6 son el aceite de oliva y el de canola (hecho de semilla de colza). Use éstos... pero con moderación. En general, mantenga el nivel de calorías provenientes de la grasa en su dieta a menos del 30 por ciento.

LAVADO BIOLÓGICO — LA CLAVE PARA LIBRARSE DE LA ARTRITIS

Refresque sus billones de células, sus articulaciones y sus músculos con estos sencillos remedios caseros. Ellos ayudan a iniciar un vital lavado biológico que "friega" y elimina de los órganos de su cuerpo los sedimentos que causan el dolor, permitiéndole librarse de la artritis.

PUNTOS DE INTERÉS

1. *El exceso de desechos tóxicos –una causa de la artritis– necesita ser expulsado biológicamente de su sistema (por medio de la limpieza interna) para acabar con este trastorno doloroso.*

2. *Edna J. fue capaz de "expulsar a la artritis" con un sencillo (y sabroso) plan de alimentos crudos de dos días.*

3. *La artritis "irremediable" puede curarse con un programa libre de solanum (nightshade en inglés). El sencillo plan: elimine cuatro alimentos para resolver este problema causante de dolor.*

4. *Morton A. acabó con 10 años de osteoartritis en sólo ocho días con una dieta libre de solanum.*

5. *Los aceites de pescado son capaces de limpiar su cuerpo de "residuos artríticos".*

6. *Martha K. conquistó su dolor paralizante siguiendo durante una semana el programa de aceite de pescado.*

7. *El ajo es un vegetal milagroso con un arsenal poderoso de ingredientes calmantes del dolor.*

8. *"Limpie al vapor" su cuerpo y acabe con el dolor artrítico.*

9. *Nancy R. superó la rigidez matinal con un sencillo remedio casero de "limpieza al vapor". En pocos minutos, el lavado biológico contribuyó a aliviar el malestar.*

10. *Un médico recomienda nueve ejercicios de estiramiento que alivian la rigidez y estimulan una vigorosa circulación.*

11. *Hierbas y especias comunes ayudan a calentar las manos y los pies fríos.*

12. *Desintoxique su cuerpo con el grupo de cambios que aliviarán el dolor y que usted debe hacer ahora mismo. ¡Comience hoy!*

UNA VIDA MÁS LARGA GRACIAS AL LAVADO DEL COLESTEROL

Con el uso de alimentos comunes, usted puede ayudar a expulsar el exceso de colesterol y mejorar la calidad de su salud de manera que usted tenga una mayor protección contra la arterioesclerosis (endurecimiento de las arterias) y los trastornos cardiacos relacionados a ella. Estos alimentos milagrosos tienen el poder de aflojar, disolver y limpiar de su cuerpo el colesterol acumulado a través de una acción dinámica de "fregado". Disfrutando más de estos alimentos (y menos de otros), usted será capaz de brindarse a sí mismo un metabolismo que trabaja todo el día eliminando colesterol, lo cual es la clave para una vida más larga, más saludable y más juvenil.

COLESTEROL — RESIDUO TÓXICO

¿Qué es el colesterol?

El colesterol es una sustancia cerosa, semejante a la grasa, que se encuentra en las grasas y aceites animales, en la yema de los huevos, en los productos lácteos y en los alimentos de origen animal. En su forma pura es una sustancia blanca y grasosa de tipo alcohólico que no tiene sabor ni olor.

Su cuerpo produce colesterol

Los residuos de colesterol provienen de dos fuentes. Es producido por su hígado y es usado para fabricar otras sustancias que su cuerpo necesita, tales como ácidos biliares y ciertas hormonas. También es un componente crítico de todas las membranas celulares. Su hígado puede producir todo el colesterol que su cuerpo necesita.

El colesterol también puede entrar a su cuerpo a través de su dieta. Los alimentos de origen animal, tales como las carnes, las aves, el pescado, los huevos y el queso y otros productos procedentes de la leche, todos agregan colesterol. Su hígado toma sustancias de estos alimentos y los hace pasar a través de un proceso de condensación biológica para crear el compuesto *squalene*, el precursor del colesterol.

¿Puede ingerir demasiado?

Usted *sí* necesita algo de colesterol para la síntesis de los ácidos biliares: es esencial para la digestión y la absorción de las grasas en su intestino. Sus glándulas endocrinas usan colesterol para hacer valiosas hormonas de esteroides. El colesterol también está presente en su sistema nervioso central. Cuando se enfrenta al estrés o la tensión, su cuerpo envía colesterol adicional para confrontar los desafíos de la reacción aumentada de los nervios. Por eso, usted debe tener el colesterol *adecuado*.

¿Cuál es el problema?

Cuando se acumula demasiado colesterol en su torrente sanguíneo, puede producirse una enfermedad cardiaca. El colesterol viaja a través del torrente sanguíneo hacia los tejidos del cuerpo en gotitas llamadas lipoproteínas. Hay dos tipos de lipoproteínas:

1. *Lipoproteínas de baja densidad (LDL)*—el tipo "malo". Cuando se acumula demasiado LDL en el torrente sanguíneo, las paredes arteriales se llenan de residuos, haciendo que el interior de las arterias se estreche. Esto interfiere con el flujo de la sangre y puede traer como consecuencia un infarto.

2. *Lipoproteínas de alta densidad (HDL)*—el tipo "bueno". Este tipo lleva al colesterol lejos de los tejidos del cuerpo y lo transporta al hígado para ser eliminado.

Si se permite que permanezca y se acumule una cantidad excesiva de colesterol, esto puede causar bloqueos internos por todo su cuerpo y usted corre el riesgo de tener una apoplejía, presión sanguínea elevada y problemas cardiacos. Su cuerpo se debilita. La salud comienza a decaer. La culpa: sobrecarga de desechos tóxicos.

¿Cuánto colesterol necesita usted?

El riesgo de una enfermedad coronaria de las arterias aumenta a medida que se eleva el nivel de colesterol de su sangre. Se estima que uno de cada dos adultos tiene lecturas de colesterol de 200 mg/dl (miligramos por decilitro) o mayor. Esto lo coloca en un riesgo superior de enfermedad coronaria.

Su médico medirá su nivel de colesterol con una muestra de sangre tomada de su dedo o su brazo y confirmará el resultado con una segunda prueba si la primera es mayor de 200 mg/dl. La siguiente tabla le muestra cómo las lecturas de sus pruebas de colesterol en la sangre están relacionadas a su riesgo de desarrollar problemas cardiacos.

Colesterol de la sangre deseable	Colesterol de la sangre entre límite y elevado	Colesterol de la sangre elevado
Debajo de 200 mg/dl	200 a 239 mg/dl	Por encima de 240 mg/dl

Nota: Estas categorías se aplican a las personas mayores de 20 años de edad.

Un nivel de colesterol en la sangre de 240 mg/dl o mayor es considerado colesterol de la sangre "elevado". Pero cualquier nivel por encima de 200 mg/dl, aún en la categoría "entre límite y elevado", aumenta sus riesgos de enfermedad cardiaca. CUIDADO: Si su lectura es de 240 mg/dl o mayor, usted tiene más del doble de riesgo que alguien cuya lectura sea 200 mg/dl. Usted necesita tomar medidas correctivas inmediatamente.

ALIMENTOS COMUNES QUE "FRIEGAN" Y ELIMINAN PERSISTENTES RESIDUOS DE COLESTEROL

El colesterol de la sangre elevado puede ser reducido. Las placas acumuladas pueden ser descompuestas, derretidas y expulsadas, por medio de la limpieza interna, de su cuerpo. Varios super alimentos son capaces de crear esta limpieza interna. Veamos cómo usted puede usarlos para disfrutar de una vida más larga y juvenil.

El ajo puede desbloquear sus arterias

El ajo, que es un limpiador de desechos totalmente natural, tiene el poder de descomponer las placas que se han pegado al interior y al exterior de sus arterias. El ajo le protegerá contra el desarrollo de la aterosclerosis y los problemas cardiacos.

El poder limpiador del ajo

Este milagroso vegetal que "friega" los desechos contiene *állicin*, un compuesto activo que contiene sulfuro y que es transformado, por medio de la digestión, en *diallyldisulfide*. Esto inicia una poderosa acción de fregado interno que reduce los niveles de lípidos (grasas) en su hígado y su torrente sanguíneo. Este mismo compuesto trabaja rápidamente para descomponer las grasas acumuladas y prepararlas para su eliminación.

Benjamin Lau, M.D., profesor de la Escuela de Medicina de la Universidad de Loma Linda, en California, donde ha enseñado microbiología médica e inmunología, nos dice:

"Vamos a descubrir cómo afecta el ajo a los niveles elevados de lípidos en la sangre. Los datos científicos que tenemos disponibles demuestran al menos tres posibilidades. (1) El ajo ha demostrado inhibir o reducir la lipogénesis endógena. (2) El ajo ha demostrado aumentar la descomposición de los lípidos y estimular la eliminación de los subproductos de la descomposición a través del conducto intestinal. (3) El ajo ha demostrado mover los lípidos desde los tejidos hacia la circulación sanguínea para, luego, ser excretados del cuerpo".

El Dr. Lau habla de estudios que demuestran que "componentes del ajo inhiben la síntesis de los lípidos por las células del hígado". Con el uso del ajo, preferiblemente todos los días, usted promoverá una acción fregadora que ayudará a controlar los niveles de los residuos de colesterol para protegerle de los trastornos cardiovasculares.[2]

Coma ajo en cada comida

Uno o dos dientes de ajo masticados concienzudamente, todos los días, o machacados y añadidos a su comida (todos los días) enviará esta poderosa állicin hacia su sistema para crear la vital desobstrucción de sus arterias. El ajo es un limpiador celular dinámicamente poderoso que saca de raíz y expulsa estos desechos tóxicos.

HISTORIA CLÍNICA—*Un diente de ajo al día mantiene al colesterol muy, muy, muy bajo*

Paul B. era un trabajador de construcción pesada a quien le gustaban las comidas de carnes sólidas y muy grasosas. Desarrolló un problema –lecturas excesivas de colesterol elevado de 280 mg/dl. El médico de su empresa le recomendó el uso diario de ajo junto a una disminución de su consumo de grasas. A Paul B. le gustó el sabor fuerte del ajo y consumía hasta cuatro dientes de ajo, ya fuera con o al final de su almuerzo y su cena. Su desayuno era ligero por lo general, así que no necesitaba aquí la limpieza del ajo. En nueve días, los niveles de colesterol de Paul B. se redujeron al menos en 30 miligramos. Al final de quince días, era de 220 mg/dl. Al final de 28 días, tenía una favorable lectura de 190 mg/dl. El siguió disfrutando de sus alimentos favoritos, pero con una reducción de grasas y el importante "postre" del ajo, como él, feliz y saludable, lo llamaba. Sólo un diente de ajo al día fue suficiente para mantener su colesterol en un nivel saludable.

CÓMO LA LECITINA LAVA AL CUERPO DE LOS RESIDUOS DE COLESTEROL

La lecitina es un polvo blando, soluble en agua y granulado hecho de soja sin grasa. Los bioquímicos lo llaman un fosfátido es decir, un componente esencial de todas las células y los tejidos vivos. Es una fuente básica de fósforo y nitrógeno.

¿Cómo lava los residuos?

Una enzima digestiva, *lecitinasa*, toma la lecitina ingerida y envía su colina (una vitamina del complejo B) hacia el torrente sanguíneo. Esta colina liberada por la lecitina es capaz de descomponer los depósitos de colesterol y, efectivamente, lavarlos y expulsarlos de su sistema. La lecitina también contiene agentes lipotrópicos que metabolizan los residuos y causan su eliminación.

Limpiador especial. La lecitina contiene sustancias que limpian las *opacidades vítreas* (una viscosidad incolora, la precursora de los depósitos de colesterol) y las expulsan de sus células antes de que puedan acumularse como residuos.

Descompone los desechos grasos. La lecitina estimula la distribución de las *esterasas* (activadores de enzimas) en el torrente sanguíneo, las cuales actúan rápidamente para descomponer las acumulaciones de desechos grasos, para limpiar sus arterias.

Limpieza celular de doble acción. La lecitina es una fuente esencial de dos limpiadores de células: los *fosfátidos* y los *sitosteroles*. Ellos tiene el poder singular de descomponer las placas y de expulsarlas fuera de su sistema. Esto le da a usted una limpieza celular de doble acción que trabaja rápida y efectivamente.

HISTORIA CLÍNICA—*Disuelve y elimina el colesterol espeso en 12 días*

A Susan O. le había dicho su cardiólogo que ella tenía niveles elevados poco comunes de colesterol. El problema era serio. Los desechos eran espesos y se resistían a los métodos nutritivos de disolución tradicionales. A Susan O. se le dio la recomendación de tomar de seis a ocho cucharadas de granulado de lecitina al día (disponibles en las tiendas de productos de salud). Podía mezclarlas con jugos vegetales, o espolvorearlas sobre cereales, ensaladas, cocidos, sopas y cazuelas. Susan O. siguió este consejo, reduciendo también su consumo de alimentos grasos y de origen animal. A los 12 días, las persistentes placas de colesterol habían sucumbido al emulsificante poder de la lecitina y habían sido lavadas y expulsadas de su cuerpo. Su cardiólogo le dio la buena noticia –tenía una lectura de colesterol de 180 mg/dl, gracias al programa de lecitina.

PECTINA PARA EQUILIBRAR LOS NIVELES DE HDL-LDL

La pectina es una sustancia soluble en agua que se encuentra en los alimentos de origen vegetal y que libera una sustancia gelatinosa que se usa como base para las mermeladas. Es un limpiador natural de las células que se deriva sobre todo de las paredes de las células de las plantas y de la pulpa de los cítricos. La pectina también tiene el poder de equilibrar los delicados niveles de HDL-LDL de su cuerpo.

HDL contra LDL

El HDL y el LDL son dos diferentes tipos de sustancias de características totalmente opuestas. Una hace que los desechos se acumulen. La otra, los lava y los expulsa. Veamos la diferencia.

1. HDL son las siglas en inglés de *high density lipoproteins* (lipoproteínas de alta densidad), un tipo de grasa que circula en su torrente sanguíneo. Es beneficioso porque es un limpiador. Mientras más HDL usted tenga, más limpias estarán sus células.

2. LDL son las siglas en inglés de *low density lipoproteins* (lipoproteínas de baja densidad), un tipo de residuos de colesterol que se acumula en su torrente sanguíneo. Es peligroso porque una acumulación excesiva de residuos de LDL conlleva un riesgo de problemas arteriales y coronarios.

Problema

En muchas situaciones, un exceso de LDL se sobrepondrá al HDL. Esto hace que las células se llenen de desechos grasos, un riesgo cardiovascular serio.

¿Por qué este conflicto?

Debido a que el agua y la grasa no se mezclan, su cuerpo necesita un método para desalojar los desechos de exceso de grasas (incluido el colesterol) y transportarlos a través del torrente sanguíneo para ser excretados. Se usan proteínas para este propósito. Los científicos han nombrado los dos grupos principales de agregados de colesterol y proteína HDL y LDL.

¿Cuál es la diferencia?

Esta es la clave para resolver esta batalla interna. El HDL actúa como un fregador de las células, moviéndose por todo su cuerpo a través del torrente sanguíneo, buscando placas y desechos y quitándolas de sus células; entonces, el limpiador HDL se lleva estos desechos hacia el hígado y hacia otros canales para su eliminación. Esta es una acción vital de limpieza.

Peligro

Oponiéndose a esta acción limpiadora está el LDL. Estas lipoproteínas actúan como "camiones de recogida" al recoger grasas, desechos, colesterol y agrupaciones tóxicas, depositándolos por todas sus células, especialmente en sus vasos sanguíneos.

¿Cuál es el problema?

Su salud general depende del equilibrio de este sistema de limpieza-recogida-entrega. Si usted tiene un exceso de LDL, entonces sus células se sobrecargan, desbordándose de desechos y basura.

Respuesta

Estimule la liberación del limpiador HDL para que éste pueda recoger esos desechos y prepararlos para ser eliminados.

Cómo la pectina hace aumentar el HDL, lava las células y logra el equilibrio

Usted necesita aumentar el vigor de su HDL limpiador de células. La pectina es un nutriente que tiene este poder. Cuando la pectina entra en su metabolismo, trabaja velozmente para aumentar los niveles de HDL de manera que éste pueda "atacar" al colesterol y a los productos de desecho y protegerle contra su acumulación. La pectina hace aumentar el vigor del HDL para que éste pueda limpiar las células de forma más efectiva.

El poder dinámico de la pectina

La pectina, una fibra indigerible, se convierte en un ácido que se combina con el colesterol, los triglicéridos y los desechos para formar una sal insoluble. La meta de la pectina es lavar y expulsar este "paquete" de detritos. De igual manera, la pectina se adhiere a muchos de estos desechos tóxicos semejantes a placas. Ella impide que sean absorbidos dentro de las células de su cuerpo y también fuera y dentro de las arterias. En realidad, la pectina se apodera de estos desechos y los envía a través de los canales de eliminación. Todo esto se logra al estimular los niveles del benéfico HDL de forma que puedan superar a los niveles del sofocante LDL.

Cómo tomar la pectina

¡No se deje engañar! Consumir enormes cantidades de mermelada *no* es una manera inteligente de tomar pectina. Lo único que logrará será llenarse de azúcar (una sustancia de sabor que no tiene propiedades nutritivas), la cual forma hasta el 75 por ciento de la mayoría de las mermeladas. Usted añadirá calorías sin valor y se expondrá a otras enfermedades causadas por el azúcar, así que olvídese de esa idea. En lugar de eso, podrá encontrar pectina en las manzanas. Ya sean enteras, en tajadas, ralladas o hechas como puré (sin azúcar ni ingredientes artificiales), usted obtendrá cantidades adecuadas de pectina. Asegúrese de comerse la cáscara (después de lavar la fruta, naturalmente), que es donde está la mayor concentración de pectina. *Sugerencia*: Una manzana tiene unos dos gramos de pectina. Diez gramos al día ayudan a aumentar los niveles limpiadores de células del HDL para protegerle contra la acumulación de los desechos tóxicos.

CINCO MANERAS FÁCILES DE MEJORAR LAS ACCIONES DE LIMPIEZA CELULAR

Su meta es bloquear la reacción excesiva del LDL y aumentar el poder del HDL de limpiar las células. Para hacer eso, usted necesita establecer una proporción interna que le permita tener más HDL. He aquí una serie de métodos para aumentar esta acción limpiadora de células y disfrutar de una salud más juvenil:

1. *Deje de fumar*. El fumar desactiva el beneficioso HDL y, al mismo tiempo, aumenta el LDL que ensucia las células. Para protegerse de esta reacción negativa, deje de fumar. Es bueno para su salud en general.

2. *Manténgase activo físicamente*. El ejercicio frecuente aumenta sus niveles del importante HDL. **CUIDADO**: Una vida sedentaria conduce a un aumento de ese LDL que aumenta sus

depósitos de residuos, lo cual, a su vez, aumenta sus riesgos de trastornos cardiovasculares. Manténgase activo y mantenga limpias sus células.

3. *Modifique su dieta.* Reduzca la ingestión de grasas saturadas –éstas aumentan su nivel de colesterol más que cualquier otra cosa que coma. Ingiera más granos enteros, mariscos y vegetales.

4. *Controle su peso.* El sobrepeso puede aumentar sus niveles de colesterol en la sangre. Reduciendo su peso usted será capaz de ayudar a reducir las lecturas y de mejorar el proceso de limpieza celular.

5. *La conexión con el estrés.* Se ha asegurado que el estrés es capaz de aumentar los niveles de colesterol en la sangre. Puede que haya otras explicaciones para este efecto. Por ejemplo, durante las épocas de estrés, usted tiene tendencia a comer más alimentos que tienen un alto nivel de grasas saturadas y colesterol, lo cual puede aumentar sus niveles de colesterol en la sangre. Reduciendo el estrés, usted puede contribuir a mantener su colesterol bajo control.

Menos residuos = una vida más larga

El descenso del colesterol de la sangre elevado contribuye simultáneamente a limpiar y expulsar las acumulaciones grasosas de las paredes de las arterias y a reducir su riesgo de infarto y muerte. En los adultos con niveles "elevados" de colesterol en la sangre, por cada 1 por ciento de reducción del nivel de colesterol total, se produce una reducción del 2 por ciento en el número de infartos. En otras palabras, si usted reduce su nivel de colesterol en un 15 por ciento, su riesgo de problemas cardiacos coronarios podría descender en un 30 por ciento.

DIEZ MANERAS DE PROTEGERSE CONTRA LA ACUMULACIÓN DE COLESTEROL

Haga ajustes sencillos en su programa alimenticio. Usted ayudará a protegerse contra la acumulación de residuos de colesterol en sus células. He aquí un conjunto de sugerencias para limpiar sus órganos –y mantenerlos limpios.

1. No coma más de tres huevos a la semana, incluyendo los que usa para otros platos. Las claras de huevo no tienen colesterol y se pueden comer libremente. ¡Pero dele las yemas de huevo a la mascota de la casa!

2. Limite el consumo de carnes de órganos animales y crustáceos.

3. En cualquiera de las comidas con carne que planee para la semana, use ave sin el pellejo o pescado; limite la carne de res o de cordero a tres porciones moderadas a la semana.

4. Use cortes de carne magros. Corte toda la grasa visible. Deseche la grasa que sale de la carne cuando la cocina.

5. Evite el freír los alimentos sumergiéndolos en grasa; use métodos de cocinar que ayuden a eliminar la grasa: horneado, hervido, a la parrilla, asado, cocido.

6. Restrinja (o mejor, evite) usar grasientas carnes de embutidos como salchichón y salame.

7. En lugar de mantequilla y otras grasas hidrogenadas o sólidas, use aceites vegetales líquidos (moderadamente –ellos también son grasas) que contienen valiosos poli-insaturados que limpian los desechos. Un poquito alcanza para mucho.

8. En lugar de productos de leche entera, use aquellos que están hechos de leche baja en grasa o sin grasa.

9. Las claras de huevo no contienen colesterol, así que las puede comer con regularidad. Además, ellas contienen lecitina, un poderoso limpiador de residuos, así que éste puede ser un alimento de poder para su programa.

10. Consuma al menos de tres a cuatro cabezas de ajo al día. Este alimento milagroso no sólo reduce el colesterol, sino que también expulsa la parte más dañina de la grasa –la fracción de lipoproteína de baja densidad (LDL). *Beneficio adicional*: El ajo reduce la tendencia de las placas de la sangre a agregarse de manera anormal debido a un exceso de desechos tóxicos. Tal aglutinamiento puede conducir a la amenaza de un coágulo sanguíneo (antecedente de la apoplejía, el infarto, ¡o de ambos!). ¡Así que asegúrese de limpiar sus células mediante el consumo de ajo todos los días!

¿Cuál debe ser su meta de colesterol?

Un nivel total de colesterol inferior a 200 mg/dl y un colesterol de LDL inferior a 130 mg/dl es lo deseable. Para ayudar a mantener estas lecturas, planee consumir no más de 300 miligramos de colesterol al día. *Cuidado*: Una yema de huevo le brinda una cantidad cercana a este límite. Una porción de carne de órganos animales puede que le brinde más de ese límite.

COLESTEROL

El nivel elevado del colesterol en la sangre ha sido identificada como uno de los factores principales que se asocian a un aumento del riesgo de desarrollar enfermedades cardiacas coronarias.

El colesterol es una sustancia esencial, semejante a la grasa, que se encuentra en todas las células del cuerpo. Nuestros cuerpos fabrican colesterol a partir de materiales derivados de los alimentos que comemos.

Al reducir la ingestión tanto del *colesterol de la dieta* como de las *grasas saturadas*, el colesterol de la sangre puede ser reducido.

El colesterol está presente en los productos alimenticios de origen animal –carnes, aves, pescado, huevos y productos lácteos que contienen grasa de mantequilla. Los alimentos comunes que más colesterol contienen son el seso, los riñones, las mollejas, el hígado y la yema de huevo.

El colesterol no se encuentra en los alimentos vegetales — frutas, vegetales, productos de grano y cereal, y nueces.

FUENTES PRINCIPALES DE COLESTEROL

Alimento y descripción	Cantidad aceptable	Miligramos de colesterol
Huevos		
Gallina, entero	1 grande	274
Gallina, sólo clara	1 grande	0
Pato, entero	1 grande	619
Carnes de órganos		
Sesos de res, ternero, cerdo, cordero	3 1/2 onzas (100 g) crudos	1985
Corazón de res	3 1/2 onzas (100 g) cocinado	274

Alimento y descripción	Cantidad aceptable	Miligramos de colesterol
Corazón de pollo	3 1/2 onzas (100 g) cocinado	231
Riñón de res, ternero, cerdo, cordero	3 1/2 onzas (100 g) cocinado	804
Hígado de res, ternero, cerdo, cordero	3 1/2 onzas (100 g) cocinado	438
Hígado de pollo	3 1/2 onzas (100 g) cocinado	746
Mollejas	3 1/2 onzas (100 g) cocinadas	466

Carne

Res, deshuesada	3 1/2 onzas (100 g) cocinada	94
Pollo, pechuga, carne y pellejo	3 1/2 onzas (100 g) cocinada	80
Pollo, muslo, carne y pellejo	3 1/2 onzas (100 g) cocinada	91
Cordero, deshuesada	3 1/2 onzas (100 g) cocinada	98
Cerdo, deshuesada	3 1/2 onzas (100 g) cocinada	89
Pavo, carne y pellejo	3 1/2 onzas (100 g) cocinada	93
Ternera, deshuesada	3 1/2 onzas (100 g) cocinada	101

Crustáceos

Almejas suaves	12 grandes, crudas	72
Cangrejos al vapor, con el cascarón	1 taza de masa	125
Cangrejos enlatados	1/2 taza, compactos	80
Langosta cocinada	1 taza de masa	123
Ostras orientales	12 crudas	90
Camarones en lata/secos/sólidos	1/2 taza (unos 12 grandes)	96

Pescado

Bacalao, sólo carne	3 1/2 onzas (100 g) crudo	50
Bacalao seco y salado	3 1/2 onzas (100 g)	82
Platija, sólo carne	3 1/2 onzas (100 g) crudo	50
Abadejo, sólo carne	3 1/2 onzas (100 g) crudo	60
Halibut del Pacífico, sólo masa	3 1/2 onzas (100 g) crudo	50
Arenque, sólo carne	3 1/2 onzas (100 g) crudo	85
Arenque, en lata/sólidos y líquidos	3 1/2 onzas (100 g)	97
Macarela, sólo carne	3 1/2 onzas (100 g) crudo	95
Macarela, en lata/sólidos y líquidos	3 1/2 onzas (100 g)	95
Hueva de salmón	1 onza (28,5 g) crudo	101
Salmón rojo, sólo carne	3 1/2 onzas (100 g) crudo	35
Salmón, en lata/sólidos y líquidos	3 1/2 onzas (100 g)	140
Sardinas, enlatadas en aceite/ sólidos secos	3 1/2 onzas (100 g)	140
Atún, enlatado en aceite/ sólidos secos	3 1/2 onzas (100 g)	65

Alimento y descripción	Cantidad aceptable	Miligramos de colesterol
Grasas		
Mantequilla normal	1 cucharada	33
Mantequilla batida	1 cucharada	22
Crema espesa	1 cucharada	21
Crema ligera	1 cucharada	10
Crema medio y medio (*half and half*)	1 cucharada	6
Crema agria	1 cucharada	5
Manteca	1 cucharada	13
Margarina, toda de grasa vegetal	1 cucharada	0
Mayonesa	1 cucharada	10
Leche y productos lácteos		
Queso cheddar	1 onza	30
Queso americano procesado	1 onza	27
Requesón (*cottage cheese*), cremoso	1/2 taza	16
Requesón, bajo en grasa (2% de grasa)	1/2 taza	10
Queso crema	1 onza (28,5 g)	31
Queso ricotta, hecho con leche entera	1/2 taza	63
Queso ricotta, hecho con leche parcialmente desgrasada	1/2 taza	38
Helado normal (cerca de 10% grasa)	1 taza	59
Helado cremoso (cerca de 16% grasa)	1 taza	88
Helado francés, suave	1 taza	153
Helado tipo natilla congelada	1 taza	97
Helado, hecho con leche, duro	1 taza	18
Helado, hecho con leche, suave	1 taza	13
Leche entera	1 taza	33
Leche baja en grasa, 2% de grasa	1 taza	19
Leche baja en grasa, 1% de grasa	1 taza	10
Leche sin grasa (*skim milk*)	1 taza	5
Leche con sabor de chocolate	1 taza	30
Leche con suero, cultivada	1 taza	9
Yogur, hecho con leche entera, sin sabor	1 taza	29
Yogur bajo en grasa, sin sabor	1 taza	14
Yogur bajo en grasa, con frutas	1 taza	12
Yogur, hecho con leche entera, sin sabor	1 taza	4

SU TABLA DE CONTROL DEL COLESTEROL

Como se ha explicado previamente, el colesterol lo crea su cuerpo y también se encuentra en los alimentos. Así que usted necesita controlar su consumo de estos residuos debido al riesgo que representa un exceso de ellos. Limítese a 300 miligramos –inclusive un poquito menos– al día, y no tendrá peligro.

En las páginas 32-34 hay una tabla de los alimentos más comunes y sus contenidos de colesterol. Planee sus comidas teniendo en mente niveles adecuados cada día. Mantendrá usted su cuerpo limpio y facilitará que los super alimentos controlen los niveles de HDL-LDL, la clave de la limpieza interna.

CÓMO LAS FIBRAS BARREN
EL COLESTEROL DE SU CUERPO

La fibra es una sustancia de su dieta que no se digiere y que no contiene nutrientes. Sin embargo, la fibra es un poderoso limpiador de células y puede que sea el remedio más importante para reducir y limpiar el colesterol. Hay dos tipos de fibras, y usted necesita conocer las diferencias entre ellas.

Fibra insoluble

Esta fibra provee masa que ayuda en el movimiento de los alimentos y el agua a través de los intestinos. La fibra insoluble absorbe el agua, ayuda a suavizar el excremento y reduce el tiempo que se demoran los alimentos digeridos en pasar a través de los intestinos. La fibra insoluble está asociada a índices más bajos de cáncer del colon. Se encuentra en el trigo, el maíz, los vegetales y en los productos de salvado de arroz. La lechuga y el coliflor también son buenas fuentes.

Fibra soluble

Esta fibra contribuye a eliminar de su cuerpo los ácidos biliares, metabolizadores sintetizados a partir del colesterol del cuerpo. Un consumo permanente de alimentos que contengan fibras solubles afecta la producción de su cuerpo del colesterol LDL –el colesterol "malo" que obstruye las arterias y conduce a un aumento del riesgo de infartos. Se encuentra en los frijoles, las zanahorias, las naranjas, las bananas y otras frutas, y en la mayoría de los granos. Fuentes buenas son los alimentos hechos de cebada entera, avena entera y salvado de avena.

REDUZCA EL COLESTEROL CON UNA TAZA DIARIA DE ALIMENTOS LIMPIADORES

El salvado de avena y los frijoles son poderosos alimentos limpiadores que pueden reducir su colesterol casi al instante –todo lo que usted necesita es una taza al día.

James W. Anderson, M.D., de la Universidad de Kentucky, en Lexington, ha descubierto que los hombres con niveles elevados de colesterol que comen 100 gramos de salvado de avena al día (alrededor de dos porciones de cereal caliente de salvado de avena) reducen sus niveles totales de colesterol en la sangre en un 27 por ciento en sólo siete a 11 días. Una reducción de colesterol del 19 por ciento se mantuvo a lo largo del estudio de 28 días de duración.

El salvado de avena es un alimento que limpia

El Dr. Anderson comenta acerca de un estudio de hombres con colesterol elevado (más de 260 mg/dl). Cuando los hombres fueron puestos en una dieta normal, en la que se incluyó salvado de avena, hubo una reducción significativa tanto del colesterol total cono del dañino LDL. Esto no afectó significativamente al HDL, el cual ayuda a expulsar el colesterol. Los hombres sólo tuvieron que consumir 100 gramos de salvado de avena al día para poder experimentar esta reacción limpiadora.

Los frijoles reducen el colesterol

Se ha descubierto que comer 100 gramos (cerca de una taza) de frijoles secos al día reduce significativamente tanto el colesterol total como el dañino LDL. Los frijoles sí redujeron el importante HDL, pero la cantidad no fue "estadísticamente significativa".[3]

Por qué el salvado de avena es un alimento vital que ayuda a expulsar el colesterol

El salvado de avena contiene beta-glucan, un ingrediente poderoso que ayuda a expulsar el colesterol cuando se usa como parte de una dieta baja en grasas. Los cereales de salvado de avena contienen más salvado –la cáscara que cubre el grano– que la harina de avena, la cual está hecha del grano entero de avena (la harina de avena normal tiene unos dos tercios de la cantidad de fibra soluble que se encuentra en el salvado de avena).

Plan para eliminar el colesterol en dos pasos

Inclusive en un programa de control de grasas, el colesterol puede aún seguir persistentemente adherido en cantidades excesivas. Lave y expulse los residuos con este sencillo plan de dos pasos:

1. Diariamente, planee comer una taza de cereal caliente de salvado de avena. Incluya tajadas de diferentes frutas frescas para variar el gusto de día a día. Añada un poquito de miel y un poco de leche desgrasada para obtener una comida que elimine el colesterol.

2. Varias veces a la semana, incluya por lo menos una taza de frijoles cocinados en casa como parte de una de las comidas del día. Inclusive como parte de una ensalada de vegetales crudos grande, usted estará ayudando a su cuerpo a poner a funcionar el metabolismo que limpiará el colesterol excesivo y controlará los niveles de LDL que pueden amenazar su salud.

DOS *MUFFINS* DE SALVADO DE AVENA AL DÍA MANTIENEN EL COLESTEROL BAJO CONTROL

El salvado de avena es de gran importancia para desalojar el colesterol y expulsar los residuos de sus células. Judith S. Stern, Sc.D., de la Universidad de California-Davis, ha hallado que "los beta-glucanes en la avena son solubles en agua y tienen un efecto limpiador sobre el metabolismo de los lípidos (grasas). El salvado de avena es uno de los pocos tipos de fibra que pueden reducir el colesterol dañino LDL y aumentar el beneficioso HDL. La avena también contiene un tipo único de proteína –en mayor cantidad que otros granos– que promueve aún más esta acción que elimina el colesterol". La Dra. Stern explica que las fibras solubles que hay en los granos son también beneficiosas para la absorción lenta de la glucosa, lo que brinda más energía al cuerpo. En el conductos gastrointestinal, la fibra soluble del salvado de avena "aumenta la eliminación de los ácidos biliares, lo que produce metabolizadores bacterianos que reducen la producción de colesterol del cuerpo".

La Dra. Stern sugiere comer alrededor de dos panecillos (*muffins*) de salvado de avena al día –una receta normal debe usar una cantidad adecuada de la tradicional avena entera– para reducir el colesterol de la sangre. Cuando se usa junto a un programa de reducción de grasas, usted pronto tendrá control sobre los niveles de colesterol de su cuerpo. [4]

Sugerencia: Si bien la avena mondada, los copos de avena y la avena picada son beneficiosos, el favorito es el salvado de avena. Este es una harina finamente molida hecha de la cascarilla exterior (salvado) de la semilla de la avena mondada. El salvado de avena puro parece ser el mejor para limpiar a su cuerpo del colesterol, pero usted puede variarlo con otros productos que satisfagan su paladar. Pruebe estos métodos para el uso de avena y salvado de avena:

- Use salvado de avena en lugar de un tercio de la harina que se usa en las recetas para hornear o para empanizar pescado frito en el horno.

- Como plato secundario de la cena, añada hasta dos cucharadas de granos de avena normales a dos tazas de arroz moreno.

- Como merienda, tueste copos de avena con un poco de aceite y canela en un horno a 350°F. Sírvalos como tope de un yogur descremado o bajo en grasas.

- Use 1/3 de taza de avena en lugar de los mendrugos de pan (*bread crumbs*) en budines hechos de vegetales o en lugar de bolas de carne (albóndigas) por cada libra de carne molida. ¡No notará que la receta tiene menos carne!

Avena: su grano mágico

Es importante que usted incluya avena y salvado de avena en su dieta baja en grasas. Esto reduce el LDL y se convierte en una especie de grano mágico que lo protege contra la acumulación de colesterol.

LA VITAMINA QUE REDUCE EL COLESTEROL

Niacina, también conocida como B^3, hace más que bajar el colesterol: expulsa de su cuerpo este peligroso residuo. Reduce tanto el colesterol total como los niveles de LDL. Este limpiador envía oxígeno a sus miles de millones de células del cuerpo, el cual entonces trabaja para liberarlas de los depósitos acumulados. La niacina también corrige el problema del *agregamiento residual* –el amontonamiento de glóbulos rojos que, de otra manera, crearían una congestión microscópica. La niacina libera a estas células aglomeradas y crea una acción limpiadora con el persistente colesterol.

Las fuentes de alimentos incluyen la mayoría de las carnes, el maní tostado y los mariscos. Debido a que estos alimentos pueden tener demasiadas grasas o colesterol, o ambos, podría convenirle tomar suplementos. La Cantidad Diaria Recomendada (RDA) en Estados Unidos es de cerca de 20 miligramos. Para lograr expulsar el colesterol, esto puede ser demasiado poco. Si usted está considerando tomar un suplemento de niacina, necesitará indicaciones.

El Dr. Kenneth Cooper, M.D., afamado cardiólogo de Dallas, Texas, tiene estas sugerencias: "Grandes dosis de niacina (también conocida como ácido nicotínico) pueden reducir tanto el colesterol total como el colesterol LDL. Es mejor comenzar con dosis bajas, digamos hasta 100 miligramos al día. Luego, aumente gradualmente a lo largo de un período de varias semanas hasta 1000 a 2000 miligramos, tres veces al día, para lograr un total de 3000 a 6000 miligramos al día".

El Dr. Cooper advierte: "Sepa que aumentos significativos súbitos de niacina pueden producir sofocación seria, trastornos intestinales y, a veces, funcionamiento anormal del hígado. Asegúrese de discutir este tratamiento con su médico. Niacinamida, una forma de la niacina que no causa sofocación, no tiene un efecto significativo sobre las grasas de la sangre". Así que el limpiador efectivo del colesterol es la niacina, que se debe usar gradualmente con la aprobación de su médico.[5]

PUNTOS DE INTERÉS

1. *Acumulación de colesterol significa residuo interno. Controle su consumo y tendrá como recompensa un cuerpo y una mente con más vigor y juventud.*

2. *Paul B. usó unos cuantos dientes de ajo al día para "desbloquear" sus arterias llenas de residuos. El ajo actuó como un alimento milagroso para la limpieza de su cuerpo.*

3. *Susan O. fue capaz de disolver y eliminar los compactos aglutinamientos de colesterol con el uso de un alimento totalmente natural, la lecitina. Esta trabajó limpiando maravillosamente en menos de 12 días.*

4. *Pectina, una sustancia natural que se encuentra en muchas frutas y vegetales, ayudará a equilibrar sus niveles de HDL-LDL.*

5. *Estimule el lavado celular con cinco sencillos cambios en su estilo de vida.*

6. *Protéjase contra la sobrecarga de colesterol con 10 ajustes básicos en su vida cotidiana.*

7. *Planee sus comidas con el uso de una tabla de colesterol. Limítese a 300 miligramos al día.*

8. *La fibra –ya sea en salvado de avena o en frijoles– barrerá el colesterol de su cuerpo.*

9. *La niacina (vitamina B³) es una forma natural de ayudar a desintoxicar su cuerpo con un programa de limpieza de colesterol.*

PIEL "JOVEN PARA SIEMPRE" A TRAVÉS DE LA LIMPIEZA CATALÍTICA

La habilidad de su piel de lucir y sentirse fresca es agredida diariamente. Abundan los enemigos, obstaculizando constantemente sus esfuerzos para tener una piel juvenil. La contaminación es una de estas amenazas. Los vapores, los escapes de los autos, los gases, las sustancias químicas y el polvo, todos tienen un efecto negativo sobre su piel, ya viva usted en el tumulto de la ciudad o en medio del paisaje rural. El fumar (el suyo mismo o el de los demás) retarda la circulación y le quita brillo a la piel. Los jabones ásperos que contienen detergentes y sustancias químicas pueden despojarle de las sustancias naturales que recogen la humedad, dejando a su piel susceptible al envejecimiento. El aire invernal tiene poca humedad y puede resecar su piel. Es más, la calefacción seca que usa dentro de la casa para calentarse y las duchas calientes que usted se da, envejecen igualmente la piel. La sudoración que se produce con el exceso de actividad puede llegar hasta debajo de la superficie de su piel y causar escozor intenso en los codos, las rodillas y el cuello. Y, naturalmente, el sol del verano también causa daño.

Usted puede resistir estas amenazas a la piel

Usted puede suavizar sus arrugas, eliminar las manchas y restaurar el brillo juvenil a su piel. A menudo, esta imagen de piel fresca y rejuvenecida puede lograrse en sólo unos días. A través del sencillo método de la limpieza catalítica, usted puede llegar a la causa originaria de su supuestamente "envejecida" piel –que son los desechos tóxicos que han penetrado debido a la invasión de los enemi-

41

gos descritos anteriormente. Cuando se acumulan, ellos bloquean el libre paso de los nutrientes, causando un "sofocante" estancamiento que se manifiesta en profundas arrugas y persistentes manchas. Para entender mejor cómo sencillos programas caseros pueden ofrecerle a usted una piel "joven para siempre", observemos el problema y la solución de lavado interno.

PROBLEMA – LA CELULITIS QUE ENVEJECE LA PIEL

¿Qué es?

Celulitis es un término acuñado en los spas de salud de Europa para describir esos feos depósitos que se hacen más visibles en los muslos y las nalgas. Estas protuberancias difíciles de eliminar también se acumulan justamente debajo de la piel en la parte superior de los brazos, detrás del cuello, en los hombros, la garganta y el rostro.

¿Cómo luce?

La celulitis está formada de nudosos depósitos que semejan el pellejo de los pollos o la cáscara rugosa de una naranja. A menudo, se le llama el problema de la "cáscara de naranja". Usted puede ver la celulitis en forma de protuberancias nada atractivas, arrugas y dobleces y también como manchas y decoloraciones.

¿Cuál es la causa?

Algunas células del cuerpo tienen la capacidad de almacenar enormes cantidades de grasa; cerca de la mitad de la grasa de su cuerpo se deposita en estas células que están inmediatamente debajo de su piel. Hebras de tejidos fibrosos conectan la piel a capas más profundas de tejido, y también separan los compartimentos de células de grasa. Cuando las células de grasa crecen de tamaño, esto hace que los compartimentos de grasa se abulten y produce una apariencia corrugada en su piel, similar al patrón irregular en la superficie de una naranja. *Rápido auto-test*: Pellizque un pedazo de su piel y comprímalo ligeramente entre sus dedos. ¿Ve esos desperfectos? Ese es el precio de la celulitis.

¿Es la acumulación de desechos una de las causas?

La acumulación de desechos es el factor principal en el desarrollo de la desfigurante celulitis, una consecuencia de grasas que han seguido un mal camino. En otras palabras, una combinación de grasa, agua y desechos tóxicos que normalmente deben ser eliminados de su cuerpo, persisten en quedarse y se acumulan.

¿Por qué son estos residuos de desechos de grasas difíciles de eliminar?

A diferencia de otras acumulaciones de residuos, estos desechos se agrupan en los tejidos conectivos que poseen células de grasa justamente debajo de la superficie de su piel. Aquí, hay cámaras redondas de células de grasa, junto a la fina epidermis y la dermis (una capa gruesa de tejido vivo), la cual se hace más fina y menos elástica después que se han cumplido los 30 años de edad. Estos tejidos conectivos se endurecen y se combinan con la grasa y el agua. Pronto se forman bolsillos de una sustancia gelatinosa: celulitis. Es una sustancia persistente que desafía la eliminación natural del desecho y da inicio al proceso de envejecimiento de la piel que empeora a medida que pasan los años.

¿Cómo es que la celulitis es más resistente que los depósitos normales de grasa?

La celulitis contiene más agua y desechos que el tejido graso corriente. El gran problema es que el tejido gelatinoso de la celulitis se estanca. Encerrados, o peor aún, *atrapados* en las cámaras de las células y en las capas endurecidas de la epidermis y la dermis, los desechos causan feos abultamientos y manchas de la piel, resistiéndose a los métodos corrientes de eliminación de desechos.

¿Cuál es la razón biológica de la formación de la celulitis?

Los tejidos conectivos y las células de grasa acumulan desechos debido a la pereza de su sistema circulatorio y su hígado, los cuales no pueden filtrar adecuadamente las toxinas hacia fuera de las células. Cuando usted cumplen los 30 años, hay un ligero retraso en su metabolismo. Una reducción del método del limpieza enzimática permite que los desechos se agrupen, para formar este problema que afea y envejece. Puede ser considerado una "penalidad" por entrar en la edad madura.

¿Qué se puede hacer para mejorar los métodos de eliminación de desechos?

Un conjunto de programas caseros revitalizará su perezoso metabolismo. Estos programas activarán sus glándulas y órganos para promover la eliminación más efectiva de los desechos. En muchas situaciones, los métodos de lavado interno (y externo) son tan efectivos que usted puede ver el resultado de una piel más sana en cuestión de días, a veces de un día para otro.

LIBRE A SU CUERPO DE CELULITIS EN CINCO PASOS

Su meta es desalojar los desechos que han formado aglutinamientos gelatinosos en sus tejidos conectivos. Ponga a funcionar una reacción de lavado interno con este programa de cinco pasos para la limpieza de la celulitis en su propio hogar.

1. *Alimentos que combaten la celulitis.* Diariamente, aumente su consumo de frutas y vegetales, alimentos de granos enteros, productos lácteos desgrasados y muchas frutas frescas. *Evite:* azúcar, sal, cafeína, alimentos artificiales, sustancias químicas en los alimentos, sintéticos, conservadores, aditivos y alimentos grasosos –incluida la carne roja.

   Beneficio de limpieza catalítica: Las poderosas enzimas que se encuentran en los alimentos frescos y crudos trabajarán activamente para desalojar y romper los nudos de acumulaciones de desechos grasos. Estas enzimas inician una reacción de limpieza catalítica que empuja los desechos de celulitis hacia sus canales de eliminación. Recompensa especial: Eliminando los productos listados bajo "Evite", usted libera a su cuerpo del asalto de más desechos. Esto hace más fácil y rápida la eliminación de los desechos.

2. *Interior limpio = Exterior juvenil.* Establezca una regularidad para ir al servicio higiénico comiendo diariamente alimentos limpiadores, como son germen de trigo, salvado, granos enteros, legumbres, frutas frescas y vegetales. Cuando ya tenga usted una regularidad en hacer sus necesidades fisiológicas, los desechos serán eliminados mucho más rápidamente. Esta es una manera sencilla de lavar sus células y tejidos excesivamente congestionados.

   Beneficio de limpieza catalítica: La celulitis es un problema de congestión interna. Por lo tanto, cuando usted consume estos alimentos ásperos y ricos en fibras, usted estimula su metabolismo perezoso hacia una acción más vigorosa. La eliminación se hace más completa. Usted elimina los desechos celulares y contribuye a superar el problema de esas feas protuberancias.

3. *Expulse los desechos tóxicos con la respiración:* Sus sofocadas células necesitan oxígeno. Desprovistas de ese "aliento de vida", ellas tienden a debilitarse. Al agregarse unas a otras, se endurecen debido a la falta de nutrientes que son transportados normalmente a través del proceso de oxigenación. Sin el libre intercambio de oxígeno y dióxido de carbono, las células se "ahogan" y se estancan. Acumulan desechos y se desarrolla el síndrome de la celulitis. Diariamente, respire profundamente para contribuir al lavado celular. Al aire libre o ante una ventana abierta (evite las corrientes de aire) párese e inhale profundamente; aguante la inspiración mientras cuenta hasta cinco. Exhale todo el aire. Repita hasta 15 veces cada mañana. Repítalo por la noche.

   Beneficio de limpieza catalítica: La inspiración forzada, pero suave, de oxígeno, transportará los nutrientes necesarios a sus células y tejidos recargados de desechos. Vigorizadas, sus células ahora comienzan el proceso metabólico de desenraizar y expulsar los desechos tóxicos. Deles a sus células el "aliento de vida". Límpielas a través de sencillos ejercicios diarios de inhalación. Envíe una circulación fresca a lo largo de su cuerpo. Las células que ha limpiado el oxígeno son células libres de celulitis.

4. *Líbrese de esos feos abultamientos con el masaje:* Un masaje rejuvenecedor se logra con el uso de una "esponja" vegetal, que se venden en la mayoría de las tiendas de productos de salud, farmacias y departamentos de productos de belleza. La esponja vegetal (que crece como una calabaza) es un miembro de la familia del pepino. Es fibrosa –más que cualquier utensilio de masaje normal. Miles de estas pequeñas "agujas" frotadas contra el área abultada desalojarán los desechos y los prepararán para su eliminación. Use este tipo de esponja vegetal seca o mojada. Estas esponjas vegetales están también disponibles en forma de guante para hacer más fácil el frotamiento. Sencillamente, frote todo su cuerpo durante unos 20 minutos todos los días, preferiblemente después del baño, y pronto recibirá la recompensa de una piel más suave.

Beneficio de limpieza catalítica: Una esponja vegetal limpiará y estimulará la superficie de su piel. La fricción pareja y firme penetra profundamente en la capa inferior de la piel y tiende a descomponer y, finalmente, desintegrar las grasas y los desechos acumulados. Golpee el área suavemente, pero con firmeza (aunque no con fuerza) en la dirección del corazón. Si hace esto diariamente, usted promueve una eliminación rítmica de los desechos de celulitis que envejecen.

5. *Mantenga su cuerpo en buena forma:* La tensión, el estrés que no se alivia y las emociones acumuladas son a menudo responsables por la sobrecarga de desechos. La causa se remonta a una sofocante crisis física y emotiva. Esta presión se refleja en los desechos acumulados y adheridos que conducen a trastornos de la piel y a problemas relacionados. Ejemplo: Usted puede sentir los costos de la tensión cuando está bajo tanto estrés ¡que llega a tener estreñimiento! Esto sugiere que usted necesita un cambio en su estilo de vida. Planee participar en más actividades recreativas. Cuando le sea posible, evite las disputas. Evite las responsabilidades excesivas. Tómese frecuentes descansos. Relájese. Al hacer esto, usted revivirá la habilidad de su cuerpo de limpiar y expulsar los desechos aprisionados en su cuerpo.

Beneficio de limpieza catalítica: Los músculos relajados le ayudarán a liberar los "retorcimientos" en sus arterias, su sistema circulatorio y sus órganos vitales. Cuando estos canales se abran, hay un intercambio de oxígeno y de nutrientes más libre. Las hormonas catalíticas son capaces de producir una disolución más efectiva de los persistentes nudos y luego los expulsan de su cuerpo. Al "abrir la cerradura" de los bloqueos que ha causado su tensión, usted se libera de la desagradable celulitis.

Además, trabaja rápida, efectiva y permanentemente: El anterior y sencillo programa de cinco pasos para la eliminación de la celulitis trabaja rápidamente. Los pasos tienen efectividad en reactivar su metabolismo de manera que usted pueda librarse permanentemente de la celulitis, la causa del envejecimiento de la piel.

HISTORIA CLÍNICA — *Se hace "joven para siempre"*
en un fin de semana

Joyce N. estaba tan avergonzada con su piel arrugada y estriada, que usaba ropas de mangas largas, vestidos de cuello alto y sombreros de ala ancha para cubrir su frente fruncida. Los cosméticos caros solamente lograban disfrazar el problema, el cual fue diagnosticado como celulitis por un dermatólogo. A Joyce N. se le informó que podía estimular su circulación y expulsar la celulitis con el anterior programa de cinco pasos. Daría nueva vida a su perezoso metabolismo y crearía una acción catalítica que desalojaría y eliminaría los persistentes desechos y grasas. Joyce N. siguió el programa durante un fin de semana largo. En tres días, sus arrugas se habían "planchado". Sus estrías se habían alisado. Toda su piel era sedosamente suave y sonrosada de nuevo. Sonriendo, ella se preciaba de haberse vuelto "joven para siempre" con sólo un fin de semana de este programa de cinco pasos.

LIMPIADORES CATALÍTICOS DE LA PIEL PARA TRASTORNOS COMUNES Y NO COMUNES

Limpie y elimine los problemas de la piel con estos programas caseros, dirigidos a abrir los poros, a crear una acción limpiadora catalítica y a rejuvenecer sus células de modo que lleguen a ser firmes, juveniles y saludables. Muchos de estos programas trabajan luego de una o dos aplicaciones; algunos requieren un poco más. Proceda a su propio ritmo. Nada tiene que perder... ¡excepto su piel envejecida y manchada!

Acné. Aplique finas tajadas de pepino fresco a las áreas afectadas por el acné durante 15 minutos. Quite las tajadas. Enjuáguese con agua fría. Séquese dándose golpecitos. Repita tres veces al día.

Complexión seca. Lave su rostro con un jabón suave y agua no muy caliente. Bata la yema de un huevo. Aplíquela a su rostro. Deje que la yema se endurezca. Después de 20 minutos, enjuáguese la cara con agua no muy caliente y, luego, fría. Repita varias veces al día. Recuerde mantener la clara del huevo en el refrigerador para que pueda usarla para cocinar.

Complexión grasosa. Con la punta de sus dedos, aplique yogur sin sabor a las áreas grasosas. Deje el yogur allí durante 20 minutos. Enjuáguese con agua tibia. Repita varias veces al día.

Piel cansada. En la palma de su mano, mezcle harina de avena con suficiente agua como para formar una pasta granulosa. Suavemente, frote su rostro con esta mezcla granulosa hasta que comiencen a caerse escamitas de piel seca. Termine tirándose agua fría sobre el rostro.

Arrugas en el cuello. Moje una toallita de rostro limpia en aceite de oliva tibio. Envuélvase la toalla alrededor del cuello. Cubra con una toalla seca. Luego de 30 minutos, quítese las toallas y dese una ducha para retirar todo residuo de aceite. Esto ayuda a humidificar su cuello, a expulsar por medio del vapor los desechos tóxicos y a protegerle contra las arrugas.

Ojos abultados. Moje bolitas de algodón en leche; aplíquelas sobre los ojos cerrados. Acuéstese durante 20 minutos. Quítese el algodón y enjuáguese con agua fría.

Limpiador de piel de piña. En 1/4 de taza de jugo de piña, moje una gasa gruesa y aplíquela suavemente a las áreas manchadas de su piel. Deje que el jugo permanezca sobre la piel durante 20 minutos, luego enjuáguelo con agua tibia. Repita dos veces al día. Beneficios: Las enzimas de la piña ayudan a eliminar la capa superior de células de piel muerta; la bromelina de la piña mejora la regeneración de los tejidos.

Enjuague con jugo de uva. Moje una gasa limpia en un recipiente lleno de jugo de uva. Frótesela por todo su rostro. Déjelo allí durante cinco minutos. Enjuague con agua tibia y agua fresca. *Beneficios:* Los elementos agrios del jugo de uva penetran los poros de la piel y promueven la limpieza con la regeneración celular.

Bolsa de sandía: Pase por la mezcladora unos pedazos de sandía sin semillas y luego exprímalos. Envuelva la pulpa en un lienzo fino para formar una almohadilla facial. Aplique esta almohadilla a su rostro. Déjela allí durante 20 minutos. Enjuague con agua fresca. Repita varias veces al día. Beneficios: Los nutrientes y las enzimas en la almohadilla limpian sus poros e introducen la tan necesitada humedad. El jugo de la sandía ayuda a apagar la sed de las células "sedientas" que están debajo de la superficie de la piel y protege contra las arrugas.

Máscara de bayas: Lave y monde un puñado de fresas. Aplástelas con una cuchara de madera hasta que queden suavecitas. Aplique la mezcla de fresas a las manchas. Déjela secar durante 20 minutos, luego enjuáguela con agua tibia. Beneficios: El elevado contenido enzimático cataliza los desechos tóxicos, da comienzo a la limpieza y crea una piel radiante.

Complexión de melocotón: Quíteles las semillas a varios melocotones maduros y páselos por la licuadora. Coloque la mezcla sobre su rostro como si fuera crema facial; es preferible dejarla toda la noche. Beneficios: Los minerales del melocotón se cuelan a través de los delicados poros y membranas para estimular el lavado interno para que usted tenga una piel más juvenil.

Piel seca: Pruebe con un humectante o un tratamiento de hidroterapia casera. Llene una tina con agua tibia, no caliente (ésta seca la piel). Añada media taza de aceite vegetal corriente. Métase en la tina cómodamente mientras se lava cuidadosamente el rostro y el cuerpo con un pañito suave durante no más de 15 minutos. Séquese con una toalla suave, pero no se frote. Recuerde, la piel seca es delicada, así que trátela con gentileza y se humidificará mejor.

Líneas profundas, dobleces: Dese un masaje suave. Moje los dedos en aceite vegetal. Masajee gentilmente las porciones secas de su rostro, siempre en el sentido contrario a la dirección en que las líneas tienden a formarse. Sugerencia: Use un movimiento hacia arriba y hacia afuera de la piel. Comience en la base de su garganta, luego vaya subiendo y termine en las sienes. Deje que la fina película de aceite permanezca toda la noche para que brinde más humedad y limpie mientras usted duerme. A la mañana siguiente, enjuáguese con un poco de agua tibia y agua fría. Después de unos días, su piel comenzará a suavizarse.

Arrugas que envejecen: Mezcle un puñado de harina de avena cruda con bastante agua mineral como para formar una pasta; esparza sobre su rostro y cuello. Después que se ha secado, deje que permanezca sobre su rostro durante 30 minutos. Enjuáguese con agua mineral fresca. Sus líneas y arrugas, sencillamente, se "derretirán".

Espinillas, suciedad encarnada: Combine una cucharadita de crema de almendras (de la tienda de productos de salud) con bastante agua mineral; frote esta mezcla suavemente en su piel con la punta de los dedos. Deje que se seque. Enjuague echándose agua fresca. Usada diariamente, esto ayuda a aclarar las espinillas y suaviza los poros llenos de suciedad.

Limpiador y refinador de poros: Añada una pizca de alumbre en polvo (de la tienda de productos de salud o la farmacia) a bastante agua caliente hasta formar una solución. Echesela sobre los poros sucios o abultados. Cuando se seque, enjuáguese con agua fresca. Esto limpia y estira los poros agrandados, ayudando a rejuvenecer la piel.

Limpieza total del cuerpo: Añada un poco de leche seca a su agua de baño. Métase en una tina con este baño de leche. Dese gusto durante 30 minutos. Saldrá de allí con un cuerpo limpio que luce y se siente más joven que nunca.

Frote y elimine esas manchas: Pruebe con cáscaras de frutas cítricas sobre las manchas. La cáscara de naranja ayuda a tener una complexión más suave y es un buen masaje facial. La cáscara de toronja o de limón elimina las manchas agrietadas. Frote suavemente las áreas afectadas, tantas veces como pueda. Las manchas comenzarán a desaparecer casi desde el principio.

Piel escamosa: Combine un tomate con bastante suero de leche para hacer una pasta suave. Espárzala sobre su rostro, frotando suavemente. Déjela allí durante 30 minutos. Enjuague echándose agua tibia y agua fresca. Los desechos y las células marchitas serán eliminadas. Usted terminará con una piel más suave.

Poros agrandados: Bata una clara de huevo con una cucharadita de jugo de limón hasta que se espese bien. Aplique a los poros agrandados y las manchas. Déjelo allí durante 30 minutos. Lávese con agua fresca. Los poros comienzan a estrecharse casi al instante.

Limpiador de piel de una noche: Combine una cucharada de mantequilla, dos cucharadas de miel y una yema de huevo. Mezcle hasta que se ponga cremosa. Deje que permanezca sobre el rostro una noche entera. Esto trabaja con una acción limpiadora catalítica *mientras usted duerme.* A la mañana siguiente, enjuague echándose agua tibia y agua fresca. Descubra un rostro totalmente nuevo y juvenil que le sonríe felizmente desde el espejo.

Elimine las manchas con vapor: Llene un lavabo con agua caliente. Eche allí sus hierbas favoritas. Ahora cubra su cabeza con una tela, formando una tienda. Abra sus poros con vapor durante 20 a 30 minutos. Los aromas de las hierbas penetran sus poros y dan inicio a una fragante limpieza. Ahora, enjuague echándose agua fresca para cerrar los poros. Las manchas se limpiarán después de unos cuantos tratamientos caseros de vapor.

CÓMO RESTAURAR EL FRESCOR
DE LA JUVENTUD A SU PIEL

"La influencia fundamental en la manera en que usted luce y cómo envejece, es genética, pero también está determinada en gran parte por las influencias ambientales", dice la Dra. Karen Burke, M.D., una dermatóloga de Nueva York cuyo principal interés reside en desarrollar técnicas para combatir el envejecimiento. Ella ofrece estos programas para conservar la juventud que ayudan a que usted se vea más joven durante más tiempo:

Evite abusar de su cuerpo. Sea especialmente diligente en cuanto a evitar la exposición al sol sin haberse puesto una sustancia bloqueadora sobre su rostro, manos y cuello. Evite la exposición al frío y al viento, a menos que esté usando cremas protectoras. Controle la calefacción artificial en la casa o la oficina con humidificadores.

Mantenga el equilibrio natural de su cuerpo. Las pérdidas de peso o los cambios de peso debido a un excesivo consumo de alimentos seguido de dietas rápidas pueden causar estrías en su piel debido a la falta de elasticidad; la pérdida de peso puede ocasionar arrugas en su rostro. ¡Evite los extremos! ¡Nada de dietas rápidas!

Para tener buena piel, usted necesita algunos ácidos grasos. Incluya una cucharada de aceite vegetal con su programa de alimentación, tres veces a la semana. Las grasas poli-insaturadas, moderadamente, también ayudarán a dar forma a su piel.

El agua es vital para la juventud de la piel. Cerca de un 70 por ciento de su piel es agua. Si pellizca su piel y ella no recobra su forma inmediatamente, esto indica un serio problema de deshidratación. Usted necesita en su piel más agua de la que se usa en las células. El agua también ayuda a la absorción de los nutrientes, al drenaje de grasas y a la digestión. Beba al menos ochos vasos de ocho onzas de agua todos los días.

La limpieza rejuvenece su piel. Elimine los detergentes alcalinos ásperos que dañan su piel y causan pérdida de agua. Use una barra de jabón cosmético con crema humectante. "Para una piel con problemas", dice la Dra. Burke, "recomiendo usar una técnica de exfoliación suave debido a que ésta elimina algunas de las capas de piel y ayuda a suavizar las arrugas. Su efecto es como pasar una lija suave por un pedazo de madera, sólo que en este caso, usted está suavizando gentilmente la superficie de la piel todos los días".

Tenga cuidado con el tiempo. El invierno es malo para su piel. El frío extremo envía un flujo aumentado de sangre a la superficie para mantener la calidez de su piel... pero esto produce más evaporación de agua y una piel más seca. También la calefacción interior seca y envejece mucho su piel. Los humidificadores son esenciales para contrarrestar las temperaturas secas de las habitaciones. Todos envidiamos el saludable resplandor de los rostros de los ingleses y los irlandeses debido al alto nivel de humedad en esos países. Es una buena idea lavarse el rostro con menos frecuencia. Use un limpiador suave con crema humectante (lea la etiqueta) para eliminar los desechos tóxicos y la suciedad.

¿Retiene usted agua? Duerma con varias almohadas para elevar su cabeza. Esto evita las bolsas debajo de los ojos cuando se despierte.

Ajuste la posición en que duerme. Si usted duerme boca abajo o en posición fetal, podría desarrollar arrugas en una parte de su rostro. Dormir boca arriba, con el rostro hacia arriba, puede ayudar a controlar las arrugas. Si esta es una posición difícil, entonces facilítela colocando almohadas debajo de sus rodillas.

¿Qué funda usar? Una funda de satín ayuda a prevenir las arrugas. Su piel no se pega tanto al satín como al algodón o a la fibra acrílica o dacrón. Las telas de fibras de poliéster deben evitarse debido a que causan demasiado sudor y pegazón. [6]

Agua, humedad y juventud de la piel

El agua es el hidratante que limpia su piel. El agua permite que su piel pueda plegarse. Usted puede mantener la juventud de su piel con este remedio de limpieza rejuvenecedora:

Después que se bañe o se duche, no se seque totalmente con la toalla, sobre todo en invierno, cuando su piel está más seca. En vez de eso, atrape la humedad sobre su piel aplicando un humectante. Use una crema para piel seca. Esta previene que el agua que está sobre su piel se evapore. Los humectantes se convierten en la clave de una piel más suave. **CUIDADO:** Evite el agua muy caliente. Las sustancias naturales hidratantes que se encuentran en su piel se dañan con el agua muy caliente. En vez de eso, use agua tibia o fresca cuando se lave, y luego aplique un humectante, mientras que su piel aún está húmeda, para conservar la suavidad.

PROTEJA SU PIEL DEL ABUSO DEL SOL

"La exposición a las radiaciones ultravioletas (UV), ya vengan de la luz solar o de los salones de bronceo, daña su piel; éste es, también, un factor importante responsable por el creciente número de casos de cáncer de la piel", dice el dermatólogo Dr. Douglas David Altchek, M.D., profesor clínico asistente de dermatología de la Escuela de Medicina Mount Sinai, en Nueva York.

El Dr. Altchek ofrece estas sugerencias que ayudan a conservar la piel:

- Use un protector contra el sol cuando esté al aire libre, inclusive en invierno.

- Proteja sus labios con un lápiz labial protector contra el sol. Los labios están indefensos ante el daño solar debido a que no contienen la protectora melanina. La saliva en realidad aumenta la radiación de los UV.

Beba bastante agua (de ocho a 10 vasos al día). Su rostro es el primer sitio que evidencia la deshidratación.

- Empaque bastante ropa cómoda que cubra su rostro y otras áreas sensibles cuando se vaya de vacaciones. El algodón de tejido compacto es más efectivo para bloquear los rayos UV que las telas sintéticas. Cuando esté esquiando o subiendo montañas en climas extremadamente fríos, cúbrase el cuello con una prenda tejida. Cuando esté descansando junto a la piscina, es conveniente usar un sombrero de ala ancha.[7]

Los protectores contra el sol conservan su piel

Las sustancias que protegen contra el sol son productos diseñados para cuidar su piel. Estos productos tienen una gradación SPF. ¿Qué significa esto?

SPF son las siglas inglesas de *sun protection factor* ("factor de protección solar"). La cantidad de tiempo que los rayos solares se tardan en causar enrojecimiento o insolación de la piel se mide por la dosis mínima de eritema (*minimum erythema dose* o MED). Si se demora una hora de exposición al sol para poner su piel roja, y usted aplica una crema protectora con SPF de 4, entonces hacen falta cuatro horas para que se produzca el mismo enrojecimiento (SPF 4 x 1 hora = cuatro horas). Si usted aplica un SPF de 15, entonces se demora 15 horas. Recuerde, todas las personas son diferentes. Si usted es de piel clara, de ojos azules y de pelo rubio, entonces su MED puede que sea sólo 15 minutos. Si su piel es olivácea, de ojos y cabellos oscuros, entonces su MED puede que sea dos horas. Por lo tanto, la protección que puede obtener de un SPF varía.

¿Cómo protegen estas sustancias?

Los protectores de sol contienen ingredientes químicos que absorben los dañinos rayos del sol. Cuando se aplican sobre su piel, le protegen contra el asalto abrasivo y envejecedor del sol. Usted todavía necesita seguir algunas sugerencias para conservar su piel. Inclusive con productos SPF, usted no tiene por qué olvidarse de las precauciones. ¡Nada de eso!

GUÍAS SENCILLAS PARA AYUDARLE A PROTEGERSE DE LOS DAÑINOS RAYOS SOLARES [8]

1. *Minimice la exposición al sol* entre las horas de 10 a.m. y 2 p.m. (11 a.m. a 3 p.m. durante la época de cambio de la hora) cuando el sol es más intenso. Trate de planear sus actividades al aire libre para el comienzo de la mañana o al final de la tarde.

2. *Use un sombrero,* camisas de manga larga y pantalones largos cuando se encuentre al sol. Escoja materiales de tejido compacto para protegerse mejor de los rayos solares.

3. *Aplíquese un protector de sol* cada vez que se vaya a exponer a él, y reaplíquelo frecuente y generosamente, al menos cada dos horas, mientras se encuentre al sol. El protector debe siempre ser reaplicado después de nadar o de sudar copiosamente, ya que los productos difieren en sus grados de resistencia al agua. Recomendamos protectores cuya etiqueta indique que tienen un SPF de 15 o más.

4. *Use un protector* durante las actividades en las alturas, tales como el escalar montañas o el esquiar. En las alturas, donde hay menos atmósfera que absorba los rayos solares, su riesgo de quemarse es mayor. El sol también es más fuerte cerca de la línea ecuatorial, donde los rayos solares inciden más directamente sobre la Tierra.

5. *No olvide usar su protector de sol* en días nublados. Los rayos del sol son tan dañinos a su piel en días nublados o grises como en días soleados.

6. *Las personas con alto riesgo de cáncer* (los que trabajan al aire libre, las personas de piel clara y las que ya han tenido cáncer de la piel) deben aplicarse protectores diariamente.

7. *Fotosensibilidad* –una sensibilidad mayor a la exposición al sol– es un posible efecto secundario de ciertos medicamentos, drogas o cosméticos, y de las píldoras para el control de la natalidad. Consulte con su médico o farmacéutico cuando piense exponerse al sol mientras está usando esos productos. Es posible que tenga que tomar precauciones adicionales.

8. *Si usted desarrolla una reacción alérgica* a su protector de sol, cambie de producto. Uno de los muchos productos que están disponibles hoy día en el mercado debe ser el adecuado.

9. *¡Cuidado con las superficies reflectoras!* La arena, la nieve, el concreto y el agua pueden reflejar más de la mitad de los rayos solares sobre su piel. Sentarse a la sombra no garantiza una protección contra la insolación.

10. *Evite los salones de bronceo.* La luz UV emitida por las casillas de bronceo causa insolación y envejecimiento prematuro, y aumenta sus riesgos de desarrollar cáncer de la piel.

11. *Mantenga a sus hijos pequeños fuera del sol.* Comience usando protectores de sol en los niños a los seis meses de nacidos, y luego permita moderadamente la exposición al sol.

12. *Enséñeles a los niños a protegerse contra el sol desde el principio.* El daño que causa el sol ocurre con cada exposición sin protección y se acumula a lo largo de la vida.

Cortesía: Skin Cancer Foundation

VITAMINAS QUE ACTÚAN COMO PROTECTORES CONTRA EL SOL

Ciertas vitaminas ayudarán a proteger su piel del daño de los rayos ultravioletas de dentro hacia afuera, dice el Dr. Madhu A. Pathak, Ph.D., asociado principal de dermatología y profesor investigador en la Facultad de Medicina de Harvard.

Protectores orales

"Las vitaminas C y E y el beta-caroteno, el precursor vegetal de la vitamina A, son realmente 'protectores orales' para su piel", dice el Dr. Pathak. "Estas vitaminas son poderosos antioxidantes que actúan como selectivas aves de rapiña de los 'radicales libre' –moléculas de oxígeno peligrosamente reactivas que son generadas por numerosas reacciones bioquímicas normales, pero también por la luz UV en la piel humana".

Beneficio de limpieza interna

Cuando se toman internamente, dice el Dr. Pathak, las vitaminas antioxidantes minimizan o inhiben los importantes cambios bioquímicos inducidos por la luz UV debido a la proliferación de los radicales libres en la piel –daños al DNA y a la membrana celular– asociados con el envejecimiento causado por la fotosensibilidad y con el cáncer de la piel. "Estas vitaminas", señala el Dr. Pathak, "posiblemente actúan también como absorbentes de UV. Importante: PABA, una vitamina B ampliamente usada como protector líquido, no es efectiva como tal en forma de píldora".

Evita los escozores, las ampollas y las erupciones en la piel

Beta-caroteno, un pigmento amarillo-naranja hallado en las zanahorias y los vegetales de hoja verde oscura, es un protector oral de especial interés para el Dr. Pathak, "no sólo debido a que es un antioxidante particularmente poderoso, sino debido a que se considera por lo general como inofensivo, aún cuando se tome en dosis grandes durante un largo período de tiempo".

Beta-caroteno, el cual se concentra en la grasa subcutánea (la capa justamente debajo de la piel) se usa para tratar a la gente con extrema fotosensibilidad debido a una serie de causas. El Dr. Pathak dice que los 90 miligramos diarios de beta-caroteno que se recomiendan para las personas fotosensibles ayuda a prevenir los escozores, las ampollas y otras erupciones de la piel que de otra manera ocurrirían sólo minutos después de una exposición al sol. "La única desventaja del tratamiento con beta-caroteno para algunas personas es que le da a la piel un tinte naranja pálido, concentrado en el rostro y en las plantas de los pies. Finalmente, cualquier persona con problemas de fotosensibilidad a pesar de uso continuado de un protector de SPF de nivel 15 o superior, debe consultar a un médico"[9].

LIMPIEZA CATALÍTICA – PIEL DE BEBÉ A CUALQUIER EDAD

Usted puede disfrutar una piel que es joven para siempre con el uso de estos programas de limpieza catalítica, así como con un mejor cuidado del exterior de su cuerpo. Cuando usted desenraíza, suelta, disuelve, lava y expulsa los detritos tóxicos, usted está regenerando las células de su piel. Cuando éstas son sometidas a una limpieza y nutridas, brindan una base más juvenil a la cubierta de su cuerpo. ¿Resultado? Usted tendrá una piel suave como la de un bebé –a cualquier edad. Usted se merece lo mejor que pueda ofrecer la Naturaleza. Tómelo y quítele edad a su piel y a todo su cuerpo.

PUNTOS DE INTERÉS

1. *Para tener una piel "joven para siempre", trate la limpieza catalítica de la celulitis, la causa principal del envejecimiento evidente.*

2. *Sólo cinco sencillos pasos, integrados a su rutina diaria, ayudan a librar a su cuerpo de la celulitis.*

3. *Joyce N. pudo borrar sus arrugas y hacerse joven de nuevo en sólo un fin de semana con un sencillo programa.*

4. *Detecte su problema de la piel y el remedio de limpieza catalítica apropiado.*

5. *Use los métodos sencillos recomendados por un importante dermatólogo para restaurar el resplandor de la juventud a su piel... casi de un día para otro.*

6. *El agua es el principal ingrediente que limpiará y rejuvenecerá su piel... si se usa adecuadamente como se ha descrito.*

7. *Proteja su piel del abuso del sol, dice un profesor de dermatología, y la salvará de la destrucción. ¡El le dice cómo!*

8. *Los protectores contra el sol pueden conservar su piel, junto a un conjunto de 12 sencillas sugerencias preparadas por dermatólogos.*

9. *Varias vitaminas, que se encuentran en los alimentos cotidianos, y que están disponibles como suplementos, pueden actuar como protectores contra el sol... de dentro hacia afuera, dice un dermatólogo ampliamente respetado.*

CAPÍTULO 4

CÓMO BALANCEAR SU PRESIÓN SANGUÍNEA CON EL LAVADO INTERNO

La presión sanguínea elevada (hipertensión) es una reacción a la acumulación de rebosantes desechos que deben ser eliminados. Estas toxinas trastornan su presión, causando irregularidades molestas y peligrosas. Para entender por qué los desechos son los culpables de este desequilibrio y cómo el lavado interno puede restaurar los niveles normales, examinemos esta situación interna.

¿QUE SIGNIFICA "PRESIÓN SANGUÍNEA"?

La presión sanguínea es la cantidad de fuerza ejercida en el torrente sanguíneo a medida que éste pasa a través de las arterias. Cuando el ventrículo izquierdo de su corazón se contrae, o se comprime hacia abajo, fuerza a su sangre a dirigirse hacia las arterias. Entonces, las arterias más grandes se expanden para recibir a la sangre que llega. En cada persona, normalmente la presión de la sangre sube y baja durante el día y la noche, dependiendo de una variedad de factores, entre ellos el nivel de actividad, la dieta y las emociones.

¿Cómo surge la presión?

Los tejidos musculares interiores de sus arterias resisten la presión; la sangre es forzada a ir hacia los conductos más pequeños de su cuerpo. La presión sanguínea es la combinación de la cantidad de presión a que se encuentra sometida la sangre como resultado del bombeo del corazón, la resistencia de las paredes arteriales y el cierre de las válvulas cardiacas.

¿Cómo se diagnostica la presión elevada?

Esto involucra dos términos básicos:

1. *Presión sistólica.* La presión a la cual su corazón bombea sangre a través de las arterias y ejerce una presión máxima contra sus paredes. Es la cifra superior en una lectura diagnóstica.
2. *Presión diastólica.* Es la presión mínima, la que ocurre cuando su corazón está en su momento de mayor relajación entre latidos y se llena de sangre; y decrece la presión contra las paredes arteriales. Es la cifra inferior en una lectura diagnóstica.

¿Qué es un nivel normal?

Una lectura sistólica/diastólica de "120 con 80" es considerada normal.

¿Cuáles son los niveles de riesgo?

Los médicos describen la presión sanguínea elevada como benigna, moderada o severa. La lectura diastólica (la inferior) se usa por lo general como el principal indicador.

- *Límite de la hipertensión* – Una lectura de 140/90
- *Hipertensión benigna*   – Una lectura de 170/105
- *Hipertensión moderada* – Una lectura de 185/115
- *Hipertensión severa*   – Una lectura de 220/140 y superior

CUIDADO CON LA HIPERTENSIÓN PROLONGADA – EL ASESINO SILENCIOSO

La presión sanguínea elevada por lo general NO presenta síntomas en sus primeras etapas. Sólo exámenes periódicos pueden detectarla. ¡La mayoría de las personas con presión sanguínea elevada no saben que la tienen! ¡Esto enfatiza la importancia de los exámenes físicos periódicos!

Todo el mundo necesita presión sanguínea. Cada vez que late su corazón, bombea sangre a través de sus arterias. La sangre viaja a través del sistema circulatorio hacia los órganos y los músculos de su cuerpo, transportando el oxígeno y los nutrimentos que ellos necesitan para llevar a cabo sus funciones vitales. La fuerza de la sangre impulsada a través de las arterias causa presión contra sus paredes. Esta presión, que se mide generalmente en la arteria de la parte superior del brazo, es su presión sanguínea.

Problema : Cuando esta presión se eleva y se mantiene elevada, se produce la hipertensión. Esto coloca a su corazón y sus arterias bajo una cantidad anormal de esfuerzo. El exceso de presión golpea constantemente a todos los órganos del cuerpo que son alimentados por el suministro sanguíneo. Una presión sanguínea elevada prolongada empeora cualquier condición cardiaca existente, fuerza al corazón a trabajar más arduamente y puede que también provoque la condición de aterosclerosis.

Más riesgos : Un vaso sanguíneo del cerebro podría romperse, causando una apoplejía. También está el deterioro de la habilidad renal de filtrar los desechos, conduciendo a una acumulación tóxica. El corazón, que debe trabajar más arduamente para bombear sangre contra la presión aumentada de las arterias, puede que comience a mostrar señales de esfuerzo. Si esto se ignora, la presión sanguínea elevada puede causar daños irreversibles al cuerpo.

Las personas hipertensas tienen cuatro veces más infartos que aquellas con una presión sanguínea normal. Y cuando un hipertenso es víctima de infarto, es mucho más probable que sea mortal. La presión sanguínea elevada también puede causar daño a los riñones, los ojos y otros órganos. Puede debilitar las paredes de las venas y las arterias del cerebro. Esto puede tener como resultado una apoplejía mortal o paralizante.

ACUMULACIÓN DE DESECHOS TÓXICOS – CAUSA BÁSICA DE PRESIÓN SANGUÍNEA INCONTROLADA

La acumulación de desechos tóxicos es un factor clave en las lecturas erráticas y descontroladas de la presión sanguínea. Consumir alimentos sintéticos, residuos salinos, ingredientes artificiales, grasas en exceso y estimulantes irritantes (que se encuentran en el café, el té, los refrescos y las bebidas empaquetadas) hace que estos desechos tóxicos se depositen sobre los componentes vitales de su sistema cardiovascular.

Las toxinas causan un peligroso aumento de la presión

La acumulación de estos desechos crea depósitos que se adhieren persistentemente a las paredes de sus arterias. Semejantes a la goma de pegar, estas toxinas aprietan los canales a través de los cuales la sangre y el oxígeno deben viajar para nutrir su cuerpo. Esta situación permite que su corazón y sus arterias sigan funcionando, pero la acción sofocante, a largo plazo, trae el riesgo descrito por los doctores como *fallo congestivo del corazón*. Para protegerse contra esta amenaza a su salud, su meta debe ser el lavado interno de estos depósitos de residuos que se pegan a sus arterias. Cuando se limpian, sus arterias funcionarán bien y usted podrá entonces equilibrar su presión sanguínea para disfrutar de un estilo de vida más enérgico y juvenil.

Siete pasos para limpiar y expulsar los residuos y controlar la presión de la sangre

Usted puede controlar la presión con un conjunto de siete pasos, delineados por el Dr. Edward D. Frolich, M.D., vice presidente de educación e investigación de la Clínica Médica Alton Ochsner, de New Orleans, Louisiana.

1. *Evite el exceso de peso.* Reduzca la presión sobre su cuerpo causada por el exceso de libras. Demasiado peso aumenta el volumen de fluido en los tejidos y la resistencia periférica. Esto conduce a un aumento en la presión de la sangre. *Guías de limpieza interna:* Trate de no comer sin compañía; esto significa que comerá más rápido y con poca calidad en los alimentos. Planee sus comidas como si fuera a comer con otras personas. Escuche música relajante mientras come. Evite los alimentos altos en calorías, tales como los que se fríen, los que tienen muchas grasas o mucha azúcar. Trate de que su familia y amigos le apoyen en sus esfuerzos para bajar de peso. Déjeles saber cuál es su meta y por qué es importante para su salud.

2. *Evite fumar.* La nicotina, los alquitranes promotores del cáncer y otros contaminantes entran en su cuerpo a través del humo del tabaco –ya sea el que usted mismo fuma o el que fuman otros. Su sistema circulatorio se congestiona, lo que causa un bombeo fuerte de sangre y un aumento en la presión. *Guías de limpieza interna:* Deje de fumar. ¿No le es fácil? Unase a un

grupo de apoyo. Comprométase totalmente para dejar el hábito. Manténgase lejos de los que fuman. Puede que tenga que intentarlo y fracasar varias veces antes de que finalmente logre dejar de fumar. Esto es un problema físico de adicción. Con una estrategia estructurada y un grupo de apoyo, usted puede triunfar sobre este contaminador del cuerpo y estimulador de una presión creciente.

3. *Menos alimentos grasos.* El Dr. Edward Frolich advierte que "la grasa puede tener buen sabor, pero cantidades excesivas de grasas saturadas son dañinas. La grasa tiene mucho que ver con los problemas cardiovasculares, entre ellos la presión sanguínea elevada". *Guías de limpieza interna:* Use para cocinar tan sólo la grasa necesaria para dar sabor y hacer los alimentos aceptables al paladar. Elimine por completo el freír los alimentos. "Este método de cocinar puede triplicar las calorías en algunos alimentos. Una opción mejor sería el saltear (*stir-fry*) los alimentos en pequeñas porciones de aceite vegetal poliinsaturados". Esté alerta de las grasas escondidas en las meriendas (papitas fritas empaquetadas y golosinas procesadas) así como en muchos dulces y postres.

4. *Consumo moderado de alcohol.* Demasiado alcohol puede elevar sus presión sanguínea. Las bebidas alcohólicas a menudo contienen sustancias químicas, ingredientes artificiales, colorantes y conservadores acerca de los cuales usted no tiene idea debido a que las etiquetas en raras ocasiones listan *todos* los ingredientes y sabores. Con el beber, usted deposita en sus arterias una cantidad ilimitada de residuos. *Guías de limpieza interna:* El Dr. Frolich dice, "Debido a que a menudo es difícil controlar la presión sanguínea elevada en los pacientes que consumen mucho alcohol, le pedimos que modere su consumo. Para evitar el efecto del alcohol en su presión sanguínea, le pido que se limite a no más de dos onzas de etanol al día. Esto significa, en términos de bebidas alcohólicas populares limitarse a cuatro onzas de whisky, ó 16 onzas de vino, ó 48 onzas de cerveza". Cuando esté en grupos, considere alternativas a las bebidas alcohólicas como jugo de frutas fresco, sin azúcar, jugo vegetal, té frío de hierba, agua de manantial efervescente con un poquito de frutas, o agua de Seltz con cubitos de hielo y una tajada de limón.

5. *Alivie la presión arterial.* En algunas situaciones, las presiones provenientes de ciertos alimentos causan presión en sus arterias que afectan al corazón. Reduzca su consumo de lo que cause este aumento de presión. *Guías de limpieza interna:* Discuta con la persona que guía su salud estos alimentos o situaciones que tienden a alterar su presión. Con algunos ajustes, usted puede evitar este asalto tóxico sobre sus arterias y mantenerlas limpias y despejadas.

6. *Reduzca el consumo de sodio:* "¿Es usted sensible a la sal?", pregunta el Dr. Frolich. "Si es así, su presión sanguínea debe estar elevada debido a eso". Si su presión sanguínea está por debajo de 140/90, tal vez usted pueda disfrutar de un pretzel o dos ocasionalmente. Pero recuerde, usted debe mantenerse inmune a este problema, así que la clave es moderación. Para tener una mejor salud en general, lo mejor es reducir o eli-minar el sodio. *Guías de limpieza interna:* Conserve su salero... pero bote la sal. Reemplace la sal con hierbas y especias que den sabor. Si come fuera de casa, ordene platos con bajo contenido de sodio. El mostrador de ensaladas es por lo general una buena opción, sobre todo si usted se concentra en las frutas y vegetales frescos. Evite añadir condimentos tales como garbanzos y judías o alubias enlatadas, pedacitos de tocino, migas de pan, aceitunas y semillas de girasol saladas. Si tiene que usar sal, lo que se considera inofensivo es alrededor de una y media cucharadita de sal al día. ¡Pero, por favor, no más!

7. *Estrés y tensión.* Hay amplia evidencia de que reducir el estrés puede ayudar a reducir la presión elevada. El estrés causa con-taminación interna debido a que hace que penetren una gran cantidad de sustancias que depositan desechos en sus órganos vitales. Esto causa erosión y, luego, deterioramiento de los pro-cesos vitales. Por ejemplo, ciertas sustancias liberadas durante épocas de estrés aumentan la retención de la sal y demoran la excreción que llevan a cabo los riñones. Ellas reducen la resistencia del cuerpo a las formaciones de residuos y dismin-uyen la eficacia de su mecanismo de desintoxicación. *Guías de limpieza interna:* Salga de las situaciones que le producen estrés. Esto es más fácil decirlo que hacerlo, pero si planea de antemano, usted puede reducir al mínimo esos enfrentamien-tos. Manténgase en buena forma física. Los aeróbicos o ejerci-

cios oxigenantes que producen una respiración intensa tienen un beneficio singular: estimulan el movimiento de la capa de mucosa que cubre su conducto respiratorio y producen la filtración de las toxinas hacia el exterior. El ejercicio intenso moviliza las grasas en las cuales están almacenadas sustancias químicas tóxicas como el DDT y otros insecticidas, preparándolas para ser excretadas. El Dr. Frolich recomienda: "Ejercicios continuos, periódicos y enérgicos como las caminatas firmes, el trote y la natación mejoran la eficiencia de su corazón y queman una gran cantidad de calorías. Usted puede también probar saltar la cuerda, ciclismo estacionario, trote y remo. Pero recuerde, el ejercicio periódico significa que la actividad se repite por lo menos tres veces a la semana".

El Dr. Frolich insiste en que se tenga cautela si hay una historia familiar de muertes prematuras por problemas cardiovasculares, agrandamiento cardiaco, proteimurea, (proteínas en la orina), o incremento de creatinina en el plasma (derramamiento de un metabolizador proteínico en el torrente sanguíneo). Se recomiendan exámenes médicos periódicos si usted o su familia presentan cualesquiera de estos trastornos. Con este programa de limpieza interna en siete pasos, usted debe ser capaz de librarse de residuos circulatorios y limpiar sus arterias de manera que pueda equilibrar su presión sanguínea –y mantenerse viviendo más joven... y más tiempo.[10]

PROGRAMAS NUTRICIONALES PARA TRATAR LA HIPERTENSIÓN

La reducción de sodio es una práctica común para hacer bajar las lecturas de la presión. Siga este conjunto de programas de nutrición diseñados por el Dr. Stephen Brunton, M.D., director de medicina familiar del Centro Médico Memorial, en Long Beach (California), y profesor clínico de medicina de la Universidad de California en Irvine.

Minerales

"Hay una controversia con relación al papel que juegan los bajos niveles de potasio, magnesio y calcio en el desarrollo y el mantenimiento de la hipertensión. Sin embargo, sería prudente mantener niveles adecuados de estos importantes minerales".

Vegetarianos, dietas grasosas

El Dr. Brunton señala: "Los vegetarianos y las personas que tienen una dieta alta en grasas poli-insaturadas han mostrado tener una presión sanguínea más baja que aquellas con una dieta rica en grasas saturadas y baja en grasas poli-insaturadas".

Los aceites de pescado bajan la presión

El Dr. Brunton también nos dice: "Usar un acercamiento no farmacológico a la hipertensión es un factor importante para controlar la presión de la sangre. Los beneficios pueden incluir no sólo la reducción de la necesidad de medicamentos, sino también una mejoría de la percepción subjetiva de su bienestar y un aumento de su calidad de vida. Es importante monitorear el progreso de pacientes que son colocados en un régimen sin medicamentos".[11]

POTASIO – LIMPIADOR MINERAL

"Más potasio y menos sodio es una manera de lograr una presión sanguínea más balanceada", dice el Dr. Ray W. Gifford, Jr., M.D., director regional de asuntos de salud de la Fundación de la Clínica Cleveland, en Ohio. "Podría perfectamente ser beneficiosa como un remedio no farmacológico. Un suplemento de potasio podría resultar de gran ayuda".

El Dr. Gifford dice que junto al consumo de potasio, siga usted las indicaciones básicas de limpieza referentes a la reducción de sal y de alcohol, un peso saludable y un monitoreo periódico de ese problema de salud".[12]

Cómo el potasio promueve la limpieza interna y reduce la presión

Este poderoso mineral es un diurético efectivo. Ayuda a su cuerpo a librarse del exceso de agua. También ayuda a eliminar el sodio, un efecto benéfico llamado *natriuresis*. Parece influir en esos sistemas fisiológicos que regulan la presión de la sangre y controlan el funcionamiento del sistema vascular. Existe evidencia de que el efecto hipertensinógeno (que causa hipertensión) del exceso de sodio es contraatacado por el potasio adicional en la dieta. El consumo diario de potasio podría muy bien ser un poderoso método de limpieza interna para lograr la reducción de la presión. *Alimentos que son fuentes de potasio:* melón cantalupo, chayote invernal, papas, bróculi, jugo de naranja, yogur, levadura de cerveza, salvado de trigo, pastinaca (o chirivía), hongos, tomate, melón dulce (o de Castilla), albaricoques, bananas. *Cuidado:* El potasio es soluble en agua y se puede perder fácilmente en el proceso de la cocción. Para minimizar la pérdida, cocine los vegetales al vapor en lugar de hervirlos. Por ejemplo, los vegetales al vapor sólo pierden de tres a seis por ciento, mientras que los vegetales hervidos pueden perder hasta un 50 por ciento del potasio que contienen. Cada vez que sea posible, coma frutas frescas o vegetales crudos (naturalmente, si éstos no requieren que se cocinen).

EL AJO LAVA SUS ARTERIAS Y EQUILIBRA SU PRESIÓN SANGUÍNEA

Este alimento milagroso y salvador tiene el poder de eliminar totalmente y desalojar los depósitos residuales que obstruyen las arterias y sacarlos fuera de su cuerpo. Esto abre el camino para una presión sanguínea equilibrada y salvadora.

El Dr. Benjamin Lau, M.D., profesor de Escuela de Medicina de la Universidad de Loma Linda, en California, y especialista en microbiología e inmunología, señala que el ajo puede formar parte de su programa de equilibramiento de la presión.

"Son pocos los medicamentos para el control de la presión sanguínea que no tienen efectos secundarios. Uno de los efectos secundarios más molestos para los pacientes masculinos es la impotencia. Estos pacientes se convierten en hombres irritables, frustrados, y deprimidos". El Dr. Lau habla de cómo el ajo ha sido usado durante siglos en Asia para el tratamiento de la hipertensión. "Un investigador probó en 100 pacientes con hipertensión el darles, inicialmente, dosis altas de ajo, reduciendo la cantidad de ajo gradualmente a medida que progresaba el experimento.

"Después de sólo una semana de tratamiento con ajo, 40 de los pacientes habían experimentado una reducción de 20 mm Hg o más en su presión sanguínea. Otros estudios de escala reducida han mostrado similares efectos positivos del ajo sobre la hipertensión.

"En otro estudio en China, a 70 pacientes hipertensos se les suministró el equivalente de 50 gramos de ajo crudo al día. Treinta y tres de los pacientes mostraron una marcada reducción de la presión sanguínea; 14 mostraron reducciones moderadas en la presión sanguínea, y el promedio total de éxito fue de un 61.7 por ciento".

El Dr. Lau informa de otras situaciones en las que el ajo hizo que la presión sistólica se redujera de 20 a 30 mm Hg y que la presión diastólica fuera de 10 a 20 mm Hg. "Los pacientes también notaron mejoramiento de otros síntomas físicos, tales como dolores de cabeza, mareos, dolores semejantes a la anguina de pecho y dolores de espalda".[13]

Limpia las arterias

Cuando se incluye ajo adicional en su programa diario de alimentación, él es capaz de disolver los dañinos desechos tóxicos que se adhieren a su factor de lipoproteínas de baja densidad (LDL). El ajo, debido a su contenido de állicin, moviliza y expulsa los desechos tóxicos y limpia las arterias para que usted pueda disfrutar de una mejor distribución del oxígeno que lleva la sangre. Al abrir los canales arteriales, tiene lugar un bienvenido alivio del bombeo forzado de la sangre, lo que permite una lectura más saludable de la presión. Incluya ajo diariamente en su dieta para obtener este beneficio de limpieza interna.

Lava el riesgo de coágulos

En acumulaciones tóxicas, esos desechos que son como goma de pegar, hacen que las plaquetas sanguíneas se adhieran unas a otras. Estos residuos de plaquetas pueden conducir a un peligroso coágulo de la sangre. El ajo viene al rescate. El lava y expulsa los pegajosos residuos. Cuando los desechos se han limpiado, las móviles plaquetas se liberan y dejan de ser un riesgo de coágulos. De nuevo, al comer ajo diariamente, usted puede lavar y expulsar este riesgo de coágulos sanguíneos.

Mejora la circulación básica

Un beneficio único del ajo es su poder de aumentar un tipo de lavado llamado *actividad fibrinolítica*. El ajo ejerce el poder de su állicin nto al factor mitogenético, lo cual estimula un flujo sanguíneo saludable. Esto permite que sus fibrinas (sustancias semejantes a las proteínas) se limpien, librándose de los residuos que, si no, ahogarían la circulación y predispondrían al riesgo de coágulos. Fibrinas limpias = circulación limpia = presión sanguínea equilibrada. ¡Usted produce esta limpieza interna con el ajo que lava su circulación!

LOS RITMOS CIRCADIANOS PUEDEN CAUSAR MAREO MATINAL Y AUMENTO DE LA PRESIÓN SANGUÍNEA

Contando el tiempo en cada una de sus células, hay un reloj biológico que regula cada proceso vital de su cuerpo, dice el Dr. William Frishman, M.D., profesor de medicina del Colegio de Medicina Albert Einstein, de New York. "Debido a este ritmo, usted está más propenso a sufrir infartos durante la mañana".

La presión matinal es más elevada

El Dr. Frishman explica: "Cuando usted se despierta, la presión de la sangre, el ritmo cardiaco y la capacidad de contracción aumentan. Es un factor que permite que usted salga de la cama, incorporarse. Sus conductos periferales tienen que trabajar más arduamente y bombear más para permitir que usted se mueva y se incorpore. La sangre es espesa en la mañana. Las catecolaminas (neurotrasmisores) suben por la mañana para prepararle a usted para el resto del día. Usted recibe una estimulación que le permitirá enfrentar los cambios que van a tener lugar.

"Por otra parte, la presión sanguínea es más baja cuando usted está en reposo. Es más baja por la noche, y de aquí el aumento matinal del aglutinamiento de plaquetas cuando usted comienza a moverse. Esto puede ser la causa del mareo que siente cuando empieza a salir de la cama. Estos ciclos diarios se conocen como ritmos circadianos, del término 'circa' (acerca) y 'dian' (día)".

El subibaja de la presión

La presión sanguínea parece subir desde un nivel bajo nocturno en (o alrededor de) la hora en que usted se despierta. Permanece a un nivel diurno hasta por la noche, cuando puede que baje notablemente. "Puede que haya una asociación entre el aumento de presión al levantarse por la mañana y eventos de isquemia coronaria (flujo inadecuado de sangre al cuerpo causado en parte por la constricción o bloqueo de los conductos sanguíneos que lo suministran). El aumento en la presión sanguínea puede ser causado por aumentos de catecolaminas y esteroides desde niveles bajos. [14]

Ajo por la noche, equilibrio de la presión por el día

Para ayudar a aliviar esta reacción de subibaja, cómase un diente de ajo por la noche. Mientras duerme, la állicin que se libera tiende a mantener su presión en un equilibrio razonable. Cuando usted se despierta, la liberación demorada de la állicin hará más fácil para usted el levantarse de la cama y caminar con un mínimo de mareo o de sensación de ligereza en la cabeza. Además... NO salte de la cama. Hágalo despacio. Comience a caminar muy lentamente, de modo que su presión se nivele, y se sentirá más cómodo o cómoda.

AJO + CEBOLLAS = PRESIÓN SANGUÍNEA SALUDABLE

Una combinación de estos dos vegetales especiales puede lograr milagrosas limpiezas al brindarle una presión sanguínea más saludable. *Poder único:* Usados en combinación ambos vegetales son capaces de (1) reducir los niveles elevados de grasas en la sangre; y (2) reducir los niveles de fibrina, la sustancia que se aglutina con los desechos y que puede causar coágulos de sangre.

Una sustancia poderosa que es un superlimpiador celular

Las cebollas contienen un limpiador celular conocido como prostaglandina A_1. Cuando usted come cebollas junto con ajo, este superlimpiador celular es vigorizado doblemente (más que si las cebollas se comieran solas) y trabaja rápidamente para proporcionar el beneficio salvador de una limpieza de fibrinas.

Controla residuos peligrosos

El ajo y la cebolla (miembros ambos de la familia de los allium) son capaces de controlar la formación de un residuo peligroso conocido como *tromboxano*. Este desecho tóxico hace que las plaquetas se adhieran (aglutinándose unas con otras). Cuando esto sucede, la presión aumenta. Un coágulo de sangre puede ser inminente. Pero el comer ajo y cebolla a diario proveerá una reacción que contrarresta esta amenaza. Un beneficio aún más vital es que estos alimentos milagrosos lavarán y expulsarán el residuo de tromboxano y le darán plaquetas que se moverán libre, sana y seguramente, y un nivel de presión sanguínea saludable.

Planee comer ajo a diario, ya sea masticando el diente, o machacado finamente y añadido a sopas, potajes, cocidos, ensaladas, cazuelas o comidas horneadas. Combine el ajo con la cebolla en sus recetas. Estará usted fortificando el sistema metabólico con el superlimpiador que protege contra la acumulación de residuos y le brinda inmunidad ante el riesgo de un infarto fatal.

Caso clínico — *Presión "peligrosa" se reduce de un día para otro*

A Kate H. le había dicho su especialista cardiovascular que ella tenía una lectura de presión sanguínea de 200/150. ¡Esto era tan peligroso, que le dieron una posibilidad de supervivencia de 50-50! Los medicamentos la hacían sentirse mareada y con náuseas. Necesitaba ayuda con urgencia. El médico le recomendó que consumiera por lo menos una cabeza entera de ajo al día (ya fuera cruda o cocinada de la manera que quisiera) junto a varias cebollas para lograr una mejor asimilación. Kate H. siguió este programa. De un día para otro, la milagrosa combinación en realidad "devoró" el residuo que estaba ahogando sus arterias y lavó los desechos, expulsándolos de su cuerpo. Al día siguiente, Kate H. fue para que le hicieran otra lectura. El especialista dijo alegremente que había descendido a 150/95 –casi normal. Kate H. sintió que la habían arrancado de las garras de un infarto causado por la hipertensión gracias a la acción limpiadora del ajo y la cebolla.

EL MÉTODO BAJO DE SAL PARA TENER ARTERIAS LIBRES DE DESECHOS Y PRESIÓN NORMAL

La sal del salero o la de alimentos procesados es una de las causas principales de residuos tóxicos. A ciertas sustancias en su sangre les sale como una capa de residuos de sal. Un exceso de estas capas celulares puede causar un estancamiento que es el antecedente de la presión sanguínea elevada.

Reacción de desecho tóxico de la sal

Cuando usted consume sal, ésta se incrusta en sus millones de células. De esta forma, acumula desechos tóxicos que estrechan los conductos de sus pequeñas arterias. Estos mismos desechos "ahogan" las glándulas para reducir el flujo hormonal; esto produce un desastre en su presión sanguínea y su salud básica. Los desechos de sal también causan el agrandamiento del corazón. Esta sobrecarga es más que una causa de hipertensión; ¡es una causa de muerte prematura!

Reacción artera de los desechos salinos

Cuando aumentan los desechos salinos, bloquean fluidos vitales de su sistema circulatorio. Esto causa que la presión sanguínea suba rápidamente a una altura nada saludable y peligrosa. CUIDADO: El consumo de sal durante un breve período de tiempo (tan corto como un día) puede estimular la acumulación de residuos y la hipertensión desde el principio. ¡Evite la sal!

CASO CLÍNICO – *"Devuelto a la vida" con un programa de alimentos "libres de pegamiento"*

Como técnico, Philip T. estaba sometido a mucho estrés y tensión de negocios, lo que sin duda contribuyó a su creciente presión sanguínea. El médico de su empresa le dijo que su consumo excesivo de sal había causado que "compuestos semejantes a la goma de pegar" hicieran que se "aglutinaran" las plaquetas, obstaculizando la libre circulación de la sangre. Philip T. tenía una peligrosamente alta lectura de presión arterial de 260/150, que seguía incrementadose. Se le dijo que si subía más, ¡podía ser fatal! Se hacía necesaria una acción inmediata para salvarlo de su condición de infección de toxinas. El eliminó toda forma de sal y sodio. Cambió a hierbas y especias con sabor. En nueve días, su presión bajó a un saludable 130/80. En efecto, él había sido "devuelto a la vida" con este programa "libre de pegamiento" que ahora lo mantiene vivo y feliz. El estrés tuvo algo que ver con su encuentro con la muerte. ¡La sal, semejante a la goma de pegar, era la villana!

SEIS MANERAS DE LIMPIAR SUS ARTERIAS Y EQUILIBRAR LA PRESIÓN SANGUÍNEA

La acumulación de residuos aumenta su riesgo de presión sanguínea alta. Pero unos sencillos cambios en su estilo de vida (y de comida) pueden ayudarle a lavar y expulsar este residuo y mantenerlo fuera, para que usted pueda limpiar sus arterias y equilibrar su presión. Los cambios son fáciles de seguir –y también sencillos.

1. *Evite los sedimentos de sal.* Mantenga este "alimento" tóxico fuera de su hogar. Evite su uso en las comidas. Lea las etiquetas de los alimentos empaquetados y está alerta acerca de su uso. Use hierbas y especias de sabor que le den el sabor a sodio pero sin las penurias de obstrucción de desechos.

2. *Aumente el consumo de potasio.* Este mineral es un efectivo "lavador de la sangre". Aumenta su respuesta catalítica; es decir, activa "mensajes" a través de su sistema nervioso para que se despachen enzimas que diluyan, laven y expulsen los desechos de su sistema. Planee comer alimentos ricos en potasio como se ha sugerido previamente. Evite los alimentos con sodio. Usted lavará y expulsará los bloqueos que amenazan con elevar la presión sanguínea.

3. *Tenga cautela con las grasas duras.* Las grasas animales (saturadas) se adhieren a sus órganos vitales, sofocan el transporte de sangre y oxígeno. Úselos moderadamente, si acaso los usa. Cámbielos por aceites poli-insaturados (en moderación también; un poco rinde mucho). Ellos son valiosos ácidos grasos esenciales que descomponen y expulsan los desechos.

4. *Destruya el bloqueo con un programa libre de cafeína.* El café, el té, los productos de chocolate y muchas bebidas con cola y refrescos contienen grandes concentraciones de cafeína. Esta sustancia semejante a una droga altera su sistema nervioso, "ahoga" su circulación y deposita sedimentos en puntos cruciales. También aumenta la hipertensión. Cambie a sustitutos

del café, té de hierbas, confecciones de carob (sin azúcar) y jugos frescos. Usted ayudará a destruir la congestión y a equilibrar la presión.

5. *Menos peso = Menos presión sanguínea.* Las células y los tejidos con grasas incrustadas causan exceso de peso: expulse las molestas calorías de grasa, controle el consumo de grasa, limite el consumo de calorías, haga más ejercicios. Cuando baje de peso, ayudará a su presión sanguínea a funcionar más fácilmente.

6. *Saque, con el ejercicio, los desechos tóxicos.* Las actividades físicas, los ejercicios sencillos, estimulan su perezoso sistema. Los ejercicios para mantener en forma el cuerpo aflojarán los persistentes desechos tóxicos y los preparará para su eliminación. Remueva y "libere" con ejercicios los desechos adheridos para que sean expulsados de su cuerpo. Su sangre bombea más eficientemente sin estos impedimentos. Usted tendrá la recompensa de una presión sanguínea saludable y de haberse librado de la amenaza de la hipertensión.

Haga estos sencillos pasos parte de su vida. Disfrutará de arterias limpias y una presión sanguínea equilibrada.

LA "MERIENDA" QUE CONTROLA LA PRESIÓN SANGUÍNEA

Obedezca el deseo impetuoso de merendar –¡con ajo!

Lleve consigo un paquete de dientes de ajo en un frasquito. Cuando sienta deseos de merendar, mastique un diente de ajo completamente. Usted liberará una rica concentración de un vestigio mineral llamado *selenio*. Este mineral se combina con los ingredientes antiescleróticos y biológicamente activos del ajo y trabaja para prevenir la adhesión de plaquetas o el bloqueo de los coágulos. El selenio es entonces activado por los ingredientes del ajo para desprender y disolver estas adhesiones o sedimentos y expulsarlas de su cuerpo.

Singular beneficio

Cuando el ajo se consume sin otros alimentos, sus acciones volátiles son superconcentradas. Trabaja más vigorosamente y sin ser interferido en el lavado y expulsión de los detritos celulares. El ajo es más capaz de controlar la presión sanguínea cuando se toma solo. Así que usted, sin duda, puede, a través de una merienda con el poderoso ajo, conquistar una presión sanguínea equilibrada.

HISTORIA CLÍNICA — *Salva su vida con una sencilla merienda diaria*

"O reduces esta presión tan alta, o prepárate para un velorio... ¡el tuyo!". Estas impresionantes palabras le dijeron a Peter F. que su lectura de 300/220 podía poner fin a su vida casi en cualquier momento. El problema era que éste ingeniero eléctrico no podía tomar medicamentos. Los efectos secundarios iban desde quedarse dormido sobre el timón hasta dolorosos espasmos. Necesitaba tratamiento rápidamente. Discutió el problema con un médico ortomolecular (los que basan sus curas en la nutrición), quien delineó el anterior programa de seis pasos –y le dijo que comenzara a merendar con ajo. Tenía que comer al menos cuatro dientes de ajo al día... uno a la vez, naturalmente. Inmediatamente, el asustado Peter F. comenzó a masticar los dientes de ajo. Aumentó su consumo de ellos hasta cinco dientes enteros de ajo al día "para no fallar". En tres días, su lectura bajó a 180/120. En cinco días, tenía una lectura de 125/80. Su bloqueo había sido desalojado y eliminado con los ingredientes del ajo. Este vegetal milagroso había salvado su vida, todo con sólo sencillas meriendas diarias.

SAQUE LA HIPERTENSIÓN DE SU CUERPO... SIN DEMORA

No permita que le engañe. La hipertensión es una enfermedad sin síntomas, un "verdugo silencioso". Si usted no la controla, entonces puede conducirle a un infarto, una apoplejía o un fallo renal. Usted debe eliminar la hipertensión desde el principio. Vaya a la raíz del problema –acumulaciones de desechos tóxicos que envejecen prematuramente al cuerpo y destruyen a sus víctimas. El lavado interno es la clave para superar esta peligrosa amenaza.

La presión sanguínea alta se compara a una "bomba de tiempo" que está contando los segundos en su cuerpo. No espere hasta que estalle. Lave y expulse esos detritos ahora mismo... mientras todavía le queda tiempo.

PUNTOS DE INTERÉS

1. *Familiarícese con la presión alta y aprenda cómo la limpieza interna puede salvar su vida.*

2. *Friegue y expulse los residuos que causan hipertensión con el conjunto de siete pasos delineado por un destacado médico.*

3. *Remedios nutricionales ayudan a controlar las lecturas de la presión.*

4. *El potasio es un poderoso mineral limpiador que reduce la presión. Se puede obtener fácilmente en muchos alimentos.*

5. *El ajo lava sus arterias, equilibra su presión. Combínelo con la cebolla como un doble milagro que logra limpieza y control de la presión.*

6. *Supere las reacciones matinales con ajo la noche antes.*

7. *Kate H. vio su peligrosa presión alta descender de un día para otro.*

8. *Evite la sal –sus depósitos crean residuos en su torrente sanguíneo y aumentan la presión. Siga las sugerencias para dejar la sal.*

9. *Evite los productos "que forman pegamiento". Philip I. fue "devuelto a la vida" con este sencillo programa.*

10. *Lave y expulse las toxinas y equilibre la presión con un sencillo programa de seis pasos.*

11. *El ajo como merienda salvó a Peter F. de una amenaza mortal.*

CAPÍTULO 5

CÓMO PONER NUEVA JUVENTUD EN SU CANSADO SISTEMA DIGESTIVO

Su clave para una juventud total está en tener un conjunto de órganos digestivos que brillan de limpios. La digestión es el proceso por el cual nuestro cuerpo disuelve los alimentos, descomponiéndolos en sustancias más simples que son absorbidas por su sangre y usadas como energía.

Normalmente, los órganos y las glándulas del conducto digestivo trabajan como una eficiente línea de ensamblaje en una fábrica. Cuando usted come, los alimentos que ingiere pasan por el esófago hacia el estómago, donde se mezcla con los jugos gástricos que contienen ácidos y enzimas. En menos de una hora, su estómago comienza a empujar la comida a través del esfínter pilórico hacia el duodeno, donde se baña en los jugos digestivos segregados por el hígado y el páncreas.

De ahí, los alimentos, parcialmente digeridos, viajan a través del intestino delgado, donde más enzimas descomponen las proteínas, las grasas y los almidones en moléculas alimenticias que son absorbidas en el torrente sanguíneo. Los alimentos que no se digieren y los productos de desecho se mueven hacia el intestino grueso, o colon.

La toxemia interna causa problemas

Los órganos saludables transforman los alimentos en nutrientes que nutren y regeneran su cuerpo de pies a cabeza. Si estos órganos se congestionan con desechos, su eficiencia disminuye. Ellos no pueden metabolizar completamente las comidas; se debilitan en su tarea de asimilar los elementos que crean juventud. Esto conduce a una declinación general del cuerpo y a la pérdida de reacciones vitales. Si los órganos digestivos se saturan excesivamente con desechos pegajosos, comienza el envejecimiento prematuro. La salud va desapareciendo, poco a poco.

Para protegerse de este riesgo indeseable, usted necesita limpiar y expulsar los desechos tóxicos de sus órganos y permitirles que funcionen fácil y eficientemente para que le ayuden a usted a disfrutar de una digestión saludable y juventud total.

CÓMO LIMPIAR A SU CUERPO DEL "PEGAMENTO" QUE CAUSA EL ESTREÑIMIENTO

Una acumulación de los desechos "semejantes a pegamento" que vienen de las alimentos refinados mal digeridos es a menudo la causa del bloqueo que se conoce como estreñimiento. Sus membranas intestinales se ahogan con los depósitos artificiales provenientes de los productos refinados así como con los residuos del azúcar y la sal. Estas toxinas se apelotonan juntas para crear tapones que bloquean la liberación de los desechos. ¿Cómo las puede expulsar? En una palabra –*fibra.*

Por qué la fibra es buena para su sistema digestivo

La fibra es necesaria para mantener el funcionamiento normal del conducto gastrointestinal. Ayuda a corregir el estreñimiento y otros trastornos. Los alimentos ricos en fibras proveen una sensación de saciedad que puede ayudar a las personas que hacen dieta a mantener sus porciones alimenticias pequeñas. Una dieta rica en fibra protege contra el cáncer del colon al diluir potenciales carcinógenos y eliminarlos rápidamente del cuerpo. Para los diabéticos, una dieta alta en fibra, rica en carbohidratos complejos, mejora el control del azúcar de la sangre y puede reducir la cantidad de medicamentos que se necesiten.

¿Qué es la fibra?

La fibra no es una sustancia en especial. En realidad, es una mezcla compleja de materiales de alimentos de origen vegetal que son resistentes a la digestión y que pasan a través de los intestinos sin ser absorbidos. Para la limpieza interna de los desechos, concéntrese en la fibra *insoluble*, la cual se deriva de los componentes estructurales de las paredes de las células de las plantas.

Cómo la fibra insoluble lava y expulsa el "pegamento"

Cuando usted ingiere fibra insoluble, ésta absorbe agua a medida que se mueve a través de sus intestinos, creando así el bolo de los excrementos, reduciendo el "tiempo de tránsito" de los materiales pegajosos a través de su sistema. Esto ayuda a crear una forma de limpieza interna que expulsa el pegamento, previniendo así un conjunto de trastornos gastrointestinales tales como el colon espástico, la diverticulitis y las hemorroides. Fuentes básicas de fibra insoluble son, entre otras, las cáscaras de las frutas y los vegetales, los productos de grano entero tales como el salvado (especialmente el salvado de trigo) y algunas semillas.

¿Cuánta fibra al día?

El consumo ideal de fibra no ha sido establecido. Un estimado conservador del consumo de fibra insoluble que se requiere para promover la salud del conducto gastrointestinal sería de 15 gramos al día. Usted podría aspirar a unos 25 a 30 gramos para ayudar a promover la limpieza interna. *Cuidado*: Que no se le pase la mano –demasiada fibra puede causar obstrucción del colon, aunque tal situación es poco frecuente. Asegúrese de tomar mucha agua cuando consuma alimentos fibrosos como parte de un programa de alimentación equilibrado. Chequee la lista de alimentos fibrosos y planee su menú diario basándose en esta amplia y sabrosa variedad.

CONTENIDO FIBROSO DE LOS ALIMENTOS (EN GRAMOS)

FRUTAS

	Tamaño de la porción	Fibra (g)
Manzana (con cáscara)	1 mediana	3,5
Albaricoque	1 mediano	0,5
Aguacate	1/2 mediano	3,0
Banana	1 mediana	2,4

FRUTAS

	Tamaño de la porción	Fibra (g)
Zarzamoras	1/2 taza	5,0
Arándanos azules	1/2 taza	2,0
Melón cantalupo	1/4 melón	1,0
Cerezas (dulce)	10	1,2
Arándanos	1/2 taza	1,0
Dátiles	5 medianos	2,0
Higos	1 mediano	1,7
Toronja	1/2 mediana	1,0
Uvas	1/2 taza	1,0
Melón dulce	1/2 pequeño	2,0
Mango	1 mediano	3,0
Mandarina	1 mediana	1,0
Naranja	1 mediana	2,6
Papaya	1/2 mediana	1,5
Melocotón (con cáscara)	1	1,9
Pera (con cáscara)	1	1,9
Piña	1/2 taza	1,0
Ciruelas	1 pequeña	0,5
Ciruelas pasas	3	3,0
Pasas	1/4 taza	3,1
Frambuesas	1/2 taza	3,1
Ruibarbo	1/2 taza	0,5
Fresas	1 taza	3,0
Sandía	1 taza	1,0

VEGETALES

	Tamaño de la porción	Fibra (g)
Alcachofa	1 mediano	4,0
Espárragos, cortados	1/2 taza	1,0
Remolacha	1/2 taza	0,5
Bróculi	1/2 taza	2,2
Coles de Bruselas	1/2 taza	2,3
Col, común	1 taza	1,0

Col roja	1 taza	2,0
Zanahoria	1 mediana	1,5
Coliflor	1/2 taza	1,0
Apio picado	1/2 taza	1,1
Pepino	1/2 taza	0,4
Berenjena	1/2 taza	0,5
Lechuga cortada	1 taza	0,9
Hongos	1/2 taza	1,5
Cebollas	1/2 taza	1,0
Pastinaca (*parsnips*)	1/2 taza	2,7
Guisantes (*peas*)	1/2 taza	2,0
Papa (con cáscara)	1 mediana	2,5
Calabaza (*pumpkin*)	1/2 taza	1,5
Espinaca	1 taza	1,2
Chayote de estío (*summer squash*)	1/2 taza	1,0
Chayote de invierno (*winter squash*)	1/2 taza	2,0
Ejotes, habichuelas verdes	1/2 taza	1,6
Boniato, camote, papa dulce	1/2 mediano	1,5
Tomate	1 mediano	1,5
Nabo (*turnip*)	1/2 taza	1,6
Ñame (*yam*)	1/2 taza	1,0
Calabacín (*zucchini*)	1/2 taza	1,8

LEGUMBRES

	Tamaño de la porción	Fibra (g)
Frijoles horneados (*baked beans*)	1/2 taza	8,8
Guisante ojinegro (*black-eyed peas*)	1/2 taza	2,5
Guisantes secos	1/2 taza	4,7
Judías verdes	1/2 taza	1,6
Frijoles colorados	1/2 taza	7,3
Lentejas	1/2 taza	3,7
Habas (*lima beans*)	1/2 taza	4,5
Frijoles blancos	1/2 taza	6,0
Judías pintas	1/2 taza	2,5
Chícharos	1/2 taza	2,5
Judías blancas	1/2 taza	2,5

*(Todas las porciones 1/2 taza después de cocinarse)

PANES Y PASTAS

	Tamaño de la porción	Fibra (g)
Bagel (rosquilla)	1	0,6
Bagel (rosquilla, trigo integral)	1	1,2
Bizcocho	1	0,5
Panecillo de salvado	1	2,5
Palitroque	1	0,2
Pan francés	1 rebanada	0,7
Pan italiano	1 rebanada	0,5
Macarrones	1 taza	0,5
Pan de avena	1 rebanada	0,5
Pan de centeno	1 rebanada	1,4
Espaguetis cocinados	1/2 taza	1,1
Pan de salvado de trigo integral	1 rebanada	2,0

NUECES Y SEMILLAS

	Tamaño de la porción	Fibra (g)
Almendras	10	1,1
Anacardos	1 taza	2,0
Castañas	1 taza	1,9
Avellanas	10	0,8
Nueces de macadamia	1 taza	2,0
Maní	10	1,4
Mantequilla de maní	1 cucharada	0,3
Pecanas	1 taza	2,0
Pistachos (alfóncigo)	1 taza	2,0
Semillas de calabaza	1 taza	2,0
Semillas de girasol	1 taza	2,0
Nueces	1 taza	2,0

CEREALES FRÍOS

	Tamaño de la porción	Fibra (g)
All-Bran	1 onza	8,5
Alpha-Bits	1 onza	1,0
Bran Buds	1 onza	7,9

Bran Chex	1 onza	6,1
Cap'n Crunch	1 onza	0,3
Cheerios	1 onza	2,0
Cocoa Puffs	1 onza	0,0
Corn Bran	1 onza	5,4
Corn Flakes	1 onza	0,3
Cracklin' Bran	1 onza	4,3
Frosted Flakes	1 onza	0,6
Fruit & 7 Fibre	1 onza	3,0
Golden Grahams	1 onza	0,5
Grape-nuts	1 onza	1,8
Honeycomb	1 onza	0,4
Life	1 onza	0,9
100% Bran	1 onza	8,4
Puffed Rice	1 onza	0,0
Puffed Wheat	1 onza	0,0
Raisin Bran	1 onza	3,0
Rice Chex	1 onza	0,3
Rice Krispies	1 onza	1,0
Shredded Wheat	1 onza	3,2
Special K	1 onza	0,0
Total	1 onza	2,0
Trix	1 onza	0,1
Wheat Chex	1 onza	2,1
Wheaties	1 onza	2,0

MISCELÁNEOS

	Tamaño de la porción	Fibra (g)
Jugo de manzana	1 taza	1,0
Muffin (panecillo) de arándano azul	1 mediano	0,5
Muffin (panecillo) de salvado	1 mediano	2,5
Arroz moreno, cocinado	1 taza	2,0
Hojuelas de maíz	2 onzas	1,0
Jugo de uvas	1 onza	0,0
Jugo de naranja	1 taza	1,0
Panqueque	1 mediana	0,5
Palomitas de maíz (*popcorn, popped*)	1 taza	1,0
Papitas fritas (*potato chips*)	2 onzas	1,0

MISCELÁNEOS

	Tamaño de la porción	Fibra (g)
Galletitas saladas (*saltines*)	2	0,2
Arroz blanco cocinado	1 taza	1,0

OTROS ALIMENTOS

Los productos lácteos, las grasas y los aceites, y las **carnes y el pescado** no contienen fibra dietética. La carne de ave tiene pequeñas cantidades (menos de un gramo por porción).

Las hierbas y las especias sí contienen fibra, pero como las ingerimos en pequeñas cantidades, es difícil obtener cantidades medibles de fibra de ellas.

La cerveza, la única entre las bebidas alcohólicas, contiene fibra: cerca de un gramo por cada porción de 12 onzas.

El contenido fibroso de la **sopa** varía de acuerdo a sus ingredientes. Las sopas o potajes espesos con frijoles o papas pueden contener hasta tres gramos de fibra por tazón. La mayoría de las otras contienen un gramo o menos.

La mayoría de los **cereales calientes** contienen cantidades insignificantes de fibra dietética. Las excepciones son la harina de avena (aproximadamente 1,5 gramos por porción) y Ralston Purina (aproximadamente 3,5 gramos por porción).

POTASIO: EL MINERAL QUE ABRE LOS ÓRGANOS INTESTINALES CONSTREÑIDOS

El potasio es un mineral limpiador que elimina los desechos y abre los órganos intestinales obstaculizados. Inicia una suave pero efectiva contracción de los músculos del esfínter, llenos de sustancias tóxicas, lo que ayuda a desalojar los desechos acumulados.

El potasio penetra profundamente en las células intestinales y los tejidos de estos músculos, revitalizándolos para que realicen su función de limpieza de los órganos. En sólo momentos, el contenido intestinal almacenado es preparado para ser eliminado.

Fuentes de ese potasio limpiador de los órganos son los vegetales de hoja verde, las naranjas, los granos enteros, las papas (sobre todo la cáscara), las bananas, el vinagre de sidra de manzana, los albaricoques secos, los higos y las ciruelas pasas.

LA FRUTA DE 25 CENTAVOS QUE HACE POSIBLE UN LAVADO RÁPIDO DE LOS RESIDUOS

La humilde ciruela pasa está repleta de potasio para desintoxicar sus órganos internos. Sólo unas cuantas ciruelas pasas por la mañana, al costo de 25 centavos o menos, pueden estimular esta acción de fregado de los órganos para vencer el estreñimiento. Añada algunas ciruelas pasas sin semillas, con frutas frescas, a un tazón de cereal de grano entero, con un poco de leche o jugo de frutas... y se desintoxicará en cuestión de segundos.

Cómo limpiar su sistema digestivo en sólo momentos

Por la mañana, vierta dos tazas de agua recién hervida sobre unas cuantas ciruelas pasas secas. En minutos, ellas se hincharán, haciendo así más fácil sacarles las semillas. Cuando estén tibias, cómase las ciruelas pasas y luego, lentamente, bébase el líquido. Haga esto con el estómago vacío antes del desayuno.

Derrite el pegamiento, suelta los residuos y elimina los desechos

La alta concentración de potasio trabaja junto a la vitamina A (abundante en las ciruelas pasas en forma de beta-caroteno) para estimular el proceso enzimático. Esto derrite los desechos pegajosos, disuelve los bloqueos y los empuja hacia los canales de eliminación. El jugo tibio es un poderoso arsenal de potasio y enzimas que trabajarán aún más para limpiar sus intestinos y librarlos de los desechos tóxicos que se han "empastado" hasta causar el estreñimiento.

LOS HIGOS AYUDAN A AUMENTAR LA LIMPIEZA INTERNA GRACIAS A SU ASOMBROSO CONTENIDO FIBROSO

Los higos frescos de California, disponibles en muchos puestos de frutas y de vegetales frescos y en tiendas de productos de salud, contienen una gran cantidad de un tipo de fibra especial. Los higos tienen la fibra dentro de sus diminutas semillas. Cuando usted come varios higos frescos de California y bebe un jugo de frutas frescas u otra bebida natural preferida, las semillas se licúan y la fibra se expande suavemente, de modo que la acción removedora trabaja con comodidad y eficiencia.

Varios higos "la noche antes" o temprano por la mañana estimularán la limpieza interna de modo que los desechos sean realmente removidos y sacados de su cuerpo para mejorar la eficiencia de su sistema digestivo.

Historia clínica – *Corrige el estreñimiento crónico en tres días*

Años de acumulación de desechos tóxicos hicieron que Dorothy P. se sintiera miserable con su persistente estreñimiento. La maestra de escuela se sentía perezosa por las mañanas, cuando tenía que estar especialmente alerta para enseñar a su clase. Los laxantes le debilitaban el intestino, sin mencionar que la avergonzaban en los momentos más inconvenientes. Estaba constantemente "obstruida", tenía "acidez estomacal" y el vientre le sonaba por ruidos de gas. Dorothy P. estaba tan congestionada que desarrolló una piel fláccida y de aspecto cansado, así como un ceño fruncido. Una colega que se compadeció de su problema le sugirió que visitara a un gastroenterólogo. El doctor le aconsejó que tratara el programa de las ciruelas pasas por la mañana... y que alternara con higos en la misma forma. Resultados: En sólo tres días, el remedio con ciruelas pasas e higos destupió su acumulación tóxica. Estaba libre de un estreñimiento que había durado toda una vida... y sólo por unos 25 centavos cada mañana. ¡Sentía que había vuelto a nacer! Su piel se mejoró y sonreía felizmente. Dorothy P. descubrió que un "interior limpio" ayuda a crear un "exterior juvenil".

TRATAMIENTOS CON HIERBAS PARA CORREGIR LA IRREGULARIDAD

La fibra y los ejercicios constantes son importantes para la limpieza interna y el funcionamiento saludable de los intestinos. La tensión y las preocupaciones emocionales son respuestas negativas, así que evite estas amenazas a su sistema digestivo. Usted puede usar hierbas para aliviar el estreñimiento. Por ejemplo:

- Media cucharadita de linaza triturada en una taza de agua recién hervida tiene una acción limpiadora que trae alivio. Beba una taza en la mañana y otra por la noche. Añada unas gotas de limón o lima para obtener un sabor más fuerte.

- La raíz de regaliz (obtenido de un experto en hierbas y no el caramelo hecho químicamente) es un limpiador suave y agradable. Mastique la raíz de la manera que desee. O eche una cucharadita de la raíz en una taza de agua hervida y beba tres veces al día.

- El escaramujo es también un limpiador suave. Exprima el escaramujo a través de un filtro de papel y quite las semillas y los pelitos, que pueden ser irritantes. Bebe cuando sea necesario.

HIERBAS QUE LIMPIAN SU SISTEMA Y SUAVIZAN LA DIGESTIÓN

La mayoría de las hierbas y las especias que dan sabor y sazón promueven el flujo de enzimas digestivas hacia el estómago y el intestino. Esto aumenta la eficiencia con la que las grasas son descompuestas en ácidos grasos y los nutrientes son absorbidos por su cuerpo. Por ejemplo, el romero ayuda a digerir la grasosa carne de cordero; el hinojo colabora en la digestión del pescado aceitoso; el rábano picante ayuda en la digestión de la carne de res. Trate de usar las siguientes hierbas y especias para calmar su sistema digestivo:

- Añada una cucharada de semilla de anís triturada a una taza de leche. Beba dos veces al día para revitalizar su sistema digestivo.

- El té caliente de menta, tomado después de una comida, estimulará la limpieza y le dará una sensación de relajación.

- El cardamomo aumenta el flujo de las enzimas salivales y también añade un aroma agradable que mejora la digestión. Tome una taza de té de cardamomo media hora antes de cada comida.

- Termine una comida pesada con hierbas y especias tales como anís, alcaravea, eneldo y semillas de hinojo.

SEIS MANERAS DE SUPERAR EL ESTREÑIMIENTO... ¡NATURALMENTE!

El Dr. Marvin Schuster, M.D., jefe de la división de enfermedades digestivas de los hospitales de la ciudad de Baltimore (Maryland), nos dice: "Los doctores están de acuerdo en que la prevención es el mejor acercamiento al estreñimiento. Si bien es cierto que no hay forma de asegurar que usted nunca padecerá de estreñimiento, las siguientes seis indicaciones deben ayudar:

1. Sepa qué es lo normal para usted y no dependa de los laxantes innecesariamente.
2. Coma una dieta bien equilibrada que incluya salvado sin procesar, trigo entero, ciruelas pasas e higos, así como sus jugos.
3. Beba bastantes líquidos.
4. Ejercítese con regularidad.
5. Separe tiempo después del desayuno o la cena para ir al baño con toda tranquilidad.
6. Nunca ignore la necesidad de defecar.

"Sobre todo, es necesario reconocer que un programa de tratamiento exitoso requiere esfuerzo persistente y tiempo".[15]

El salvado al rescate limpiador

Algunos médicos recomiendan añadir *pequeñas* cantidades de salvado sin procesar a los alimentos horneados, los cereales y las frutas como una manera de aumentar el contenido fibroso de su dieta. También, conocido como el "miller's bran" ("salvado del molinero), el salvado sin procesar se vende por lo general en las tiendas de productos de salud o en las secciones de productos de salud de los supermercados. No debe ser confundido con los cereales empaquetados que contienen grandes cantidades de salvado u hojuelas de salvado. Es posible que usted experimente sensación de llenura y gases durante varias semanas después de haber añadido el salvado a su programa. Pero aparte de esto, tiene una agradable acción limpiadora. Recuerde, todos los cambios deben ser hechos lentamente, para permitir que su sistema digestivo se adapte. *Importante:*

Asegúrese de beber bastantes líquidos... al menos dos litros (medio galón) al día, para aliviar la reacción de salvado.

LA "ENSALADA MILAGROSA" QUE REJUVENECE SU SISTEMA DIGESTIVO

Los desechos que se pegan persistentemente a sus órganos digestivos-eliminativos son comparables a la grasa pegada al interior de una tubería. Crece de espesor hasta que obstruye el flujo que debe pasar a través de la tubería. Así sucede con sus órganos digestivos. Una acumulación excesiva de desechos tóxicos ahogará de tal manera a sus órganos vitales que todas sus funciones digestivas-asimilativas se debilitan. Esto conduce a deficiencias nutricionales que reducen su salud y que le hacen a usted susceptible al proceso de envejecimiento. Esto no tiene por qué pasar. Con el uso de una "ensalada milagrosa" especial usted se puede librar del estreñimiento intestinal y vigorizar sus órganos vitales para que sean eficientes. Entonces usted será capaz de disfrutar de una juventud total con una nutrición total.

"Ensalada milagrosa" – Cómo promueve una rápida limpieza

Combine unos cuantos dientes de ajo picados con una variedad de vegetales de hoja verde. Añada algunas rebanadas de cebolla cruda. Eche por encima dos o tres cucharadas de vinagre de sidra de manzana y un poquito de aceite. Mezcle. Coma esta "ensalada milagrosa" *antes* de su comida principal. Si lo desea, añada algunas tajadas de quesos naturales con algo de salvado o germen de trigo. Junto con pan de grano entero, esto constituye una comida en sí misma.

Beneficios de limpieza

El állicin del ajo es vigorizado por los minerales de la cebolla. En esta combinación, el állicin penetra el intestino grueso, trayendo con él la acción vigorosa de los vegetales verdes crudos. El alto contenido de potasio del vinagre de sidra de manzana promueve la acción enzimática del állicin. Este dinámico nutriente del ajo estimula el movimiento peristáltico de sus paredes intestinales, cubiertas de residuos de desechos. Casi de inmediato, el állicin es capaz de desalojar los desechos acumulados y producir una rápida limpieza.

Una ensalada al día le mantiene limpio para siempre

Es muy fácil preparar la "ensalada milagrosa", si se come diariamente, le mantiene limpio o limpia para siempre. El dinámico compuesto de állicin del ajo en realidad disuelve los desechos tóxicos acumulados y ayuda a eliminarlos rápidamente. Usted responde con una acción digestiva más vigorosa y una asimilación mejorada de los nutrientes que crean juventud.

Historia clínica – Cómo la "ensalada milagrosa" promovió la "juventud total" en cuatro días

Los residuos internos le causaban un bloqueo intestinal tal que Norah V. tenía un aspecto amarillento, se quejaba de fatiga cuando llegaba la tarde, era incapaz de relajarse y desarrolló un problema de la piel. Su dermatólogo le diagnosticó el trastorno como bloqueo interno. Los desechos tóxicos estaban liberando humores putrefactos que causaban deterioro celular así como desintegración del colágeno. Ella necesitaba una rápida eliminación de los desechos tóxicos. El médico le recetó la "ensalada milagrosa", la cual debía consumir después del almuerzo y luego, de nuevo, después de la cena. Norah V. siguió el programa con confianza... pero desesperadamente. El primer día, experimentó un ansiado alivio. Al día siguiente, tenía más energías. Sus manchas se estaban reduciendo. Al tercer día, su complexión adquirió una suavidad juvenil. Se sentía llena de energía. Por la noche, disfrutó de un refrescante sueño. Al cuarto día, estaba tan llena de vigor, que se sentía como una jovencita otra vez. La "ensalada milagrosa" le había devuelto su regularidad y regenerado sus poderes de asimilación. Ahora disfrutaba de una "juventud total", y sucedió en sólo cuatro días.

Elimine el estreñimiento con forraje

La acción eliminadora de vegetales crudos ricos en enzimas junto con granos enteros (que contienen germen de trigo y salvado) eliminará los bloqueos y aliviará el estreñimiento. Las fibras de tipo forraje (es decir, que no pueden ser digeridas) ayudan a limpiar su sistema digestivo y a darle a usted la refrescante imagen y sensación de la juventud... a cualquier edad.

CÓMO LIBRARSE DE LOS IRRITANTES DE LA DIGESTIÓN

La indigestión se refiere a síntomas que tienen su origen en la irritación tóxica causada por el bloqueo gastrointestinal. Usted sabe que tiene indigestión cuando siente esa acedía, que es como una especie de dolor quemante en el pecho. Los síntomas pueden incluir náusea, regurgitación, sensación de llenura o hinchazón abdominal después de una comida, y malestar o dolor de estómago. Esto sugiere que usted necesita lavar y expulsar los irritantes para disfrutar de un sistema digestivo reluciente de limpieza.

Seis maneras para terminar con los problemas de la digestión

Desde el momento en que las sustancias tóxicas penetran en su sistema, su cuerpo reacciona tratando de neutralizarlas y/o excretarlas. Su cuerpo es un centro natural de desintoxicación. Cuán efectivamente este centro trabaje para neutralizar, transformar, lavar y expulsar estas toxinas depende del cuidado que uste dé a su salud. Unos cuantos ajustes en sus métodos alimenticios pueden controlar la acumulación de desechos tóxicos que causan la indigestión. Estos incluyen:

1. *No coma en exceso.* La indulgencia excesiva hará trabajar demasiado a sus enzimas digestivas de manera que no podrán desintegrar los alimentos rápidamente. La descomposición de los alimentos ocurre, lo que da lugar a desechos tóxicos y humores corrosivos. Coma con moderación.

2. *No coma ni beba demasiado rápido.* La comida engullida rápidamente no es digerida bien por las enzimas y se "pudrirá" y ocasionará el malestar digestivo. Coma a un paso moderado; beba lentamente. Su sistema digestivo es capaz de acomodar mejor estos alimentos y no protestará.

3. *No trague aire excesivo.* Llamado *aerofagia*, el tragar aire a través de la boca mientras se come trastornará la oxigenación interna de su sistema. Esto altera el equilibrio enzimático y causa una pobre digestión, lo cual conduce a alimentos descompuestos –lo que es la causa de la indigestión. Coma lenta y cómodamente para reducir la entrada de aire.

4. *Mastique su comida completamente.* El masticado total asegura que las enzimas de la saliva preparen los alimentos que se tragan para una digestión más efectiva. Sus enzimas digestivas serán capaces de trabajar con más efectividad sobre los alimentos bien masticados. Esto evita la acumulación de pedazos de alimentos descompuestos que producen las toxinas.

5. *Cocine los alimentos tanto como sea necesario.* Los alimentos cocinados a medias son difíciles de digerir; causan indigestión a través del depósito de duros desechos fibrosos que se adhieren a sus órganos. Propóngase cocinar al máximo ciertos alimentos. ¡Si el alimento tiene que ser bien cocinado, hágalo!

6. *Limite su consumo de grasas.* La grasa animal es la fuente principal de acumulación de desechos tóxicos. Ese alimento grasiento se pega en trozos o pedacitos minúsculos a los órganos vitales de la digestión (y del cuerpo). Como la grasa y el agua no se mezclan, estos desechos se mantienen resistentes y se acumulan persistentemente. Para minimizar este amenaza. limite su consumo de grasas animales. Corte la grasa de las carnes antes y después de cocinarlas. *Regla:* Termine una comida con un plato de frutas frescas como postre. Alternativas excelentes son la papaya y la piña, junto a otras frutas. Las enzimas de la fruta fresca son poderosas, capaces de lavar y expulsar la grasa y mantener su aparato digestivo muy limpio.

Con estos lineamientos de desintoxicación, usted puede ser capaz de protegerse contra la molesta indigestión.

CÓMO LIBRARSE DE LOS DOLORES DE LAS ÚLCERAS

Una úlcera es un orificio o una erosión en el interior del tejido de casi cualquier sección del conducto digestivo. Las úlceras se encuentran con más frecuencia en el duodeno y el estómago. Esta llaga parecida a un cráter en la delicada membrana del "forro" del tejido es causada por el efecto corrosivo de los desechos acumulados que, persistentemente, se niegan a ser lavados y expulsados. A menudo, estos desechos liberan ácido, lo cual erosiona aún más el interior del tejido del conducto digestivo y se manifiesta en las formación de úlceras. Es decir, que se forma una úlcera cuando el "forro" del tejido es incapaz de resistir los dañinos efectos del ácido y la pepsina (una enzima) producidos por el estómago para digerir los alimentos.

Las úlceras son destructivas

No piense que las úlceras son inofensivas. Las úlceras que no se tratan pueden matar, y lo hacen. Miles de personas cada año mueren debido a serias complicaciones tales como sangramiento y peritonitis, una infección del tejido interior del abdomen, lo que puede suceder cuando una úlcera perfora la pared del estómago.

Las úlceras son causadas por el corrosivo ácido hidroclórico – ¡este ácido estomacal es capaz hasta de traspasar la suela de un zapato!

Se cree que las úlceras ocurren cuando hay un desequilibrio entre el ácido y la pepsina que se encuentran en el estómago y los factores normales de defensa ¡que evitan que el ácido y la pepsina se coman la pared del estómago!

Para eliminar el dolor de las úlceras, su meta es lavar y expulsar las acumulaciones de desechos que liberan ácidos. Estos residuos causan una "combustión interna espontánea", la cual produce nocivos vapores que queman la delicada membrana que está en el interior de los órganos digestivos. Detoxifíquese de residuos y ayudará a resolver el doloroso problema de las úlceras.

Jugo de col – refresca la acidez, promueve la curación

Un ingrediente enzimático que se encuentra en el jugo fresco de la col funciona como un antiácido natural; se siente, en cuestión de un día, una reacción de frescura curativa. Usted tiene que usar col *fresca*. Si se usa col marchita o pasada, el efecto se debilita. Usted puede hacer el jugo de la col con un extractor eléctrico y beberse uno o dos vasos. Asegúrese de beber el jugo de col inmediatamente después de haber sido preparado. Inclusive si se refrigera durante uno o dos días, el jugo pierde algo de su potencia. La col *cocina-da*, aunque es saludable, parece perder el factor que desintoxica el detrito, refresca la acidez y promueve la curación.

Historia clínica – *Bebida mágica acaba con el trastorno de las úlceras*

El mordiente dolor ulcerativo convirtió a Morton G. en un perdedor social y profesional. Raramente participaba en actividades locales debido a que el agonizante ardor en su estómago lo impulsaba a meterse en su habitación retorciéndose de dolor. Sentía tanto dolor que no podía dedicar toda su atención a su trabajo de ventas como administrador de ruta. Naturalmente, ¡su carrera sufrió tanto como su salud! Morton G. probó varios medicamentos que aliviaban el dolor, pero cuando pasaba el efecto de la medicina, la quemante agonía regresaba con vengativa intensidad. A veces, se quejaba de que el horroroso dolor lo estaba "quemando vivo". Un médico internista de su empresa le sugirió que siguiera un programa de desintoxicación que había ayudado a muchas personas a eliminar la agonía de las úlceras. Morton G. tendría que someterse a un programa que elimi- nara las sustancias irritantes. Cualquier cosa que lo irritara debía ser eliminado –incluyendo cualquier especie, café, té, lo que fuera. A Morton G. también se le aconsejó que bebiera hasta cuatro vasos de jugo fresco de col preparado con el extractor.

Comenzó el programa con escepticismo. Inmediatamente, el jugo le proporcionó un bienestar aliviador, como un bálsamo. En cuatro días, le pudo decir adiós al tormento del dolor de las úlceras. Comenzó a disfrutar de una vida social y de negocios. Se sintió reju- venecido debido al poder desintoxicante y sanador del jugo de col. Cuando se le preguntó su secreto, sonrió, se tocó su aliviado estó- mago y dijo que era una "bebida mágica". En efecto, le había traído una mágica curación.

Mastique y detoxifíquese de úlceras

El masticar concienzudamente es un método único para desintoxi- carse de los dañinos residuos y lograr la curación de las úlceras. El masticar libera, a través de las glándulas salivales, un limpiador semejante a las enzimas llamado *urogastrona*. Este limpiador en- zimático tiene la habilidad de desintoxicar, limpiar y expulsar los desechos, y ofrece también un bálsamo protector que cubre el interior de sus intestinos para protegerle de la erosión de las membranas. El masticar protege contra la volátil acidez gástrica, la cual irrita la llaga en la membrana. Por lo tanto, usted puede eliminar los residuos y, simultáneamente, iniciar la curación con el uso del método de urogastrona. ¿Cómo? Sencillamente, masticando totalmente todos los alimentos antes de tragarlos. Pronto será recompensado con un sistema digestivo desintoxicado y una úlcera refrescada, aliviada y, finalmente, curada.

Disminuya el estrés

Hay una controversia acerca de si el estrés realmente causa úlceras. Pero si usted ya tiene una úlcera, el estrés empeora el problema. El estrés es causa de acumulación tóxica. No es tanto el suceso que causó el estrés, como su reacción al mismo. Para minimizar el estrés, tenga pensamientos agradables. Con frecuencia, inhale profundamente cinco o más veces para oxigenar inmediatamente su sistema e inducir la calma. El ejercicio con regularidad es un buen mecanismo para lidiar con el estrés. Relaje su cuerpo y relajará su mente –y viceversa. Esto ayuda a desintoxicar su sistema y a aliviar el malestar ulcerativo.

Evite lo que le produzca ardor

Cualquier alteración del delicado equilibrio entre las fuerzas agresivas del proceso digestivo y las fuerzas defensivas del estómago conducirán a una acumulación tóxica y al malestar ulcerativo. *Cuidado:* El fumar, la aspirina y muchos medicamentos antiinflamatorios sin esteroides (usados para tratar la artritis, pero tal vez dañinos para el "forro" del estómago) pueden causar erosiones y úlceras. El bicarbonato de sodio (en los antiácidos) provee un exceso de sodio. El consumo crónico del alcohol puede irritar las membranas del conducto digestivo. Estas sustancias depositan desechos tóxicos que son los causantes de las úlceras. Básicamente, manténgase alejado de lo que le causa molestias.

Cambie la frecuencia de las comidas

Para muchos, tres comidas normales al día son suficientes, pero otros tendrán tal vez menos molestias ulcerativas si consumen comidas de porciones más pequeñas. Los alimentos ayudan a neutralizar el ácido estomacal, por lo que seis pequeñas comidas al día pueden ayudar en el programa de desintoxicación. Comience siempre sus comidas con una ensalada de vegetales crudos. Termínelas con un plato de frutas frescas. Esto permitirá un lavado catalítico de sus desechos para limpiar y sanar sus lesiones ulceradas.

Limpie su sistema digestivo y recibirá la recompensa de un metabolismo reluciente que le dará el resplandor de la alegría de una salud juvenil.

PUNTOS DE INTERÉS

1. *Las acumulaciones "pegajosas" en sus órganos digestivos contribuyen al estreñimiento tóxico. Use remedios que laven y expulsen ese pegamiento y disfrute de limpieza interior.*

2. *Use una sencilla fruta de 25 centavos para abrir los constreñidos órganos intestinales y promover una rápida regularidad.*

3. *Vea la tabla de fibras y lea cómo usar esta guía para desintoxicar y limpiar sus entrañas.*

4. *El potasio es un "mineral mágico" que abre órganos intestinales constreñidos.*

5. *Los remedios de hierbas desintoxican el sistema y corrigen la irregularidad.*

6. *Dorothy P. venció años de estreñimiento debido a una acumulación de desechos tóxicos en sólo tres días con un sencillo programa de frutas.*

7. *Supere el estreñimiento de forma natural con el conjunto de seis consejos fáciles médicamente recomendados.*

8. *Una "ensalada milagrosa" rejuvenece su sistema digestivo rápidamente.*

9. *Remueva y expulse la suciedad digestiva con el sencillo remedio usado por Norah V. A ella le dio una imagen de "juventud total" en cuatro días.*

10. *Desintoxique los residuos irritantes que causan indigestión con un plan de seis días fácil de realizar.*

11. *Elimine el dolor de las úlceras con un sencillo jugo de vegetales. Morton G. lo llamó su "bebida mágica" debido a que terminó con su doloroso malestar.*

12. *Mastique para lograr la desintoxicación de las úlceras. En cuanto a una guía para comer: ¡evite cualquier cosa que le cause ardor!*

CAPÍTULO 6

ALIMENTOS Y JUGOS QUE ELIMINAN EL SOBREPESO

Elimine los ácidos grasos de sus células y hágase esbelto o esbelta para siempre. Estas acumulaciones son la raíz de su persistente exceso de peso. Con el uso de alimentos cotidianos y jugos, usted podrá desintegrar los desechos causantes del exceso de peso y expulsar de su cuerpo la obesidad.

Ciertos alimentos liberan una reacción catalítica de las enzimas que derrite y expulsa los desechos celulares. Esta reacción se activa cuando frutas frescas y vegetales crudos metabolizan y liberan las enzimas derretidoras de grasas, las cuales friegan y raspan sus células, haciéndolas perder peso. En efecto, usted puede usar alimentos para eliminar el exceso de peso. Veamos cómo usted puede hacer que esto suceda.

ACUMULACIÓN CELULAR — LA VERDADERA CAUSA DEL SOBREPESO

El sobrepeso ocurre cuando usted tiene un exceso de desechos grasosos almacenados en sus células adiposas (células de grasa) y en su tejido adiposo. Estos adipocitos (células y tejidos grasos) son diferentes de las células normales. La mayoría de sus células normales contienen una elevada cantidad de citoplasma (sustancia semejante a la gelatina), con el núcleo cerca del centro de la célula.

Las células grasas son diferentes

La composición de los adipocitos es diferente. Los desechos grasos constituyen casi toda el área de la célula. Una vez que se permite que esta penetración se acumule, el citoplasma y el núcleo son desplazados. Es decir, que el sedimento y los residuos almacenados en realidad empujan hacia afuera al móvil citoplasma y se adhieren a los adipocitos. Más y más residuos se adhieren al ya denso sedimento, y el peso se incrementa.

La obesidad sigue expandiéndose

A esto sigue una inflamación y proliferación de adipocitos; esto aumenta la cantidad de tejido adiposo, manifestándose al final en una obesidad cada vez mayor. Para controlar esta obesidad y revertir esa corriente, usted necesita fregar y expulsar estos desechos de sus adipocitos. Usted necesita hacer adelgazar sus células. Su cuerpo, a la vez, también adelgazará. Esta es la causa principal de su obesidad. Su plan es corregir esta causa, vaciar y fregar las células repletas de grasa, y encaminarse hacia una vida entera de esbeltez.

Antes de que comience, chequee su peso en la tabla siguiente. Póngase una meta. Haga sus planes. Determínese a limpiar sus células para tener una figura más esbelta y sana.

TABLA DE ALTURA Y PESO PROMEDIOS

HOMBRES

Altura (sin zapatos)	Tipo delgado	Peso (sin ropas) Tipo mediano	Tipo fornido
5'3" (pies y pulgadas)	118 (libras)	129	141
5'4"	122	133	145
5'5"	126	137	149
5'6"	130	142	155
5'7"	134	147	161
5'8"	139	151	166
5'9"	143	155	170
5'10"	147	159	174
5'11"	150	163	178
6'	154	167	183
6'1"	158	171	188
6'2"	162	175	192
6'3"	165	178	195

Altura (sin zapatos)	MUJERES Tipo delgado	Peso (sin ropas) Tipo mediano	Tipo fornido
5'	100	109	118
5'1"	104	112	121
5'2"	107	115	125
5'3"	110	118	128
5'4"	113	122	132
5'5"	116	125	135
5'6"	120	129	139
5'7"	123	132	142
5'8"	126	136	146
5'9"	130	140	151
5'10"	133	144	156
5'11"	137	148	161
6'	141	152	166

ENZIMAS ALIMENTICIAS QUE ELIMINAN LOS DESECHOS GRASOS

Las frutas frescas y los vegetales crudos y sus jugos naturales son fuentes de enzimas poderosamente concentradas. Estas son dinámicas sustancias catalíticas que tienen el poder de desintegrar los desechos grasos que se adhieren persistentemente a sus células grasas y los elimina de su cuerpo. Las enzimas alimenticias friegan sus células grasas y las adelgazan... haciendo que usted adelgace también.

Descubra las enzimas que dan vida

Las enzimas son complejos proteínicos que le ayudan a digerir los alimentos, a absorber los nutrientes en su torrente sanguíneo y a despachar nutrientes hacia todas las partes de su cuerpo. Las enzimas son más que sustancias. Ellas poseen una energía vital que es esencial para la acción y la actividad de cada parte de su cuerpo, para cada aspecto de su vida. ¡Sin enzimas, no habría vida! Este es el poder de las enzimas en los vegetales crudos y las frutas. Usted puede usar este poder natural para lavar y expulsar la grasa de sus células.

Las enzimas digieren grasas, calorías y carbohidratos

Cuando usted ingiere alimentos o toma bebidas, su sistema enzimático es puesto a funcionar. Si usted tiene una abundancia de enzimas, los nutrientes de los alimentos y bebidas son metabolizados y sus desechos expulsados de su cuerpo. *Problema:* Puede que usted tenga una deficiencia en enzimas. Esta debilidad permite que porciones de los alimentos que usted digiere, en sus formas de desechos no totalmente metabolizados, se almacenen en sus adipocitos y le proporcionen exceso de peso. ¡Sus células engordan! ¡Y usted también!

Maneras rápidas de aumentar la limpieza adelgazante de las enzimas

Su meta es usar las enzimas para atacar los residuos almacenados en su masa de tejido adiposo. Usted puede hacer esto liberando más enzimas mediante mejores métodos de alimentación. Al hacerlo, usted liberará una elevada concentración de estos limpiadores internos para descomponer, lavar y expulsar los persistentes desechos grasos que se adhieren a sus tejidos. Siga este sencillo programa y expulsará la grasa de su cuerpo casi desde el comienzo.

1. *Mastique bien los alimentos.* Al hacerlo, liberará enzimas salivales y digestivas que comienzan a metabolizar los carbohidratos aún antes de que sean tragados. Las enzimas de la masticación ayudan a desintegrar los desechos y los preparan para una eliminación más rápida. La tialina de la saliva digiere los carbohidratos para regular su almacenaje. La masticación total acelera esta limpieza interna.
2. *Tenga cuidado con los endulzadores refinados.* El azúcar, en cualquier forma, neutraliza las valiosas enzimas y las hace débiles o inútiles. El azúcar refinada es absorbida rápidamente sin casi ninguna acción digestiva. Sus residuos se adhieren a sus adipocitos y se manifiestan como sobrepeso en poco tiempo. ¡Deben evitarse los endulzadores refinados!
3. *No ahogue las enzimas con líquidos a la hora de comer.* Sus enzimas funcionan más vigorosamente en la limpieza celular si no se empapan en líquidos antes, durante o inmediatamente después de una comida. Usted *disolverá* estas enzimas, debilitando su poder para limpiar células. Planee beber cualquier líquido dos horas *antes* de comer. No beba con las comidas.

Beba dos horas *después* de las comidas. Este sencillo método le proporciona un poder total de limpieza celular a sus enzimas.

4. *Evite las temperaturas extremas en los alimentos y las bebidas.* Alimentos y bebidas demasiado calientes o demasiado fríos desnaturalizan o congelan sus enzimas digestivas. Las temperaturas extremas desactivan los procesos digestivos vitales permitiendo una sobrecarga celular. Sea lo que sea lo que usted come o bebe, debe estar a una temperatura agradable al paladar. Esto es saludable para su proceso enzimático.

5. *Evite las sazones fuertes.* La sal, la pimienta, el glutamato de monosodio y otros sazonadores semejantes "queman" enzimas y prácticamente las destruyen. El sodio, en particular, deja tras de sí residuo de desechos, los cuales luego se pegan a sus adipocitos. Peor aún, ellos son como esponjas que succionan líquidos. Usted se hincha. Aumenta de peso excesivamente debido a este residuo de sal lleno de líquido. Para evitarlo, use hierbas de sabor suave para tener células más limpias y un gusto más limpio.

6. *Las enzimas se encuentran SOLAMENTE en las frutas frescas y los vegetales crudos.* Cuando son sometidas a temperaturas extremadamente altas o extremadamente bajas, las enzimas se debilitan y se destruyen. Si bien hay ciertos alimentos que usted debe cocinar, usted puede conservar la potencia de las enzimas manteniendo el calor o el frío al mínimo. Cocine brevemente o tan poco como sea necesario para preparar los alimentos. Su meta es aumentar su consumo de las frutas y vegetales que están desbordantes de esas enzimas que lavan las grasas.

7. *Vigorice la acción limpiadora de las enzimas con más ejercicios.* Manténgase en actividad física. Usted estimula su metabolismo de manera que las enzimas son más capaces de fregar y expulsar las calorías y las grasas de sus células. Examine la siguiente tabla. Vea cuán fácil es estimular la acción limpiadora de las enzimas con ejercicios diarios.

8. *Jugos en botella: ¿cuánto poder enzimático tienen?* Los jugos embotellados son fáciles de usar. Pero ¿son beneficios en lo que se refiere a sus necesidades de limpieza celular? Mire la etiqueta. Vea si le dice cuánto jugo de fruta o vegetal de verdad contiene. A menos que el producto diga que es todo jugo, es probable que no haya referencia a la cantidad de jugo de la

bebida. No hay nada de malo en comprar un jugo de fruta diluido, si eso es lo que usted quiere. Pero si desea jugo puro y rico en enzimas, la etiqueta debe decir "100 por ciento jugo" (*100 % juice*) o "sin adición de agua" (*no water added*) o algo por el estilo. *Cuidado:* Cada bebida con la etiqueta de "cóctel" (*cocktail*), "refresco" (*beverage*) o "bebida de jugos" (*juice drink*) casi por seguro tiene agua y azúcar adicional. Tenga cuidado con etiquetas que dicen "100 por ciento natural". Eso NO significa 100 por ciento de jugo. Agua, sirope de maíz rico en fructosa y algunos colorantes y sabores son considerados naturales. Aunque los jugos comerciales carecen de muchas enzimas, el producto embotellado es razonablemente rico en estos limpiadores celulares.

Naturalmente, con un extractor de jugos usted puede explorar muchos sabores fuera de lo común que probablemente no encuentre en los estantes del mercado. *Sugerencia:* La lima le da sabor especial a casi todas las frutas. Una cucharada de jugo de lima hace de cualquier bebida un trago muy sabroso. *Ejemplo:* Pase unas bananas por la licuadora, mézclelas con un poco de lima, algo de agua de Seltz sin sal, un poquito de miel, y tendrá una bebida eficaz para limpiar las células. Lo mismo se aplica con las ciruelas, los melocotones, las manzanas y muchas otras frutas. Los extractores de jugo abren la puerta hacia el delicioso sabor de las frutas frescas y los vegetales recién cosechados.

ACTIVIDAD FÍSICA — TABLA DE GASTO DE CALORÍAS

Actividad física		*Calorías por hora*
Caminar	2 millas por hora.	200
	3 m.p.h.	270
	4 m.p.h.	350
Correr		800-1000
Montar bicicleta		
	5 m.p.h.	250
	10 m.p.h.	450
	14 m.p.h.	700
Equitación		
	Al paso	150
	Trote	500
	Galope	200-400

Actividad física	Calorías por hora
Gimnasia	200-500
Golf	300
Tenis	400-500
Fútbol	550
Remo	
50 golpes/min.	420
97 golpes/min.	670
Remo (esfuerzo máximo)	1200
Natación, pecho y espaldas	300-650
Crol (natación)	700-900
Squash	600-700
Alpinismo	700-900
Esquí	600-700
Patinaje (rápido)	300-700
Lucha	900-1000
Entrenamiento de pesas	500-600
Desarrollo muscular competitivo	950-1100

Ocupaciones domésticas	Calorías por hora
Coser	10-30
Escribir	20
Sentarse a descansar	15
Vestirse y desvestirse	30-40
Lavar los platos	60
Barrer o desempolvar	80-130

Ocupaciones comerciales	Calorías por hora
Sastre	80-130
Zapatero	80-100
Encuadernador	75-100
Cerrajero	150-200
Pintor de brocha gorda	150-200
Carpintero	150-200
Ebanista	200
Carretero	200
Remachador	300
Minero (promedio por turno)	200-400
Albañil	300-400
Aserrador	400-600

VEINTITRÉS ALIMENTOS QUE ELIMINAN SU SOBREPESO

He aquí una lista de de 23 alimentos ricos en enzimas que trabajan rápidamente sobre la causa básica de su sobrepeso: lavando y expulsando los desechos acumulados de sus adipocitos. Cuando usted come estos alimentos, su masticación eficaz libera enzimas que trabajan velozmente en descomponer los persistentes desechos pegados a sus adipocitos. En realidad, usted puede lograr esbeltez para toda la vida comiendo estos alimentos limpiadores de células.

Programa sugerido

Coma varios de estos alimentos diariamente, preferiblemente crudos. Si es necesario cocinarlos, póngalos al vapor lo suficiente hasta que estén lo bastante blandos como para masticarlos. Cómalos por separado o en combinaciones. Si desea sazonarlos, use un poco de limón o lima, rocíelos con vinagre de sidra de manzana o con sus especias o hierbas preferidas.

Para una poderosa acción superlimpiadora de células, planee comenzar *cada* comida con varios de estos vegetales enzimáticos que limpian las células. De esta manera, ellos estarán disponibles para digerir las grasas, las proteínas y los carbohidratos de la comida que sigue. Estas enzimas vegetales controlan o restringen la cantidad de desechos que se depositan en sus adipocitos. En efecto, usted puede lograr la esbeltez alimentándose con este sencillo y sabroso programa. *Recuerde masticar bien todos los alimentos.*

espárragos	rizada
judías	lechuga
bróculi	hongos
coles de Bruselas	hojas de mostaza
zanahorias	perejil
coliflor	lechuga romana
apio	chayote
achicoria	acelga suiza
berzas (col rizada)	tomate
pepino	nabos
diente de león	berro
escarola	

HISTORIA CLÍNICA – *Baja 34 libras y reduce nueve pulgadas, en sólo 14 semanas*

Beth Z., que estaba desagradablemente obesa, rodaba en vez de caminar, se expandía en vez de sentarse, inflada en cualquier ropa que se ponía. Tenía un problema crónico con el exceso de peso. Peor aún, seguía aumentando. Desesperada, le pidió ayuda a un médico bariátrico (un médico que se especializa en obesidad), quien le sugirió que se dirigiera a la causa del problema. Es decir, a los desechos pesados que se adherían a sus adipocitos. El la colocó en un programa de enzimas limpiadoras de células. A Beth Z. se le dijo que comenzara cada comida con una selección de algunos de los 23 alimentos ricos en enzimas listados anteriormente. Estos pondrían a funcionar una acción enzimática que (1) lavaría sus células llenas de grasa; y (2) metabolizaría y digeriría completamente las alimentos que comiera. Este plan la protegería contra la acumulación de desechos en sus células. Se le dijo que controlara la ingestión de calorías, que se mantuviera físicamente activa y que eliminara cualquier forma de azúcar refinada. ¿Resultados? Las libras, sencillamente, desaparecieron. Beth Z. vio como la pesa bajaba, bajaba, bajaba. Maravillada, ella pudo bajar 34 persistentes libras, reducir nueve feas pulgadas — todo en 14 semanas. Pronto se convirtió en una adorable mujer de 120 libras con una figura atractiva y envidiable. ¡Se hizo *permanentemente* esbelta gracias al programa de enzimas!

Sencillo plan de seis pasos con alimentos crudos

Los millonarios spas de salud de centros vacacionales exclusivos alrededor del mundo cobran carísimo a obesos clientes que pertenecen a las altas esferas de la sociedad para que sigan este sencillo programa. Usted puede hacerlo en su propia casa... ¡gratis! Consiste en un plan de seis pasos que usted seguirá en días *alternos* de la semana. Los otros días, siga los programas de enzimas limpiadoras descritos en este capítulo y a lo largo del libro. Descubrirá cómo las grasas son lavadas y expulsadas de sus células a medida que la pesa muestra menos peso, y una cinta de medidas indicará la reducción de pulgadas. He aquí su millonario plan de limpieza celular.

1. *Comida matinal.* Disfrute de un plato de frutas frescas de temporada para el desayuno. Seleccione cualquier fruta que desee en cualquier combinación favorita. Usted debe masticar cuidadosamente y completamente antes de tragar. Coma con calma. La fruta debe estar a una temperatura de agradable frescura, no fría como el hielo.

2. *Merienda a media mañana.* Beba uno o dos vasos de jugos, ya sean de frutas frescas o de vegetales.

3. *Comida al mediodía.* Coma un plato de vegetales de temporada crudos y frescos. Seleccione cualquier combinación que desee. Coma con clama. Mastique bien. Los vegetales no deben estar muy fríos; manténgalos a una temperatura fresca, agradable para las enzimas.

4. *Merienda por la tarde.* Beba uno o dos vasos de jugos, ya sean de frutas frescas o de vegetales.

5. *Comida de la noche.* Prepárese un plato de vegetales crudos, diferentes a los que comió antes. Mastique bien.

6. *Merienda por la noche.* Beba un vaso de jugo de vegetales frescos. Su rico tesoro mineral le caerá bien y le ayudará a dormir profundamente.

Trabaja mientras usted duerme

A lo largo del día, usted le habrá ahorrado a su sistema digestivo, la tarea de enfrentarse a alimentos más pesados y cocinados. Sin esta interferencia, las enzimas pueden concentrarse con toda su fuerza sobre sus células adiposas (de grasa), desalojando los pesados desechos que son responsables por su obesidad. Menos de una hora después de haber terminado la comida o la merienda, un tesoro de enzimas eliminadoras de desechos estará desintegrando vigorosamente los residuos en las células, dando inicio al proceso de adelgazamiento. Esto continúa a lo largo de la noche, mientras duerme, cuando las poderosas enzimas no tienen que compartir la carga de alimentos más pesados y cocinados.

A la mañana siguiente, vea y sienta su pérdida de peso a través de su espejo y su balanza. Las libras y las pulgadas están reduciéndose debido a que las enzimas catalíticas despegaron y disolvieron las grasas de sus tejidos adiposos.

Días alternos de ayuno con alimentos crudos

Los spas millonarios recetan el anterior ayuno con alimentos crudos, adelgazador de células, para días alternos. En los otros días, coma saludablemente y empleando el sentido común. Pero marque su calendario durante una semana entera, dos semanas, o más: escriba una X grande un día sí y un día no de la semana. En cada uno de esos días, siga el *Plan de seis pasos con alimentos crudos.* Cuando su peso baje al nivel deseado, puede limitar el plan a uno o dos días de la semana. Los especialistas de los spas sugieren un programa de "mantenimiento" de un día de ayuno cada 10 días. Eso mantiene sus enzimas catalíticas en perfecta forma y ellas, a su vez, mantienen en buena forma y limpias a sus células.

HISTORIA CLÍNICA — *De "gordo" a "esbelto" en un fin de semana*

Cuando la compañía de seguro de Jeff X quiso cancelarle su póliza debido a su creciente corpulencia, él tuvo que actuar urgentemente. El médico de la compañía, quien estudió los milagrosos programas de pérdida de peso de los spas de salud, le dijo a Jeff X que siguiera un programa de alimentos crudos durante los tres días del fin de semana. Ansioso por perder su indeseable gordura, Jeff X trató el régimen. Era agradable, porque a él le gustaba "estar masticando algo" mientras hacía dieta. Otras dietas lo dejaron insatisfecho, pero masticar frutas y vegetales crudos le proporcionó el placer que tanto se merecía. Casi de inmediato, sus células adiposas comenzaron a reducirse. En dos días, las libras y las pulgadas fueron desapareciendo. Cuando terminó el fin de semana, Jeff X había perdido tanto peso indeseado, que le dieron el apodo de "Flaco" (antes solían llamarlo "Gordo" a sus espaldas) y fue aceptado para la renovación del seguro. Sólo le tomó un fin de semana para que este "milagro" sucediera.

DOS PASOS SENCILLOS QUE LE PROTEGEN CONTRA EL SOBREPESO CELULAR

¿Por qué se llenan demasiado las células?

En resumen, cuando usted consume calorías de grasas, proteínas y carbohidratos, estas sustancias son transformadas en *adenosintrifos-*

fato (ATP). Este producto de desecho es entonces depositado en sus células si no se quema en el momento en que se consumen los alimentos. Por lo tanto, sus células se hacen obesas debido al ATP almacenado.

¿Puede usted reducir sus células?

Su cuerpo debe proveer energía enzimática que entrará a las células y desalojará el desecho de ATP, empezando de esa forma el adelgazamiento celular. Las enzimas son las sustancias que se necesitan para provocar este derretimiento y eliminación de los desechos de ATP en sus células. Para proveer encimas adelgazadoras que "ataquen" los persistentes residuos de ATP, siga estos dos sencillos pasos:

1. Comience cada comida con un plato de vegetales crudos. *Beneficio de limpieza interna:* Los vegetales cuidadosamente masticados proveen alimento y enzimas digestivas, las cuales "bañan" sus células y expulsan los residuos de ATP.
2. Termine cada comida con un plato de frutas frescas. *Beneficio de limpieza interna:* Los alimentos ingeridos, con sus depósitos de desechos altos en calorías, no podrán permanecer cuando las enzimas de las frutas lleguen para desenraizarlos, lavarlos y expulsarlos de su sistema justo después de cada comida.

Fácil, efectivo, enzimático

Este fácil cambio se hace efectivo rápidamente a través de los envíos enzimáticos que trabajan en el lugar preciso para eliminar el sobrepeso celular desde el principio.

Historia clínica — *Come y pierde peso con un plan en dos pasos*

Años de acumulación celular habían convertido a Judy O'H. en una gorda "sin esperanzas". Entonces un consejero en nutrición le sugirió que siguiera el anterior plan en dos pasos para estimular la liberación de enzimas adelgazadoras de células. Judy O'H. redujo el tamaño de las porciones y las grasas, pero seguía comiendo saludablemente con solamente estos sencillos cambios: un plato de vegetales crudos después de una comida para liberar las enzimas de limpieza interna y un plato de frutas frescas después de otra comida para duplicar la acción catalítica de las enzimas sobre los alimentos consumidos. ¿Resultados? Judy O'H. pudo comer y, aún así, bajar de peso casi desde el comienzo. Más de 40 libras "desaparecieron" con este plan de limpieza celular. Y lo mejor de todo fue que ella podía seguir comiendo la mayoría de sus alimentos favoritos... siempre y cuando usara el programa de vegetales y frutas. ¡Fue el programa de reducción de peso más delicioso que ella había seguido, y funcionó!

DIGA "NO" A ESTOS ALIMENTOS
QUE PRODUCEN RESIDUOS

Ponga el signo rojo de "pare" en estos alimentos peligrosos. Ellos añaden residuos semejantes al cemento a sus células adiposas y las endurecen y engruesan hasta tal punto que harían falta enzimas hercúleas para eliminarlos. Evite este problema evitando estos alimentos causantes de desechos:

refrescos y sodas	galletas	comidas fritas
chocolate	bizcochos y tortas	cereales azucarados
caramelos	pasteles	refrescos de frutas o
gelatinas	azúcar	vegetales azucarados
mermeladas	pretzels	tocino/alimentos
helados	papitas fritas	salchichones
rosquillas (*doughnuts*)	salsas	grasos
bebidas alcohólicas	sal	

En breve: Cualquier cosa que contenga ya sea azúcar o sal, es un "no-no". Estas son peligrosas fuentes de espesos residuos en sus células. Evite esos alimentos que causan desechos y evitará la acumulación en las células y el exceso de peso corporal.

Usted puede lavar y expulsar el peso de sus células comiendo los alimentos adecuados y tomando bebidas saludables y evitando las incorrectas. Usted descubrirá que, comiendo bien, realmente puede tener una figura esbelta y en forma y un cuerpo más juvenil.

PUNTOS DE INTERÉS

1. *El exceso celular, la causa real del sobrepeso, puede ser conquistado con el consumo de enzimas de alimentos crudos.*

2. *Estimule la liberación de enzimas adelgazadoras con el plan básico de ocho pasos.*

3. *Coma libremente los 23 alimentos que realmente eliminan su sobrepeso.*

4. *Beth Z. perdió 45 libras y redujo nueve pulgadas en 14 semanas comiendo una variedad de estos 23 alimentos, en la combinación o cantidad deseada. Usted, también, puede lograr los mismos resultados comiendo todo lo que desee de los alimentos que "friegan" y limpian sus células.*

5. *Los spas millonarios ofrecen un plan de alimentos crudos de seis pasos que hace milagros al estimular una pérdida de peso significativa.*

6. *Jeff X pasó de "gordo" a "flaco" en un fin de semana con el fácil plan de alimentos crudos.*

7. *Dos sencillos remedios usados por Judy O'H. le proporcionaron una asombrosa pérdida de peso.*

CAPÍTULO 7

LÍBRESE DE LAS ALERGIAS CON EL LAVADO CELULAR

Cada vez que usted respira, deposita una asombrosa cantidad de contaminantes tóxicos en los millones de células y tejidos que forman su sistema respiratorio. Estas partículas de desechos necesitan ser eliminadas constantemente para que el intercambio de oxígeno pueda realizarse libremente. Pero en un medio ambiente contaminado, junto a la ingestión de alimentos tratados químicamente, los desechos tóxicos vencen al natural proceso de auto limpieza y la contaminación respiratoria se apodera del cuerpo y causa alergias.

LA CONTAMINACIÓN DEL CUERPO ESTIMULA LAS ALERGIAS

A medida que se acumulan los desechos tóxicos, ellos hacen que se inflamen las membranas del interior de sus conductos bronquiales. La contaminación interna del cuerpo produce una contracción de la musculatura que los rodea y congestiona los conductos depositando en ellos más y más partículas de desechos. Una mucosidad espesa es una manifestación principal de la contaminación de los pulmones. Si se permitiera que estos desechos se acumularan, predispondrían a problemas de asma, fuertes ataques de tos, extrema sensibilidad al polvo, alergias estacionales (fiebre del heno, por ejemplo) y a una aterrorizante falta de aire. Este último problema puede causar tal deficiencia de oxígeno que podría provocar trastornos cardiovasculares. Así que usted puede ver que si se permite que los desechos tóxicos se adhieran a sus conductos bronquiales, se puede poner en peligro la vida.

Examine su propio problema respiratorio

¿Hay momentos en los que le falta el aire? Inclusive si sube una escalera pequeña, ¿le deja esto sin aliento? Puede que tenga más problemas para *exhalar* que para *inhalar*. ¿Cuál es la diferencia? Las dificultades para exhalar le indican que los conductos de aire de sus bronquios se han congestionado con partículas de desechos y se han constreñido con mucosidades tóxicas, obstruyendo el pasaje de aire. Esto le hace a usted difícil el expulsar el aire. Es un signo de que su aparato respiratorio se ha sobrecargado de desechos tóxicos. Usted necesita comenzar una limpieza celular para que pueda decir adiós a la sofocante, balbuceante, desesperante necesidad del preciado aire. Usted puede seguir estos métodos de limpieza interna en la privacidad de su propio hogar. Ellos actúan rápida y efectivamente para ayudarle a librarse de los desechos causantes de alergia.

AYUNO DE JUGO DE UN DÍA = LIBERACIÓN DE LAS ALERGIAS

La acumulación de residuos pegajosos que se han adherido a sus conductos bronquiales necesita ser desprendida y eliminada de manera que usted pueda librarse de esta irritación. Esto puede lograrse a través del fuerte poder desintoxicante del *jugo de limón.*

La elevada concentración de bioflavonoides y también de vitamina C, enzimas y ácidos naturales de las frutas tienen el poder de desalojar, descomponer y expulsar los desechos tóxicos que se han adherido a sus pulmones.

Cómo se prepara

En un vaso de agua recién hervida, exprima el jugo de uno o dos limones frescos. Añada un poquito de miel, si lo desea. Revuelva lentamente. Cuando se entibie, bébase esta limonada limpiadora de los pulmones.

Cuánto tomar

A lo largo del día, no consuma ningún otro alimento ni bebida (excepto agua). En lugar de eso, beba hasta seis u ocho vasos de jugo de limón limpiador. Este es un poderoso y efectivo ayuno de jugo para limpiar sus pulmones.

Limpia los pulmones, lava las células

El limpiador jugo de limón es rico en vigorosas enzimas que descomponen los desechos acumulados; la vitamina C natural ayuda a reconstruir el colágeno y las paredes celulares para fortalecerlos contra el ataque continuo de la contaminación que usted inhala con cada aliento... ¡justo en este mismo momento! Sus pulmones se limpian. Sus células se lavan y se restauran. Reluciente de limpieza, usted podrá ahora respirar más saludablemente.

Sencillo programa

Dependiendo de lo severa que sea su contaminación pulmonar, usted debe planear llevar a cabo este ayuno de jugo de limón un día cada siete días. A medida que se limpian sus conductos bronquiales y los irritantes detritos son fregados y expulsados, y su respiración se hace más refrescantemente fácil, usted puede reducir la frecuencia del ayuno con jugo de limón. De ahí en adelante, programe este ayuno limpiador de células dos veces al mes para liberarse de los trastornos alérgicos a lo largo de su vida.

HISTORIA CLÍNICA – *Conquista el asma irremediable con dos días de ayuno de jugo*

A Alma DeB., una víctima de asma desde su infancia, se le dijo que su caso era "irremediable" y que tendría que vivir con su problema respiratorio. Ella escogió, en vez de eso, encontrar una vía para poder vivir sin esta sofocante afección. Un médico naturopático descubrió, después de examinarla, que sus conductos bronquiales estaban cubiertos con una acumulación de desechos pegajosos. Estos le irritaban de tal manera su frágiles células respiratorias que cualquier partícula inhalada le podía provocar un ataque de asma.

A Alma DeB. se le aconsejó un ayuno de dos días con jugo de limón. Debía evitar todos los otros alimentos y bebidas. En vez de eso, bebería hasta ocho vasos de este jugo de limón. *Razón:* Las sustancias del limón trabajarían sin ser interferidas por otros alimentos o líquidos consumidos. Casi de inmediato, Alma DeB. pudo respirar con más facilidad. A la mitad del segundo día, el jugo de limón había limpiado sus conductos bronquiales de tal manera que ella pudo disfrutar del bienvenido alivio de una respiración profunda. Al final del segundo día, se había recuperado totalmente. De allí en adelante nunca más tuvo un ataque de asma. Para estar segura, ella limpia sus células y tejidos bronquiales con un programa de ayuno de jugo de limón una vez cada 10 días. Esto le ayudó a decirle "adiós para siempre" a sus ataques alérgicos de asma.

ASMA — ¿POR QUÉ SUCEDE?

El asma es una alergia no contagiosa de los pulmones, específicamente de los conductos bronquiales. Estos son los conductos que llevan el aire desde la boca hasta las bolsas de aire en los pulmones. En el asma, estos conductos se obstruyen. Esta obstrucción se debe a: (1) la inflamación del tejido interno de los conductos; (2) la contracción de los músculos que rodean a los conductos, reduciendo así su diámetro; (3) la producción de exceso de mucosidad, lo que a menudo endurece los desechos y los detritos tóxicos dentro de los conductos, produciendo tapones.

Se encuentra al verdadero culpable

¿Por qué sucede esto? Las sustancias llamadas *leucotrienos* están entre las principales culpables en una variedad de reacciones alérgicas. Los leucotrienos aprietan los pasajes de aire en los pulmones y aumentan la producción de desechos de mucosa en la nariz. Los leucotrienos se fabrican en el cuerpo a través de un complejo proceso químico que involucra a los contaminantes inhalados que forman estos irritantes pegajosos.

PELIGRO: Un ataque excesivo de leucotrienos le hará a usted hipersensible a alergenos tales como el polen, los hongos, el polvo y las caspas animales. También puede desarrollar fiebre del heno.

¿Qué es la fiebre del heno?

También conocida como rinitis alérgica, la fiebre del heno es causada principalmente por el polen de la ambrosía y de ciertas hierbas y árboles. Son por lo general estacionales y transportadas por el viento. Usted inhala estos pólenes pegajosos y pesados, y los leucotrienos comienza a sofocar su aparato respiratorio. Las células del interior de su nariz, ojos y sistema respiratorio liberan *histamina*, una sustancia química compleja, para luchar contra la irritación. Usted tiene un exceso de histamina y reacciona con inflamación de los conductos nasales, membranas sensibles, ojos ardientes y acuosos, y constantes estornudos. Esta condición a menudo dura hasta el final del polen estacional específico que le causa daño (vea la tabla siguiente).

FIEBRE DEL HENO ESTACIONAL

	Este y Medio Oeste de EE. UU.	Sur y Sur Centro	Oeste
PRIMAVERA	Polen de árbol: roble, sicomoro, abedul	Polen de árbol	Polen de árbol
VERANO	Polen de hierba: *bluegrass*, agróstida	Polen de hierba	Polen de hierba
OTOÑO	Polen de ambrosía En agosto y sept. 1/4 de millón de toneladas de polen soplan a través del Medio Oeste	Polen de hierba Polen de ambrosía	Polen de *tumbleweed* y salvia
INVIERNO		Polen de árbol Polen de hierba	Pollen de *tumbleweed* y salvia
TODO EL AÑO	Las esporas de moho en el suelo y la vegetación se esparcen de abril a nov. y esti- reacciones alér- gicas. La congela- ción no las mata.	En el centro de la Florida la es- tación de la ambrosía va de junio a nov. mulan fuertes	Debido a menores niveles depolen de ambrosia y a mayores ele- vaciones, el área da a las víctimas una tregua de las alergias estacionales. Las esporas demoho decrecen en las alturas y en las áreas secas.

Fuente: *American Academy of Allergy and Immunology*

Limpiadores nutricionales

Para aliviar el ahogo de los leucotrienos y la histamina, son beneficiosos varios nutrientes. Estos son:

Vitamina B₆. Ayuda a aumentar su resistencia a los contaminantes; esta vitamina también ayuda a contrarrestar el ataque de los leucotrienos y minimiza el asalto de la histamina. Unos 100 miligramos al día son suficientes.

Vitamina C. Reduce la sensibilidad que tienen los asmáticos a los contaminantes del aire. También ayuda a reducir los espasmos bronquiales. La vitamina C reduce la sensibilidad a los contaminantes en el aire y previene los dolorosos espasmos de la garganta. Unos 2000 miligramos al día aumentan esta resistencia.

Magnesio. Se necesita para una adecuada relajación muscular. El asma a menudo se siente como un violento espasmo muscular en la región del pecho y la garganta. Este mineral es necesario para la limpieza interna. Unos 400 miligramos al día son importantes para su limpieza interna de las alergias.

DIEZ PASOS PARA ALIVIAR LAS REACCIONES ALÉRGICAS

El Dr. Arthur Lubitz, M.D., especialista en alergias e instructor clínico asistente del Colegio Médico de Nueva York, ofrece estas sugerencias para la salud pulmonar:

1. Conviértase en un experto en polen. Aprenda cuándo y dónde el polen es más frecuente. Una cartilla simplificada de dónde y cuándo ciertos tipos de polen se desarrollan es importante. Pero nunca adivine acerca de la fuente de sus síntomas y vea a un alergista competente.

2. Enfríe sus alergias. El aire acondicionado es uno de los mejores medios para disminuir la exposición a los alergenos. Los sistemas centrales son los que mejor funcionan. Mantenga el aire acondicionado en la temperatura más alta posible que le resulte cómoda — no menos de 70° F (21° C). Si no está en su casa, no deje el aparato encendido, ya que tiende a atraer el polen

matutino. Y asegúrese de limpiar su filtro de aire o de lavarlo al menos una vez al mes.

3. Respire aire de mar. El viento que viene del océano es refrescante en tanto no pase sobre una masa de tierra antes de llegar a usted. El aire que sopla hacia el mar es uno de los que más alergenos tiene. Tiempo de playa –un sol cálido y una brisa fuerte le darán una nariz llena de alergias.

4. Aproveche las lluvias veraniegas, ya que ellas limpian el aire de polen. Sin embargo, si usted es alérgico al moho, sus síntomas pueden empeorar después de varios días de lluvia debido a que la humedad promueve el desarrollo del moho.

5. Hágase abstemio. Las bebidas alcohólicas aumentan la severidad de las reacciones alérgicas en algunas personas, especialmente cuando el aire está cargado de alergenos. El vino y la cerveza son los peores.

6. Puede que a usted le guste la sandía, pero lo más probable es que a ella no le guste usted. Las personas alérgicas a la ambrosía a menudo reaccionan a una variedad de especies botánicas similares. Estas incluyen la sandía y el mango.

7. Quizás a usted no le molesten los insectos, pero podría ser que el insecticida le diera picazón. Pyrethrum, una alternativa a los insecticidas protectores del ambiente que son fabricados a base de sustancias químicas, está hecho de crisantemos machacados y puede hacerle miserable la vida a los que padecen de fiebre del heno.

8. Si usted es propenso a las alergias, no se zambulla de cabeza ni nade por debajo del agua. La inflamación interna de los oídos es una reacción alérgica común. La tensión y los cambios de presión que acompañan a una zambullida en el agua pueden agravar notablemente la condición de los oídos que se congestionan ante la exposición a los alergenos.

9. Sea usted intolerante o no a la lactosa (alérgico a los productos lácteos), si es usted propenso a alergias, reduzca su consumo de derivados de la leche.

10. Materiales peligrosos que se encuentran con frecuencia en la fabricación de productos hallados comúnmente en nuestro ambiente hogareño y laboral, son una amenaza. "Síndrome del

Edificio Enfermo" es un término usado para describir los efectos potencialmente mortales de ciertas sustancias químicas usadas frecuentemente en la fabricación de productos comunes en nuestro hogar y nuestro ambiente de trabajo. Por ejemplo, se cree que el isocyanate, una sustancia química usada en la fabricación de espuma de poliuretano (que se halla en cojines, cajas de cartón y en el material aislante de refrigeradores) ha conducido a un aumento significativo de enfermedades respiratorias como el asma.

"Cuando todo se haya dicho y hecho, la mayor amenaza para los asmáticos son las alergias no diagnosticadas y no tratadas, que causan sus males respiratorios", dice el Dr. Arthur Lubitz. "Hay muchas pruebas que ahora utilizan los alergistas, desde el tradicional test del pedacito de piel, hasta el test de provocación y el test radioalergosorbente (RAST), un test de sangre usado para medir la cantidad de anticuerpos de inmunoglobulina E que reaccionan a alergenos específicos".[16]

SUGERENCIAS PARA DOMAR LAS ALERGIAS PRIMAVERALES

Con un poco de planeamiento, usted puede evitar la mayoría de los alergenos potenciales que depositarán sus residuos en su aparato respiratorio. He aquí cómo:

- Evite estar al aire libre entra las 4:00 a.m. y las 10:00 a.m., que es cuando son más altos los niveles de polen.
- Mantenga las ventanas de su casa cerradas, así como el auto cuando conduce.
- Manténgase fresco, o fresca —pero sin demasiada frialdad, porque las temperaturas internas de "supercongelación" pueden agravar los síntomas de alergia. Diez grados más fresco que el exterior es lo ideal. Asegúrese de mantener el aire acondicionado y los humidificadores sumamente limpios o puede que acabe usted esparciendo alergenos por toda la casa.
- Use gafas o espejuelos de sol en el exterior para proteger sus ojos del polen.

- Mantenga corto el césped –la mayoría de los céspedes cortados no pueden florecer, que es lo que hace que suelten esporas de polen. Use una máscara mientras corta la hierba o trabaja en el jardín.
- Dese una ducha y use champú en el cabello si es que se ha expuesto al polen. Lávese las manos cuidadosamente y enjuáguese los ojos con agua tibia cada vez que regrese del exterior.
- Seque la ropa de vestir y la ropa de cama dentro de la casa, o en una secadora, y no fuera, donde podrían recoger polen.
- Use fundas antialérgicas para las almohadas y colchones. Pase la aspiradora por las fundas con frecuencia. No almacene nada debajo de la cama.
- Evite todo tipo de alfombras en la casa; use sólo pisos de madera o de linóleo.
- Evita las mascotas en general, o al menos limite las mascotas a determinadas habitaciones –nunca en el dormitorio.
- Evite las bebidas alcohólicas; ellas contribuyen a la inflamación de los vasos sanguíneos en los pasajes nasales. Evite el humo del cigarrillo cada vez que pueda y, naturalmente, no fume.
- No tenga muchas plantas dentro de la casa; la tierra húmeda hace que se forme moho.

LIMPIE SU ESTILO DE VIDA Y LIMPIE SUS ÓRGANOS RESPIRATORIOS

Constantes desechos

La contaminación del aire, el humo del cigarrillo y las condiciones de hacinamiento en la casa y en el trabajo, depositan desechos en sus órganos respiratorios. Usted inhala unos 3000 galones de aire al día. Este aire contaminado produce un depósito constante de desechos en sus pulmones. Estos contaminantes tóxicos incluyen dióxido de carbono, monóxido de carbono, sulfuro de hidrógeno, hidrocarbonos de los tubos de escape de los autos, asbestos, partículas de carbón y compuestos de plásticos. La lista es interminable. Estos contaminantes aéreos realmente "ahogan" sus órganos respiratorios.

Poca oportunidad de escapar

Las áreas rurales sí tienen menos contaminantes, pero aún así no son tan seguras como uno quisiera que lo fueran. Los vientos llevan los desechos de las áreas industriales y populosas a lo largo de cientos de millas desde la fuente original. Vivir en el campo ofrece un mínimo escape al asalto constante de estos contaminantes de acumulación de desechos.

Tenga una casa resistente

La respuesta aquí es construir dentro de usted tanta resistencia a la contaminación pulmonar como sea posible. Puede comenzar con su propia casa. Al limpiar su estilo de vida hogareño, puede ayudar a limpiar sus órganos respiratorios. Puede disfrutar aún más que solo librarse de la alergia; puede tener un estilo de vida más saludable y más amplio. Comience hoy a promover estos cambios en su hogar:

1. Quite todo lo que produzca olores desagradables. Manténgalos lejos de su respiración hasta que sean absolutamente necesarios y luego úselos solamente en áreas ventiladas. Artículos que causan contaminación incluyen pulimentos de muebles, limpiadores de ventanas y hornos, insecticidas, cosméticos, laca para el pelo, pulimento y limpiador de pintura de uñas, cualquier tipo de pintura, pegamentos comerciales y medicamentos. Todos ellos sueltan vapores que atraviesan sus latas y frascos y llegan a sus pulmones. Lejos de su nariz... lejos de sus pulmones.

2. Tenga apagada la luz piloto de la estufa automática, y si es necesario recurra a un profesional que lo sepa hacer. Esto es una fuente constante de contaminación interior y de salida de gas. Mantenga al mínimo el uso de gas, ya sea en la estufa, en la secadora o en el calentador.

3. Examine cuidadosamente las envolturas de los alimentos. **CUIDADO**: Los contenedores plásticos (ya sean del tipo cartón o flexibles) son sellados a fuerza de calor sobre los alimentos. Los contaminantes en el plástico se disuelven y contaminan el alimento. Siempre que pueda, prefiera alimentos frescos y sin empaquetar. Los productos empaquetados en vidrio también son buenos.

4. Si usted quiere mantenerse limpio o limpia y lucir bien, entonces use productos más naturales. Use bicarbonato de soda normal (con o sin una pizca de sal) como dentífrico y enjuagador de la boca. Los hombres deben usar una maquinilla de afeitar eléctrica. Como astringente, use agua helada. Use jabones y champús de bebé, ya que ellos son mucho más suaves y menos contaminantes que las variedades para adultos. Reemplace cualquier contenedor plástico con vidrio –inclusive el cartón es preferible al plástico.

5. La ropa debe ser lavada en soda o jabón de lavar biodegradable y libre de detergente. Si no, las sustancias químicas en los materiales de lavar y enjuagar se pegarán a las ropas y, luego, penetrarán sus poros. *Sencillo test:* Riegue una cuantas gotas de agua sobre una ropa lista para usar. Si el agua la penetra totalmente, la prenda es inofensiva para su salud. Si se mantiene en la superficie, la prenda está contaminada químicamente y usted haría bien en evitarla. *Sugerencia:* Lea las etiquetas de la ropa. Seleccione artículos que estén hechos de fibras naturales (algodón y lana, por ejemplo), sin ningún sintético.

6. Restrinja o elimine el uso del plástico. Esto incluye la espuma de goma. Los artículos de cama deben lo más naturales posible. Sábanas, fundas y frazadas deben estar hechas de materiales naturales. Evite el uso de poliéster para la cama, ya que el calor de su cuerpo liberará sus hidrocarbonos, los cuales entrarán por sus poros abiertos para crear contaminación interna. **CUIDADO**: Evite el uso de una frazada eléctrica. Sí, es calentita, pero sus cables están sellados con plástico y cuando se calientan sueltan un vapor invisible que penetra su cuerpo. En lugar de eso, arrópese con pijamas de lana.

7. Los utensilios de la cocina deben ser de acero inoxidable, hiero colado o cobre, no de aluminio. El aluminio caliente suelta dañinos vapores llenos de desechos. Evite freir, porque forma alquitrán sobre los alimentos y también conduce a contaminación interna.

8. Friegue las ollas y los platos con agua del grifo y cualquier jabón que esté libre de detergente o que sea biodegradable. Use el mismo tipo de soda de lavar que usa para la ropa. Enjuague bien. **CUIDADO**: No use papeles-toalla debido a que

ellos tienen una capa de sustancias químicas y varios blanqueadores de cloro. Recuerde *evitar* todo tipo de plásticos, y eso incluye también los utensilios de cocinar y de servir.

9. Chequee todo sus sistemas de calefacción y ventiladores de extracción. En sólo una hora (a 350° F. o 175° C.) su horno de gas puede liberar concentraciones de monóxido de carbono y de dióxido de nitrógeno que pueden estimular un ataque de alergia. Asegúrese de que sus extractores trabajan a la perfección. Mantenga siempre las ventanas abiertas para que los vapores se dispersen.

10. Mantenga sus áreas de vivienda y de trabajo limpias y secas. Evite la humedad –ésta promueve el desarrollo de moho y esporas que son inhaladas y que pueden cubrir sus pulmones hasta el punto de que desarrolle ataques alérgicos.

Recuerde, esos desechos tóxicos pueden penetrar sus membranas mucosas, ser tragados, y luego transportados a través de su conducto gastrointestinal, creando niveles de contaminación en el cuerpo. Haga estos ajustes básicos en su estilo de vida. Será capaz de respirar mejor. ¡Y durante más tiempo!

LISTA DE CONSEJOS PARA EL ASMA

• No fume. Evite las áreas donde otras personas están fumando.

• Mantenga su vivienda tan libre de polvo como le sea posible: sacuda y pase la aspiradora a menudo; evite las alfombras de pelo largo; lave la ropa y las cortinas a menudo en agua caliente.

• Si le es posible, no tenga mascotas. O, por lo menos, mantenga el animal fuera del dormitorio del asmático.

• Mantenga su hogar tan libre de cucarachas como sea posible. Almacene bien la comida y use productos anticucarachas.

• Mantenga los baños y los sótanos bien ventilados para prevenir el crecimiento del moho.

• Evite hacer ejercicios en temperaturas frías y secas. Si la aspirina le provoca asma, asegúrese de leer las etiquetas de los medicamentos que se venden sin receta y que podrían contener aspirina.

- Use el aire acondicionado cuando le sea posible en el verano, sobre todo cuando la contaminación está alta.

Lista provista por Fisons Corporation

AYUDA RÁPIDA PARA LOS SÍNTOMAS ALÉRGICOS

Para una ayuda rápida, trate algunos de estos remedios naturales:

- *Infecciones bronquiales.* Coma varios dientes de ajo por su fuerte poder antibiótico.

- *Contaminación de fluidos y mucosidades en los pulmones y los conductos de aire.* Para una limpieza interna rápida de este residuo, beba una taza de té de marrubio (asbatán) caliente con unas gotas de jugo de limón o lima. Beba de tres a cuatro tazas a lo largo del día.

- *Espasmos de tos corta y seca.* Beba una taza de té tusílago (fárfara) –una infusión de las hojas y las flores alivia los conductos del aire, sana el tejido y limpia las delicadas membranas mucosas.

- *Problemas de ahogo.* Sirope de flor de prímula (vellorita) o una taza de té hecho de sus raíces (consígalo con el herbario), es muy aliviador de los espasmos y limpia la mucosidad.

- *Expectorante.* El té de anís tiene un acción expectorante natural y trabaja como un jarabe para la tos, excepto que, además, estimula la limpieza interna de los conductos bronquiales.

- *Fiebre del heno.* Una taza de té de vara de San José alivia sus irritadas membranas mucosas. Varias tazas a lo largo del día minimizan los efectos de la contaminación. Otras hierbas que alivian el malestar son: hisopo, lavanda, tomillo, mejorana. Haga sus propias combinaciones.

- *Ojos irritados.* Empape un pedazo limpio de tela en olmo escocés diluido en cuatro partes de agua hirviendo. Aplique una compresa fría para aliviar sus ojos. Para eliminar el exceso de mucosidad, trate con una taza de té de flor de gordolobo (verbasco) caliente. Para reducir el enrojecimiento, pruebe con té de eufrasia.

Beba varias tazas de estos tés de hierbas a lo largo del día. Usted puede hacerse inmune a estos síntomas bebiendo estos tés como una bebida corriente todo el año. ¡Mucho mejor que el café o el té comercial que están llenos de cafeína y sustancias químicas!

TÉCNICA DE RESPIRACIÓN DE VENTANILLAS ALTERNAS PARA LA LIMPIEZA INTERNA

Su nariz: el acondicionador de aire del cuerpo

Las membranas mucosas de sus cavidades nasales tienen la habilidad de promover el acondicionamiento de aire en el cuerpo. Los programas de inhalación permiten un intercambio más libre de aire promoviendo un desalojo más vigoroso y una subsecuente eliminación de los contaminantes acumulados.

La succión usada durante un útil remedio conocido como "respiración de ventanillas de la nariz alternas" ayuda a sacar los contaminantes de su conducto respiratorio, creando así una importante reacción limpiadora. Esto puede ser hecho fácilmente en casa o dondequiera que usted tenga cinco minutos libres. Ayuda a descongestionar sus órganos respiratorios de manera que usted pueda respirar con refrescante comodidad.

Se alivian el asma, las sensibilidades y las toses

Este programa de "respiración de ventanillas alternas" expulsa suficientes irritantes como para darle a usted un rápido alivio de los ataques de asma, las sensibilidades al polvo y las toses persistentes. Planee usar este remedio (1) cada vez que sienta que le amenaza un problema de respiración; y (2) como programa de mantenimiento, al menos una vez o dos al día. Sencillamente, siga este programa de cuatro pasos:

1. Inhale a través de las dos ventanillas de la nariz. Exhale a través de un solo lado, cerrando la otra ventanilla con un dedo.

2. Inhale y exhale a través de la misma ventanilla, cerrando la otra con un dedo.

3. Inhale a través del lado que está menos tupido. Exhale a través del otro lado, cerrando la otra ventanilla con un dedo.

4. Si ambos lados están tupidos, inhale a través de la boca y exhale por una ventanilla, forzándose a expulsar el aire. Tan pronto como un lado de la nariz se abra lo suficiente como para permitirlo, inhale por el lado descongestionado. Deje de respirar por la boca.

Sugerencia: Sólo cinco minutos de este método de "respiración de ventanillas alternas" todos los días le ayudará a controlar el nivel de contaminación interna y, mejor aún, le ayudará a lavar y expulsar esos desechos irritantes. Este método también le da mayor inmunidad para futuros problemas alérgicos. Al cabo de un tiempo, ¡las alergias serán eliminadas!

HISTORIA CLÍNICA — *Respira libremente y vence las alergias en cinco días*

El constructor Morton Y.S. sufría de falta de aliento cuando subía tan sólo unos escalones. En su trabajo, se ponía azul, jadeaba y balbuceaba con la lengua afuera después de caminar una corta distancia. Su condición empeoró de tal manera que un poco de polvo o de contaminantes hacía que la nariz se le congestionara en unos minutos. Esto casi lo asfixiaba. Esta incapacidad amenazaba su profesión. El especialista en enfermedades respiratorias de su empresa sugirió que él podría ayudar a expulsar la contaminación que le ahogaba con el método de la "respiración de ventanillas alternas". Morton Y.S. tomó frecuentes "descansos para respirar", como él los llamaba. Casi cuatro veces al día, usaba el método. En cinco días, pudo respirar libremente. Venció sus alergias. Ahora podía trabajar (y respirar) ¡con el vigor de un joven saludable!

UN SILBATO PARA PULMONES MÁS LIMPIOS

De la misma manera que su poder normal de respiración introduce contamimantes y deposita una pegajosa suciedad sobre sus pulmones, igualmente puede el método contrario ayudar a eliminar estos desechos causantes de alergia. Usted puede hacer esto con un truco muy fácil: *silbando.*

Silbato de 25 centavos = garganta de un millón

Cómprese un silbato en cualquier tienda de juguetes. Le cuesta unos 25 centavos o hasta menos. Cada vez que usted esté donde nadie le oiga, ¡silbe! El poderoso soplido vaciará sus pulmones. Los desechos tóxicos y la suciedad serán desalojados y expulsados. *Sugerencia:* Para silenciar el silbato, quítele las bolitas que tiene dentro.

Usar un silbato (ya sea silente o no) requiere que usted estire hacia adelante sus labios. Esto mejora el efecto de limpieza extractora y es más vigoroso para desenraizar y sacar los desechos que erosionan a las células. Silbe tanto como pueda para obtener una limpieza pulmonar rápida y refrescante.

Una reacción alérgica es una respuesta incontrolable a los desechos acumulados que han entrado en su cuerpo. Pólenes, polvo, el vapor del tubo de escape de un auto, la esencia de un perfume o de casi cualquier compuesto sintético, pueden causar una reacción. Una toxina puede ser tan insidiosa como el invisible polvo de asbestos que atraviesa las paredes, o los vapores de casi cualquier procedencia. Las toxinas también han sido famosas por estimular reacciones autoinmunitarias en las que su cuerpo reacciona contra su propio tejido, dando como resultado muchas enfermedades. No las desatienda. Exposiciones tóxicas repetidas y no tratadas inevitablemente conducirán a ciertas enfermedades serias. Comience rápidamente la limpieza interna.

El aliento de vida debería ser precisamente eso –dador de vida. Proteja su cuerpo contra la congestión celular y la sofocante agonía de los ataques alérgicos con estos programas de limpieza. La respiración le brindará entonces un nutriente refrescante y vigor juvenil. Así usted podrá decir adiós para siempre a las llamadas alergias "irremediables".

PUNTOS DE INTERÉS

1. *Elimine la congestión pulmonar desde el principio con un ayuno de un día de jugo de limón. Esto le lava los detritos acumulados y le ayuda a respirar mejor.*
2. *Alma DeB. venció el asma irremediable en dos días con el ayuno de jugo de limón.*

3. *Un notable alergista ofrece una serie de pasos para aliviar/resolver trastornos de asma, fiebre del heno y sensibilidad general a las toxinas.*

4. *Usted puede domar las alergias primaverales con un conjunto de sugerencias de limpieza.*

5. *Refresque su casa –saque la contaminación interior para poder eliminar la contaminación del cuerpo.*

6. *Los remedios de hierbas son "medicinas naturales" para problemas respiratorios.*

7. *Dele aire acondicionado a su cuerpo con técnicas de "respiración de ventanillas alternas".*

8. *Morton Y.S. venció las alergias en cinco días con un sencillo remedio de respiración.*

9. *Silbar (sin alborotar, por favor) es una manera sencilla y divertida de limpiar sus pulmones y protegerse contra las alergias.*

CAPÍTULO 8

CÓMO SUPERCARGAR SU CORAZÓN CON PODER JUVENIL... ¡MIENTRAS DUERME!

Limpie su corazón mientras duerme y despiértese con una sensación de renovada vitalidad. Con el uso de alimentos y programas estimulantes que usted realice durante el día, el proceso de limpieza interna lavará y expulsará cualquier detrito de su corazón y sus arterias a lo largo de la noche. Una reacción catalítica metaboliza y quita los desechos promoviendo la desintoxicación interna. Cuando se despierte, tendrá un corazón limpio –y una vida más sana.

CUIDADO: LA TOXEMIA CAUSA TRASTORNOS CARDIACOS

Para entender cómo el lavado interno beneficia su corazón mientras usted duerme, es conveniente observar por qué la toxemia es una amenaza a su salud cardiaca y a todo su cuerpo. Usted entenderá entonces que vital es para usted seguir los sencillos pero poderosamente efectivos programas de desintoxicación para conseguir una "limpieza del corazón".

Los traicioneros residuos amenazan la salud cardiaca

Los desechos acumulados son "traicioneros" porque se agregan entre sí para formar residuos que amenazan al corazón al cabo del tiempo, sin que usted se dé cuenta. Estos desechos, de comer alimentos inadecuados y de la contaminación ambiental, se adhieren a sus arterias. Gradualmente, las paredes internas de sus arterias se engruesan y se deforman con más y más depósitos de estos dese-

131

chos grasos. Llamados *ateromas* estos desechos grasos se acumulan en sus conductos sanguíneos. Si no se expulsan, bloquean los conductos y amenazan con trastornos cardiovasculares. Los residuos pueden causar oclusión (o bloqueo) o arteriosclerosis severa de los conductos sanguíneos en su cerebro.

La clave para protegerse contra las lesiones debilitantes causados por los residuos es seguir un programa simple y efectivo de limpieza interna tan pronto como sea posible.

LA LIMPIEZA INTERNA PROTEGE CONTRA LOS INFARTOS

Al mantener su corazón limpio, usted lo protege contra la amenaza de un infarto. ¿Es esto posible? Si se permite la acumulación del residuo graso, sus dos conductos sanguíneos más importantes, las arterias coronarias derecha e izquierda que comienzan en la base de la aorta (la gran arteria que lleva sangre de su corazón hacia todo su cuerpo), se bloquean con depósitos de desechos grasos.

Este bloqueo impide que el músculo cardiaco tome el oxígeno y los nutrientes que necesita. ¡El músculo cardíaco llega a morir! El músculo cardiaco muerto es rodeado por un área agudamente lesionada y un área temporalmente lesionada o de inflamación causante de desechos que se conoce como *infarto*. Esta área lesionada debilita al corazón, el cual pierde algo de su efectividad de bombeo debido a que hay menos músculo que pueda contraerse y forzar la sangre hacia afuera.

El amontonamiento del residuo empeora el problema

A medida que se acumulan más y más desechos, ellos elevan la presión de la sangre y causan un latido irregular. El residuo ahoga la habilidad de su cuerpo para transportar oxígeno, negándole a su corazón su muy necesitado suministro del "aliento de la vida". La acumulación de monóxido de carbono en la sangre aumenta el riesgo de coágulos que pueden bloquear su corazón. A medida que se amontonan los residuos, el corazón se congestiona tanto que está en gran peligro de sufrir un ataque o infarto. ¡Es necesario que usted elimine esos desechos! Su primer paso es a través del mejoramiento de su nutrición. ¡Los alimentos pueden limpiar su corazón!

ALIMENTOS LIMPIADORES DE DESECHOS VS. ALIMENTOS QUE CREAN DESECHOS

Podemos dividir los alimentos en dos grupos: un grupo conduce a la formación de desechos; el otro grupo conduce a la limpieza de desechos. Planee un programa de comida que reduzca los alimentos formadores de desechos y aumente el consumo de alimentos limpiadores de desechos. He aquí sencillas sugerencias para ayudarle a limpiar su corazón:

1. Limite los alimentos formadores de desecho, tales como: productos lácteos que contienen grasas; carnes grasosas como la carne de res, de cerdo, de cordero; alimentos llenos de aceite (mayonesa o aliño de ensaladas); productos hidrogenados (manteca, margarina); yemas de huevo; azúcar, sal y productos hechos con estos sabores; y alimentos tratados químicamente.

2. Aumente los alimentos limpiadores de desecho, tales como: frutas frescas y vegetales en cualquier variedad y cantidad, sus jugos frescos, alimentos hechos con granos enteros, alimentos de origen animal con pocas grasas, legumbres, claras de huevo, y productos lácteos libres de grasa.

Vigile los desechos grasos "escondidos" que obstruyen su corazón

Estos incluyen la mantequilla o margarina en su pan y sus vegetales, el aceite usado para freír alimentos, las trozos de grasa blanca en la carne (deben ser cortados). Pero eso no es todo: muchos alimentos contienen desechos grasos que usted no puede ver: leche entera, queso duro, helado y carnes embutidas. Elimine o restrinja el consumo de estos alimentos de desechos grasos y controlará la acumulación de residuos que amenazan con ahogar la vida en su corazón.

POTASIO – PODEROSO LIMPIADOR
DEL CORAZÓN

Las personas que toman medicinas para la presión saben que sus doctores mantienen una vigilancia sobre sus niveles de potasio. Algunas medicinas hacen que el cuerpo expulse mucho de este valioso material. El potasio es un mineral vital que es esencial para las contracciones musculares. El músculo más importante, su corazón, depende del potasio para la limpieza interna que le permite funcionar normalmente.

El potasio protege contra la apoplejía

El potasio es un *electrolito*, una sustancia que conduce una carga eléctrica. Juega un papel importante en la trasmisión de los impulsos nerviosos para la contracción de los músculos. En particular, puede crear inmunidad contra la apoplejía, que pone en peligro la vida.

PELIGRO: La apoplejía es el tornado del sistema cardiovascular – temido por muchos, ataca rápida e inesperadamente, dejando a sus sobrevivientes y sus familias en completo trastorno. La apoplejía, que es la tercera causa de muerte, a menudo conlleva una lenta lucha para recuperar las capacidades de habla y movimiento para los que la sobreviven. Casi dos de cada tres sobrevivientes de la apoplejía se quedan permanentemente impedidos.

El potasio produce un importante equilibrio mineral en sus células, sobre todo en lo que se refiere a los niveles de sodio. El potasio limpia los excesos de sodio y restaura la tranquilidad a sus células, estableciendo un equilibrio que puede salvar su corazón –y su vida.

El limpiador potasio crea equilibrio en las células

Los átomos de sodio y potasio tienen, cada uno, una carga eléctrica adherida a ellos. Si usted tiene demasiados residuos de sodio y no el suficiente potasio limpiador en las células que rodean sus arterias, se produce un desequilibrio eléctrico. Esto conduce al exceso de sodio. Las arterias se cierran demasiado cuando se contraen. El resultado es una elevación de la presión sanguínea, tensión sobre las paredes arteriales, aminoración del flujo sanguíneo hacia algunas arterias más pequeñas. La acumulación de sodio ahoga la circulación. Hay un riesgo de coágulo arterial que podría impedir el paso de las sangre hacia el corazón o el cerebro. Usted puede convertirse en la víctima de una apoplejía y/o un infarto.

El potasio limpia las células

Este mineral que limpia el corazón regula en sus células la cantidad del sodio que estimula la presión. Sus células necesitan algo de sodio para funcionar. Pero si se permite que el sodio se acumule excesivamente dentro de sus células, hay un aumento de la presión sanguínea y riesgo de problemas cardiacos. La acumulación de residuos debilita las paredes de sus células; su corazón se sofoca por falta de oxígeno. Usted necesita potasio para estimular la limpieza interna que mantiene al sodio fuera de las células.

Dónde obtener potasio limpiador

Fácil... y sabroso. La Junta de Alimentos y Nutrición de la Academia Nacional de Ciencias y el Consejo Nacional de Investigación estiman que los adultos necesitan entre 1875 y 5625 miligramos de potasio al día. Si esto suena como demasiado, tenga en cuenta que se elimina mucho a través del sudor. Los diuréticos, la diarrea, el alcohol, el orinar excesivamente, el aumento de la actividad física, todos promueven la expulsión de este mineral. Así que añada ciertos alimentos para asegurarse de que su corazón tiene bastante de este potasio limpiador.

Fuentes: Una banana tiene 450 miligramos; 10 mitades de albaricoques secos tienen 482 miligramos; una taza de melón cantalupo fresco tiene 494. Trate productos lácteos bajos en grasa tales como una taza de leche para obtener 350 miligramos o una taza de yogur para 500. Use muchos retoños, semillas y nueces. Ellos contienen grandes cantidades de potasio. Es fácil disfrutar el potasio en combinaciones de ensalada que son jugosas, agradables a la vista, crujientes, deliciosas y proveen cantidades de nutrientes limpiadores del corazón y estimulantes. Trate los siguientes:

- Manzanas picadas, col, apio, menta fresca o seca, semillas de girasol, retoños variados.
- Coliflor rallada o lechuga romana, zanahoria en finas tajadas, topinambur, semillas de calabaza, retoños de frijol chino.

- Col roja picada o en rebanadas, trozos de piña, chayote pica-do, semillas de ajonjolí, retoños de lenteja, berro.

- Pasta de manzanas picadas y nueces; humedézcala con un poquito de jugo de fruta y espolvoree con canela. Sírvala sobre sus frijoles preferidos y una capa de vegetales verdes picados.

Caldo de potasio limpiador del corazón

1 taza de apio picado (con las hojas)

1 taza de zanahorias ralladas

1 cucharada de levadura de cerveza o nutritiva

1 cucharada de berro picado

1 litro de agua

1 taza de jugo de tomate sin sal o bajo en sodio

1 cucharadita de hierbas sazonadoras

1 cucharadita de miel

En una sopera, combine todos los vegetales y el agua. Cubra y cocine lentamente durante media hora. Añada el jugo de tomate, las especias, la miel. Déjelo al fuego durante cinco minutos más. Deje que se refresque –y entonces disfrute de un caldo parecido a una sopa con pan de grano entero.

Este "Caldo de potasio limpiador del corazón" tiene un poderoso arsenal de nutrientes que friegan sus células y las dejan limpias, ayuda a equilibrar los niveles de sodio y protege contra las apoplejías y los infartos inducidos por los residuos.

LIMPIE SU CORAZÓN MIENTRAS DUERME

Durante el día, para sus comidas programadas, planee consumir una variedad de frutas frescas y vegetales, granos enteros, legumbres y productos lácteos bajos en grasa o sin grasa. Disfrute de varios vasos de jugos de frutas y vegetales frescos.

Reacción catalítica funciona del día a la noche

La rica concentración de enzimas catalíticas en los alimentos crudos son estimuladas por los vigorizantes minerales y vitaminas en los mismos alimentos. Estas enzimas desalojan y desintegran los depósi-tos acumulados que, de otra manera, se pegarían persistentemente a las paredes internas de sus arterias. Las enzimas inician una reacción de cauterización térmica en la cual ellas, en efecto, derriten la acumulación de desechos tóxicos semejantes a una pasta espesa y preparan los residuos para su eliminación. ¡Esto sucede mientras usted duerme!

HISTORIA CLÍNICA — *De "respiración ahogada" a "vitalidad" en 48 horas*

Henry O'H. era un sedentario tenedor de libros. Esta inactividad seguramente contribuyó a su acumulación de desechos tóxicos. El consumía grandes cantidades de alimentos creadores de desechos que depositaban excesivas cantidades de residuos en su sistema cardiovascular. Tenía una "respiración ahogada" y una piel pálida. A veces, su corazón latía tan fuertemente que temía que se le fuera a explotar. Un examen por parte de su cardiólogo reveló esta toxemia peligrosa. Necesitaba un alivio inmediato. Henry O'H. también se quejaba de sentirse sin fuerzas y siempre cansado. Esto fue atribuido a su "escaso" suministro de oxígeno. Necesitaba desintoxicar su corazón sin demoras. Se le dijo que dedicara tres días a la semana a los alimentos "limpiadores de desechos". Los cuatro días restantes incluían su dieta normal, pero las grasas, la sal, el azúcar y los ingredientes artificiales eran tabú. Henry O'H. inmediatamente comenzó con este fácil programa de desintoxicación. Cada día, disfrutaba del Caldo de potasio limpiador del corazón. "Para asegurarme", decía. *Resultados:* Casi del día a la noche, los depósitos fueron desalojados. Podían ser lavados y expulsados fácilmente de su cuerpo. En 48 horas, fue capaz de respirar saludablemente. También tenía una vitalidad rejuvenecida. Su piel relucía. Ya no tenía las sensaciones "de ahogo". Ahora se daba cuenta de que un corazón limpio le había dado un cuerpo limpio y una fuente más juvenil de energía — posible a través de los alimentos limpiadores.

AJO: ASOMBROSO LIMPIADOR DEL CORAZÓN

Este potente vegetal tiene el poder asombroso de desenraizar y expulsar los desechos grasos que amenazan la salud de su corazón — y de todo su cuerpo.

Secreto del poder limpiador del ajo en el corazón

El ajo tiene una elevada concentración de állicin. Esta es una sustancia activa que contiene sulfuro y que es transformada por su metabolismo en un singular agente lavador de residuos llamado diallyldisulfide. Su sistema enzimático usa este agente para desincrustar, descomponer, derretir y disolver los desechos pegajosos que se adhieren persistentemente a su sistema cardiovascular. Este es el asombroso secreto del poder limpiador del ajo en el corazón.

Controla el colesterol, diluye las grasas espesas

Este mismo activador del ajo, diallyldisulfide, tiene el poder de limpiar depósitos en su torrente sanguíneo, reduciendo así sus niveles de colesterol en la sangre. Esta sustancia del ajo sintetiza (desintegra) los desechos y los depósitos de grasa de su hígado. El ajo provoca una reducción de los desechos tóxicos que, sino, amenazarían con bloquear su torrente sanguíneo y su corazón. El ajo reduce también los niveles de depósitos de triglicéridos (otra forma de desecho de las grasas) en su torrente sanguíneo. Entonces usted tiene protección contra la acumulación tóxica que podría predisponerle a padecer de problemas cardiacos. El ajo es un importante protector de su corazón –y de su vida.

Cómo usar el ajo limpiador del corazón

Mastique varios dientes de ajo al día. O pique una cabeza de ajo muy finamente y añádala a la ensalada, el cocido, la sopa en cazuela o el plato principal. También puede exprimir jugo de ajo (en las tiendas de productos de salud y de utensilios domésticos hay prensas especiales de ajo) y mezclarlo con un vaso de jugo vegetal. Beba un vaso al día. El compuesto del ajo trabaja vigorosa y rápidamente para reducir sus niveles tóxicos y proteger su corazón de los ataques corrosivos.

Ajo por la noche = corázon saludable a la mañana

Unas dos horas antes de irse a dormir, consuma de cuatro a cinco dientes de ajo. Mastique perejil o clavos para neutralizar el antisocial olor. O, sino, pique el ajo finamente y añádalo a una ensalada de lechuga y tomate crudos. Cómalo antes de irse a la cama por la noche.

Mientras duerme los elementos desintoxicantes del ajo trabajan con superenergía debido a que otros procesos digestivos similares están ahora detenidos. Por lo tanto, hay energía pura que puede ser usada en todo su poder para la reacción de limpieza del corazón. Durante sus ocho horas de sueño, los compuestos del ajo están lavando y expulsando desechos tóxicos. Al despertarse, usted tendrá un corazón más limpio. Y también más vitalidad juvenil.

EL ALIMENTO SUPERLIMPIADOR QUE REJUVENECE EL PODER DE SU CORAZÓN

Un alimento sorprendente para una poderosa superlimpieza es capaz de diluir y desalojar los depósitos de residuos de su sistema cardiovascular y duplicar el poder juvenil de su corazón. Este alimento trabaja inmediatamente.

CONOZCA A ESTE SUPERLIMPIADOR

El nombre es *lecitina* y es un polvo blando, soluble en agua, granuloso, hecho de frijoles de soja o semillas de girasol desprovistos de grasa. Los cardiólogos lo llaman *fosfátido;* es decir, una sustancia limpiadora de desechos que desintoxica sus células, tejidos y órganos.

El secreto de la lecitina está en su poder *fosfolípido* (derretidor de grasa, lavador de desechos). Este poder singular permite que este alimento maravilloso derrita grasas y desechos persistentes y desintoxique su sistema cardiovascular.

El poder asombroso de la lecitina está en su función emulsificadora. Mantiene las grasas y los desechos descompuestos en partículas microscópicas, de modo que puedan ser desintoxicadas y eliminadas a través de las paredes arteriales. *Factor de protección:* La lecitina busca, y luego descompone, las placas (nudos fibrosos que se pegan a su sistema cardiovascular), de manera que puedan ser expulsadas de su cuerpo. La lecitina es su alimento superlimpiador del corazón.

COLINA, LIMPIADOR DE AGREGACIONES

El Dr. Lester Morrison, M.D., de la Escuela de Medicina de la Universidad de Loma Linda (California), ha encontrado que la lecitina hace milagros en la prevención e inclusive la reversión del trastorno cardiaco. El poder de desintoxicación está en su contenido de colina. "La colina produce una notable mejoría en las propiedades del flujo sanguíneo en las personas con mala circulación. Un obstáculo para la circulación normal es la tendencia de las plaquetas (células sanguíneas) a agregarse entre ellas y formar coágulos. Esto, que se llama 'agregabilidad de las plaquetas', es un peligro. La colina (en la lecitina) ayuda a que las plaquetas no se agreguen. Esto ilustra el hecho de que la colina en realidad no 'adelgaza' la sangre. Es decir, que no *elimina* ninguna de las plaquetas (lo que es bueno porque ellas son necesarias), sino que ayuda a que no se agreguen entre sí".

El Dr. Morrison alaba a la lecitina como un asombroso alimento que es necesario para ayudar a mantener a su corazón limpio ¡y libre de grasas![17]

ESTIMULE LA LIMPIEZA INTERNA EN SÓLO MINUTOS

Lecitina—Su limpiador cardiaco

Su corazón requiere una enzima especial llamada *lecitina colesterol aciltransferasa* (LCAT) para poder protegerle contra la acumulación excesiva de desechos en las paredes arteriales. La LCAT desintoxica y limpia evitando que los desechos se adhieran unos con otros, emulsificándolos para que puedan ser eliminados.

Necesidad especial: Para que su cuerpo pueda hacer esta autolimpieza con LCAT, le hace falta lecitina. Con este superalimento, tiene lugar un proceso de desintoxicación. La lecitina prepara a sustancias del cuerpo para que trabajen como "guardaespaldas" intracelulares, que desplazan y expulsan a los desechos y las placas de grasa indeseables. Se convierte en la salvadora de su corazón... y también de su vida.

Fácil modo de alimentarse con lecitina limpiadora

Escoja la lecitina granulada que está disponible en las tiendas de productos de salud. Esta ofrece una mayor potencia de fosfátidos y fosfatidilcolina —los centros de energía que producen la acción limpiadora.

Cómo usarla: En el desayuno, añada cuatro cucharadas del granulado a los cereales. Al mediodía, riegue dos cucharadas sobre su ensalada de vegetales o de frutas. En la cena, añada cuatro cucharadas a su ensalada, plato principal o a ambos.

Reacción rápida: En sólo momentos después de haberlas ingerido, las sustancias limpiadoras de la lecitina comienzan a limpiar sus arterias y su corazón. Se sentirá mejor casi al instante. Ellas continúan limpiando *por la noche.* Usted se despertará sintiéndose más joven, con su cuerpo y su corazón desintoxicados gracias a la lecitina.

Usted puede ver el poder limpiador de la lecitina

Cuando ase un trozo de carne grasiento, deje que los jugos se reúnan en una olla y déjelos refrescar. Note cómo los círculos de grasas suben a la superficie. Ahora espolvoree una cucharada de lecitina por encima de la grasa. Espere 20 ó 30 minutos. ¡Descubrirá que la grasa ha *desaparecido*! Los jugos siguen allí, pero, ¿dónde está la grasa? La lecitina ha emulsionado la grasa, descomponiendo los desechos y preparándolos para que sean eliminados rápidamente.

La misma acción limpiadora ocurre cuando usted usa lecitina en sus comidas. Ella descompondrá las placas y promoverá un poder limpiador que le dará a usted un sistema cardiovascular más limpio casi de un día a otro.

Sencillo programa de desintoxicación

Planee usar de ocho a 10 cucharadas de lecitina granulada al día. Gradualmente, a medida que usted va experimentando una mejoría en la salud de su corazón, mejor oxigenación y más energía, su consumo puede reducirse a cuatro cucharadas al día. Sencillos y sabrosos, estos granos proveen una desintoxicación que limpia su corazón y sus arterias que no puede ser igualada. La lecitina puede ser el superalimento que le dé un corazón limpio... y un estilo de vida más sano.

HISTORIA CLÍNICA — *Limpia un corazón "ahogado" en 48 horas.*

La falta de aliento, las palpitaciones cardiacas y la de ahogo hicieron que Nora DeL. sintiera temor de estar desarrollando una enfermedad cardiaca. Un fisiólogo le dijo al ama de casa que tenía acumulaciones de placas de desechos que necesitaban ser eliminadas inmediatamente. Le dijo que restringiera los alimentos que creaban desechos de origen animal y que aumentara los alimentos limpiadores procedentes de plantas. Además, le dijo que tomara 10 cucharadas de lecitina granulada al día. Nora DeL. quería –y necesitaba– una acción inmediata. Enseguida tomó el granulado, unas tres cucharadas con cada comida. Unas 48 horas después, volvió a su fisiólogo. Era asombroso. El residuo había sido lavado y expulsado de su cuerpo. Podía respirar profundamente, disfrutar de un corazón que funcionaba a la perfección. Sentía el pecho "cómodo", libre de dolores atemorizantes. Todo esto sucedió en 48 horas. Nora DeL. le tenía que dar gracias a la lecitina por desintoxicar su corazón "ahogado" y darle una vida más saludable.

REVIERTA LA ENFERMEDAD CARDIACA... ¡NATURALMENTE!

Siguiendo un conjunto de programas de desintoxicación para mejorar su estilo de vida, usted puede corregir su colesterol, evitar la enfermedad cardiaca, revertir (¡sí, revertir!) su problema cardiaco, reducir y eliminar los medicamentos ¡y hasta la cirugía de desvío coronario!

Este conjunto de programas de desintoxicación ha hecho milagros para cientos –inclusive miles– de personas, dice el Dr. Dean Ornish, M.D., profesor clínico asistente de la Universidad de California, San Francisco, y del Centro Médico Pacific Presbyterian. La investigación del Dr. Ornish sugiere que cambios en la dieta y el comportamiento pueden revertir significativamente los bloqueos coronarios en sólo un año. ¡El presenta a sus pacientes como evidencia de que los programas pueden funcionar! Muchos de ellos tenían elevados grados de aterosclerosis o han sobrevivido uno o más infartos; otros se negaron a someterse a cirugía de desvío coronario para abrir sus bloqueos, o no pudieron someterse a ella por razones médicas. El desarrolló un programa de desintoxicación que ha salvado incontables vidas.

El límite de grasas

¡Las grasas animales son tabú! El programa enfatiza una estricta dieta vegetariana supervisada que obtiene menos del 10 por ciento de sus calorías de las grasas. El Dr. Ornish habla de muchos de sus pacientes que revirtieron sus bloqueos coronarios. "Como resultado, la gente comenzó a sentirse mejor muy rápidamente". Otro resultado asombroso: mientras más seria la enfermedad cardiaca, más impresionante fue la desintoxicación con este programa. ¡Pero el énfasis está en el 10 por ciento de calorías procedentes de grasas! ¡Sí, la grasa es el villano y debe ser rígidamente controlada!

Antes de que comience

"Yo les digo que prueben durante una semana", dice el Dr. Ornish. Si usted tiene angina y sigue el programa cuidadosamente, "después de una semana el dolor probablemente disminuirá. Inclusive si usted no padece de un trastorno cardiaco, se sentirá notablemente mejor y tendrá más energía después de una semana". Pero consulte desde el principio con su médico. En cualquier situación, una prueba de una semana le hará sentirse mejor.

Este es el programa del Dr. Ornish para un corazón más sano:

1. *Restrinja las carnes, el exceso de grasas.* Elimine las carnes rojas y blancas, las aves, el pescado, el queso. Coma poco de productos vegetales altos en grasas como las nueces, las semillas y los aceites vegetales. Evite el café con cafeína y los tés. La cafeína puede provocar latidos irregulares en algunas personas y conducir a tensión al hacerle sentir temor.

2. *Coma todo lo que quiera de estas comidas:* Granos enteros y derivados de granos enteros tales como pan, cereal, arroz moreno, pasta, tortillas; frutas frescas o secas; vegetales y productos de hojas verdes; frijoles y legumbres; retoños; clara de huevos. Muchos alimentos procesados y preparados son aceptables si no contienen aceite o yemas de huevo añadidos y sólo un mínimo de azúcar y sal. Condimentos aceptables son las hierbas, la mostaza, el *ketchup* y la salsa de tomate.

3. *¿Y qué pasa con la sal?* El programa no restringe la sal. Pero si usted es sensible a la sal, si su presión sanguínea responde a niveles de sodio, trate de evitarla.

4. *Ejercítese con moderación.* El Dr. Ornish dice: "El equivalente de caminar de media hora a una hora al día causa la mayor reducción de la mortalidad. Y con más de eso usted no recibe

mucho más beneficio, pero los riesgos aumentan notablemente, especialmente para quienes tengan una enfermedad cardiaca seria". Planee caminar de 20 a 30 minutos al comienzo, a un paso cómodo. Acelere a un paso más firme, durante 30 a 60 minutos al día. De nuevo, si usted tiene problemas cardiacos, consulte con su médico antes de comenzar cualquier programa de ejercicios, inclusive durante unos pocos días.

5. *La yoga limpia.* Diariamente, haga estiramientos de yoga, los que se aprenden mejor en clase con un instructor. También hay audio y videocintas disponibles. La regla es NO hacer nada que le haga sentir incomodidad. Si se estira y una sensación de comodidad le hace suspirar, es que lo está haciendo bien.

6. *Alientos que limpian.* El Dr. Ornish aconseja este método de desintoxicación que emplea la respiración. *Primero:* Siéntese derecho en una silla. Mantenga la columna recta, los hombros hacia atrás. Centre la cabeza. Exhale totalmente. Inhale, sintiendo que su abdomen se expande. Exhale totalmente. Sienta al abdomen estirarse en dirección a la columna. Repita varias veces hasta que esta desintoxicación de expansión-contracción ocurra de forma natural. Luego, retome su respiración normal y relájese. *Segundo:* Exhale totalmente. Comience a inhalar profundamente, con su abdomen expandiéndose y su costillar expandiéndose hacia fuera. Cuando exhale, sienta cómo su costillar se contrae, mientras su abdomen se recoge hacia dentro. Este es un programa de desintoxicación de oxígeno en dos partes que combina los movimientos de su abdomen y sus costillas. Repita cinco veces. Retome su respiración normal y relájese. *Tercero:* Coloque sus manos sobre las clavículas. Exhale totalmente. Inhale. Sienta su abdomen expandirse, su costillar abrirse, sus clavícula elevarse. A medida que exhala, sus clavículas bajan ligeramente, su costillar se contrae y su abdomen se recoge. Cuando llegue a dominar esta técnica, ya no tendrá que tocarse las clavículas, sino que podrá colocar las manos sobre sus piernas. Eso es todo. El Dr. Ornish sugiere hacer este ejercicio con regularidad, sobre todo cuando siente tensión. Esto promueve un beneficio de desintoxicación que contrarresta la tensión. Planee al menos 20 minutos al día para este remedio yoga en tres pasos.

7. *La meditación alivia.* Siéntese cómodamente en un lugar tranquilo, con su columna derecha. Si no quiere una silla, trate en el piso, pero coloque un cojín firme debajo de sus caderas para más comodidad. Concéntrese en su respiración. Rítmicamente, inhale y exhale. Entonces seleccione una palabra o sonido y repítalo silenciosamente *a medida que exhala.* Cualquier palabra sirve. Pruebe "salud", "desintoxicación", "limpieza", "amor", "paz" –o cualquiera que le haga sentir bien. Aumente la desintoxicación visualizando una escena relajante. NO deje que sus pensamientos divaguen. Sumérjase en este remedio de meditación-desintoxicación. *Sugerencia:* Medite todos los días a la misma hora y en el mismo lugar. Debe esperar varias horas después de comer. Trate de meditar por lo menos 20 minutos todos los días.

8. *El grupo de apoyo contribuye.* Trate de involucrarse con los demás. Mejore los canales de comunicación con la familia y los amigos. ¿Aislado? ¿Sólo? Relaciónese con otras personas. Al hacerlo ayudará a su corazón. Señala el Dr. Ornish: "¿Puede usted hacerlo por sí solo? Sí. ¿Es más fácil si tiene un grupo? Sí. Pero no tiene que ser un grupo de pacientes cardiacos. Puede ser cualquier tipo de grupo. La idea es estar en un grupo que le dé seguridad suficiente como para que usted muestre quién realmente es debajo de las máscaras y las defensas, y en vez de sentirse rechazado, se sienta apoyado. Esto, por sí solo, cura".[18]

LOS ACEITES DE PESCADO DESINTOXICAN SU CORAZÓN

En algunos pueblos, el aumento en el consumo de aceites de pescado parecer ser una protección contra la enfermedad cardiovascular. Los ácidos grasos Omega-3, que se encuentran en los aceites de pescado son limpiadores importantes en la protección contra la coagulación. Los mismos ácidos grasos Omega-3 son efectivos para reducir los niveles de lípidos (grasas). El aceite de pescado tiene dos beneficios de desintoxicación: (1) Reduce los niveles de triglicéridos-colesterol; y (2) minimiza la formación de los coágulos sanguíneos causados por los residuos. *Importante:* Usted no puede tomar aceite de pescado y continuar comiendo alimentos grasos. La limpieza proviene de *sustituir* las comidas que son grasosas por el pescado.

- Es el pescado mismo y no ninguno de los aceites en los que está empacado, lo que constituye el beneficio principal. Escoja pescados enlatados (sardina, macarela, salmón, etc.) empacados en agua o en salsa de tomate.

- El pescado fresco es beneficioso, naturalmente. Seleccione entre estos pescados que contienen ácidos grasos Omega-3: atún, macarela, salmón, pez azul, sardina, mújol, trucha arco iris, trucha de agua dulce, arenque, *sablefish*, sábalo, pampanito (blenio), pámpano. *Beneficio:* Estos pescados contienen amplias cantidades de dos ácidos grasos, eicosapentaenoico (EPA) y docosahexaenoico (DHA), que son vigorosos agentes desintoxicantes que ayudan a mantener sus arterias limpias y reducen el riesgo de problemas del corazón.

El pescado reducirá tanto el número como la capacidad de adherencia de las plaquetas sanguíneas que forman coágulos. El EPA y el DHA de los ácidos grasos Omega-3 reducen la formación de las placas grasosas que bloquean las arterias y contrarrestan los espasmos arteriales que interfieren con el flujo de la sangre y elevan las presión sanguínea.

¿Qué sucede con los contaminantes de las aguas?

Varíe el tipo de pescado que come. Algunos pueden estar contaminados. Los pescados de agua dulce son los más propensos a estar contaminados por las sustancias tóxicas que se lanzan a los lagos, las corrientes y los ríos. El pescado de mar por lo general tiene menos problemas de contaminación, pero los pescados predadores de mayor tamaño (atún, aguja) acumulan contaminantes químicos. NUNCA coma pescado crudo, ya que algunos tienen parásitos infecciosos.

UNA CEBOLLA AL DÍA MANTIENE LEJOS A SU CARDIÓLOGO

No derrame lágrimas por la acre cebolla. En vez de eso, sienta agradecimiento por este aromático vegetal –ella tiene el poder de limpiar su corazón con tal minuciosidad que puede ayudar a mantener lejos a su médico

Derrite las grasas, limpia y desintegra los residuos

La cebolla contiene enzimas capaces de derretir las grasas acumuladas y expulsarlas de su sistema cardiovascular. Estas enzimas de la cebolla reducen las fibrinas parecidas a las placas que, sino, podrían conducir a un peligrosos coágulo sanguíneo.

La cebolla contiene una sustancia similar a las hormonas, la *prostaglandina*. Esta sustancia limpia los residuos de su sangre, trayendo oxígeno fresco y nutrientes a su corazón.

Los compuestos de la cebolla reducen la agregación de residuos de las plaquetas al descomponer el peligroso desecho llamado *tromboxano*. Al suprimir la multiplicación de este desecho, las enzimas de la cebolla estimulan la limpieza interna para proteger su corazón. Las enzimas de la cebolla descomponen las "presas" de pequeños coágulos sanguíneos (trombos), que, si no, se acumularían y causarían trastornos cardiacos. Sólo comer cebollas diariamente puede ayudar a su cuerpo a mantener esta acción autolimpiadora del corazón.

Mire (si puede) el poder limpiador de desechos de las cebollas

Pique en rodajas una cebolla fresca. En segundos, sus ojos comenzarán a llorar. El aroma de este poderosísimo limpiador es tan acre que sin siquiera tocar sus ojos, estimula sus glándulas lagrimales para liberar lágrimas que lavan y expulsan detritos de sus ojos. La misma reacción ocurre cuando usted *come* cebollas. Sus enzimas estimulan un derretimiento, limpieza y expulsión de los detritos acumulados. Como regaderas internas, las enzimas lavan y limpian su sistema cardiovascular y eliminan los residuos. Coma cebollas con regularidad para que tenga lugar esta desintoxicación interna de limpieza cardiaca.

Plan para comer cebolla

Use cualquier cebolla cruda de estación como parte de su ensalada vegetal diaria. O use cebollas en sus recetas. Sus poderes de desintoxicación son también efectivos cuando se cocinan. ¿Le molesta que le hagan llorar en el exterior cuando usted preferiría que este llanto (limpieza) en el interior? Entonces refrigere la cebolla antes de picarla para inhibir su poder de provocar lágrimas. O corte la cebollas debajo del agua para obtener el mismo beneficio. Coma una o dos cebollas diariamente como parte de su programa vegetal. Su corazón estará aún más limpio.

Tónico natural de limpieza cardiaca

Añada dos cucharadas de granulado de lecitina y una cebolla picada a un vaso grande de jugos vegetales frescos. Páselo por la batidora. Beba un vaso al día.

Historia clínica – *Revive el corazón, estimula la salud en tres días*

El malestar en el pecho y la dificultad para respirar le habían hecho pensar a Phyllis MacB. que su corazón no estaba en buen estado. Como tres miembros de su familia tenían problemas cardiacos, le preocupaba que ella fuera la próxima. Su internista le dijo que el problema provenía de sus arteriolas y de sus válvulas cardiacas congestionadas. El colocó a Phyllis MacB. en un programa de desintoxicación que enfatizaba más alimentos vegetales. También le recetó que tomara el "Tónico natural de limpieza cardiaca" dos veces al día. En un sólo día, Phyllis pudo respirar mejor. Su malestar en el pecho desapareció. Tenía más energía juvenil. El cabo de los tres días, la examinaron de nuevo. Felizmente, su internista le dijo que se había desintoxicado tanto que tenía una excelente salud cardiaca. Ella resumió sus actividades normales con una vida nueva.

Cómo el tónico estimula la limpieza cardiaca

La combinación de vitamina-mineral-enzima de la lecitina y la cebolla, y también de los jugos, vigoriza la reacción de lucha contra las grasas de su cuerpo. Este tónico usa la lecitina para lavar y expulsar la grasa y la prostaglandina de la cebolla para acelerar la limpieza del corazón. Poco después de ingerirlos, se experimenta esta doble acción. Trabaja, casi de un día a otro, para darle una corazón superlimpio a la mañana siguiente. ¡Y también es un tónico refrescante y sabroso!

Desintoxique su corazón, descongestione su torrente sanguíneo mientras duerme

Con el uso de estos programas desintoxicantes, usted puede limpiar su corazón y su torrente sanguíneo mientras duerme. Dele a su cuerpo los materiales limpiadores necesarios para esta reacción salvadora. Su corazón durará entonces nueve vidas... y más.

PUNTOS DE INTERÉS

1. *Un corazón limpio es un corazón sano. Para añadir años a su corazón, evite los alimentos que forman residuos.*

2. *Limite o elimine los alimentos formadores de desechos y estimule el consumo de alimentos limpiadores. Ellos lavan su corazón mientras usted duerme.*

3. *Henry O'H. usó estos beneficiosos alimentos limpiadores para pasar de una "respiración sofocada" a "vitalidad" en 48 horas.*

4. *El potasio es un poderoso limpiador del corazón. Coma una variedad de alimentos que contengan potasio para mantener las células libres de toxinas y protegerse contra la apoplejía.*

5. *Disfrute el "Caldo de potasio limpiador del corazón". Delicioso –¡salvador!*

6. *El ajo es un dinámico limpiador del corazón. Tómelo por la noche y tenga un corazón más sano por la mañana.*

7. *La lecitina es un superdesintoxicante de su corazón y de todo su cuerpo.*

8. *Nora DeL. limpió su corazón "ahogado" en 48 horas con un cambio en la dieta y el uso de la lecitina.*

9. *Revierta naturalmente la enfermedad cardiaca (y hágase inmune a los trastornos cardiovasculares) con el programa médico de desintoxicación en ocho pasos.*

10. *Los mariscos contienen ciertos ácidos grasos que pueden desintoxicar su corazón y desobstruir sus arterias.*

11. *La modesta cebolla es un poderoso limpiador cardiaco. En combinación con la lecitina, en un "Tónico natural de limpieza cardiaca", restauró la salud cardiovascular de Phyllis MacB. en tres días.*

CAPÍTULO 9

MILAGROSOS SUPERALIMENTOS PARA UNA CIRCULACIÓN DINÁMICA

Elimine las acumulaciones tóxicas de su cuerpo y rejuvenezca su perezosa circulación. Una toxina puede ser tan insidiosa como los invisibles contaminantes que salen del polvo de su viejo edificio o tan aparentemente inofensiva como una brisa fresca (pero cargada de veneno) que llega a través de su ventana. Las bacterias y los virus también se suman a los contaminantes que amenazan el cuerpo. Usted puede minimizar estas amenazas con un programa progresivo para desintoxicar su sistema y limpiar sus órganos.

Cuando la sangre, sin barreras y frescamente oxigenada, corre por todo su cuerpo, sus miles de millones de células y tejidos se libran de los bloqueos. Usted es recompensado con una imagen y una sensación de salud juvenil. Usted puede experimentar este sentimiento de "volver a nacer" con milagrosos alimentos de poder que le darán una circulación dinámica.

CÓMO LOS ALIMENTOS MEJORAN SU CIRCULACIÓN JUVENIL

Ciertas comidas y nutrientes comunes tienen en su interior sustancias naturales que lavan y expulsan los desechos tóxicos que amenazan con obstaculizar su sistema circulatorio. Estos alimentos pueden, delicada y concienzudamente, fregar y desalojar los obstáculos que interfieren con una circulación libre. Cuando estos alimentos hayan limpiado sus conductos internos, usted puede disfrutar de una regeneración renovadora de su salud gracias a una circulación juvenil (y creadora de juventud).

Desintoxicación rápida = circulación dinámica

Estos milagrosos alimentos de poder apuntan directamente a la eliminación de bloqueos de los conductos congestionados que, sino, podrían obstaculizar el movimiento de los nutrientes importantes. Estos mismos alimentos en realidad dilatan las arterias y las venas de su sistema circulatorio para promover un mejor intercambio de productos de desecho y oxígeno, lo que le dará un metabolismo más limpio y juvenil. Estos alimentos milagrosos limpian los conductos bloqueados por las toxinas para acelerar el vigoroso transporte de los desechos que van a ser eliminados.

Limpieza rápida, reanimación inmediata y total

Los catalizadores enzimáticos en estos alimentos milagrosos crean una inmediata limpieza interna. Ellos trabajan casi desde el principio para regenerar los capilares dañados y rotos. Limpian los componentes más pequeños de su sistema vascular. La limpieza interna permite un intercambio de oxígeno por desechos a través de las semiimpermeables paredes de sus capilares. Básicamente, una constante descomposición de los capilares reducirá la eficiencia de su poder de filtración.

Estas paredes se llenan de toxinas, creando bloqueos que pueden debilitar el proceso de limpieza que es vital para mantener una salud juvenil. Por lo tanto, usted necesita tomar nu-trientes que (1) desalojarán y dispersarán los desechos acumulados, y (2) repararán sus capilares para fortalecerlos y hacer que puedan funcionar como filtros eficientes. Con estos alimentos milagrosos, usted experimentará una limpieza y reparación interna y una reanimación juvenil inmediata.

AYUNO DE JUGO DE UVA DE UN DÍA = CIRCULACIÓN JOVEN PARA SIEMPRE

Marque su calendario. Cada 10 días, programe un ayuno de jugo de uvas durante un día solamente. No tome ningún otro alimento ni líquidos, excepto agua. A lo largo de todo el día, beba jugo de uvas sin endulzar.

Limpia, rejuvenece, reanima la circulación

La rica concentración de enzimas, combinada con el elevado contenido de vitamina C, trabaja con rapidez para limpiar los desechos acumulados en su sistema circulatorio. Las enzimas del jugo de uva estimulan las secreciones gástricas y su movilidad para acelerar la limpieza interna. Las enzimas y la vitamina C también estimulan una acción antibacterial que promueve una limpieza natural del colon, el cual entonces es más capaz de desalojar los productos de desecho que, sino, podrían causar bloqueos circulatorios.

Sin la competencia digestiva de otros alimentos y bebidas, su sistema enzimático es capaz de hacer uso total de los nutrientes del jugo de la uva para producir esta reacción limpiadora. Usted se sentirá rejuvenecido o rejuvenecida al disfrutar de una circulación más animada y brillante de limpieza.

Un día crea beneficios para toda una vida

Este día único (programado cada 10 días en su calendario) puede darle tal carga a sus funciones gastroenterológicas que usted experimentará la maravilla de una vida entera de circulación juvenil. Planee seguir este programa de ayuno –limpiador, naturalmente dulce y rápido– de jugo de uva regularmente, y obtendrá la recompensa de sentir una juventud total.

HISTORIA CLÍNICA *—Afirma la piel, disfruta de regularidad, duplica la energía*

El tenedor de libros Frank E.P. se quejaba de sentirse "congestionado". Su piel estaba marchita y fofa, padecía de una molesta irregularidad intestinal y tenía un bajo nivel de energía. A medida que pasaban los días, se sentía más y más cansado. A veces, las largas columnas de débitos y créditos parecían borrarse ante sus ojos enrojecidos. La productividad laboral de Frank E.P. declinó. Al confiar su problema con su supervisor, se le dijo que visitara al fisiólogo de la compañía. Las pruebas mostraron que su circulación estaba "ahogada" con bloqueos de desechos de los subproductos de los alimentos inadecuadamente metabolizados. La contaminación ambiental procedente de las máquinas de la oficina, los vapores químicos de las industrias del área, y las sustancias tóxicas inhaladas con cada aliento empeoraba el problema. Se le recomendó que llevara a cabo un ayuno de un día con jugo de uva cada dos semanas. El siguió este sencillo programa. Se asombró al sentir cómo su energía regresaba. Su piel se hizo firme y suave. Logró hacer sus necesidades con regularidad. No sólo podía realizar más rápidamente su trabajo, sino que también podía trabajar tiempo adicional con una duplicada energía. Frank E.P. le agradeció a este ayuno de jugo de uva de un día, limpiador de la circulación, por ser la clave de su sentimiento refrescante de "rejuvenecimiento total".

"ESTIMULADOR MATINAL PARA LA CIRCULACIÓN"

El ritmo de su circulación mientras duerme es diferente al ritmo durante el día. Hay días en que la acumulación de desechos se convierte en bloqueos, haciéndole difícil a usted el comienzo del día en la mañana. Usted sabe cómo se siente eso. ¡Casi ni puede levantarse de la cama! Necesita lavar y expulsar estas acumulaciones. Usted puede estimular su circulación con el uso de cuatro milagrosos y cotidianos alimentos de poder en una dinámica combinación.

Cómo preparar el estimulador

1 taza de jugo de naranja fresco
1 cucharadita de levadura de cerveza
   (de la tienda de productos de salud)
2 cucharaditas de leche en polvo sin grasa, fortificada
1 clara de huevo (déle la yema a su mascota)

Pase por la licuadora todos los ingredientes durante 30 segundos. Entonces bébalos lentamente antes del desayuno (trabaja mejor con un estómago vacío, por la mañana).

Beneficios de energía y limpieza

La vigorizante vitamina C del jugo de naranja se combina con el poderoso complejo B y los aminoácidos de la levadura. Ellos estimulan la rica concentración de proteínas de la leche y la clara de huevos para crear una reacción de limpieza celular casi instantánea. Estos mismos dinámicos ingredientes transitan por su sistema circulatorio, llevándose los desechos, despertando a su perezoso metabolismo, llenando su torrente sanguíneo con rebosante vitalidad. A los 30 minutos de haber terminado su Estimulador matinal para la circulación, usted experimentará un renacimiento de su energía dinámica. Esta es la recompensa por haber limpiado su sistema circulatorio al despertarse.

HISTORIA CLÍNICA – *El estimulador le da ánimos ilimitados*

Diane O'J. tenía responsabilidades agobiantes en el hogar, asuntos sociales locales y un trabajo de tiempo parcial. Estas tareas le exigían tanto, que siempre tenía ganas de dormir. Se levantaba por la mañana cansada y continuaba fatigada mientras trataba de hacer las tareas cotidianas –en la casa y en el trabajo. Caminaba encorvada y tenía reflejos lentos. Su memoria era vaga. ¡Estaba en sus cuarenta, pero se sentía el doble de vieja! Una compañera de trabajo que se apiadó de ella le sugirió que usara el fácil de preparar "Estimulador matinal para la circulación" que le había sido recetado a ella por un nutricionista clínico para combatir su sensación de pereza. Diane O'J. lo probó, desesperada por salir de su modorra. En dos días, se sentía completamente fresca. Disfrutaba de sus muchas actividades. Caminaba con un paso juvenil, tenía reflejos alertas y una memoria mejor. El sabroso estimulador revirtió su proceso de envejecimiento y la recompensó con un ánimo ilimitado. ¡La vida era tan alegre!

LIMITE (O ELIMINE) ESTOS ALIMENTOS QUE BLOQUEAN LA CIRCULACIÓN

Para ayudar a mantener su circulación libre de bloqueos, restrinja esos alimentos "pegajosos" que producen pesadas cargas de desechos y depósitos tóxicos en sectores vitales de su sistema:

- Leche sin desgrasar, leche con chocolate, maltas, batidos y cremas espesas.
- Almuerzos de embutidos, salchichones, perros calientes, aves con pellejo, carnes fritas en sartén o en cazuela, carnes

preparadas comercialmente, carnes de ave empanizadas o con salsas.

- Vegetales congelados o enlatados que tienen mantequilla o salsa cremosa, que ha sido sumergidos en grasas para freír, o a los que se les ha añadido sal o sustancias químicas.

- Productos de pan (pan, bizcochos, galletitas, panecillos, panqueques, *waffles*, rosquillas o doughnuts) hechos con crema, leche sin desgrasar, grasas animales, sustancias químicas.

- Aceite de coco, mantequilla de coco, aceite de palmera, grasa vegetal hidrogenada o "endurecida", grasa que sueltan las carnes, cebo o manteca.

- Salsas preparadas comercialmente. Si son hechas en casa, evite las que contengan grandes proporciones de grasas animales, sal y especias.

- Helado, crema batida, leche helada o postres que contengan las grasas anteriormente mencionadas o grasas "duras".

- Chocolate, dulce de azúcar, natillas, caramelos y budines hechos con leche sin desgrasar; tortas, pasteles y galletitas comerciales y mezclas de ingredientes desconocidos.

- Alimentos fritos comercialmente tales como hojuelas de papa y otras meriendas que han sido sumergidas en grasas causantes de toxemia.

¿Por qué son peligrosos estos alimentos ?

Estos alimentos son fuentes concentradas de grasas sólidas y aditamentos que dejan espesos depósitos de residuos a lo largo de su sistema circulatorio. El consumo continuo de estos alimentos formadores de desechos provoca un "apilamiento" de detritos formadores de bloqueos. Su circulación está en peligro de estrecharse o de sofocarse por completo. Esto tiene un efecto negativo sobre su proceso celular de rejuvenecimiento. No ataque su sistema circulatorio con una contaminación alimenticia. Limite, o mejor aun, *elimine* estos alimentos negativos. Así limitará la acumulación de desechos y le dará a su circulación ese poder que necesita para actuar libremente y proporcionarle a usted un sentimiento de renovada juventud.

HIERBAS DE PODER PARA DARLE UNA SUPERCARGA A SU CIRCULACIÓN

Varias hierbas tienen el poder de revivir su perezosa circulación, calentar sus manos y pies y hacerle sentir mejor en general. Estas hierbas están disponibles en muchas tiendas de productos de salud, así como en farmacias herbarias.

Extremidades frías. Para calentar sus manos y pies, masajéelos suavemente con aceite macerado de flores de madreselva. *Beneficio:* Estimula y aumenta el flujo sanguíneo hacia la superficie de su piel.

Baño de pies. Caliente sus pies fríos remojándolos en dos litros (medio galón) de agua tibia a la cual ha añadido una infusión de una cucharada de semilla de mostaza fresca y molida. A los 30 minutos la circulación aumenta para darle unos pies más cálidos. *Beneficio:* Las hierbas limpian al mismo tiempo que estimulan.

Tónico de hierbas. Beba té de escaramujo, o té de cola de caballo campestre, con un poquito de miel y zumo de limón. *Beneficio:* Fortalece y limpia los pequeños capilares para mejorar el flujo de nutrientes que llevan oxígeno.

NUTRIENTES QUE FORTALECEN SU PODER RESPIRATORIO

Importancia de los pulmones sanos

Robert H. Garrison, Jr., farmacéutico licenciado de San Diego, en California, y Elizabeth Somer, dietista licenciada, autores de *The Nutrition Desk Reference* (Libro de referencia de nutrición), recomiendan la limpieza interna de los pulmones como el camino hacia una mejor salud.

"Los pulmones están expuestos a numerosas sustancias ambientales que pueden causar infección y daño, incluidas el moho, las bacterias, los virus, el polen, los contaminantes en el aire y el humo del tabaco. El uso del tabaco y el humo desprendido por el tabaco que fuma otra persona son los mayores contribuyentes a la bronquitis, el enfisema y el cáncer del pulmón.

"Las barreras contra la infección y el daño a los tejidos incluyen enzimas que destruyen las sustancias foráneas, un fuerte tejido epitelial interno que forma una barrera física contra los contaminantes, una capa de mucosidad que cubre ese forro epitelial y protege aún más contra la invasión y una capa de estructuras diminutas, semejantes a cabellos, llamadas cilios, que están en la pared interna del conducto respiratorio. Los cilios barren hacia el exterior los detritos que han sido inhalados. El sistema inmunitario y el sistema antioxidante también ayudan a evitar el daño a los pulmones".

El equipo del farmacéutico y la nutricionista licenciados señalan que: "La buena nutrición ayuda a mantener sanos a los tejidos pulmonares al fortalecer el sistema inmunitario y aumentar la resistencia del cuerpo contra la infección y la enfermedad, manteniendo sano al tejido epitelial interno y desactivando los radicales libres y otros compuestos altamente reactivos que podrían dañar el tejido pulmonar y, posiblemente, causar cáncer".

¿Cuáles nutrientes y alimentos? Los limpiadores internos más poderosos que ellos recomiendan incluyen:

1. *Vitamina A y su precursor beta-caroteno.* Este nutriente es esencial para el normal desarrollo y mantenimiento del tejido epitelial y las membranas mucosas, incluyendo los tejidos internos de los pulmones, los bronquios y otros tejidos respiratorios. "Estos tejidos epiteliales forman una barrera contra las bacterias y otros patógenos y ayudan a la prevención de la infección y la enfermedad. La vitamina A y el beta-caroteno también contribuyen al buen funcionamiento del sistema inmunitario y proveen así una influencia secundaria sobre la resistencia a los trastornos pulmonares. El beta-caroteno es particularmente efectivo para la prevención del cáncer de los pulmones", dicen los expertos. *Fuentes alimenticias:* La vitamina A se encuentra en el hígado, los huevos, el queso, los productos lácteos fortificados y la margarina (pero éstos también son altos en grasas). El beta-caroteno se encuentra en los vegetales y frutas de color amarillo, naranja y verde oscuro (zanahorias, bróculi, boniato y melón cantalupo).

2. *Vitamina E.* Los expertos en nutrición nos dicen: "Los efectos antioxidantes de la vitamina E ayudan a proteger las membranas celulares de los pulmones del daño que causan los con-

taminantes del aire y el humo del tabaco. Las personas con cáncer del pulmón tiene niveles más bajos de vitamina E en sus tejidos que las personas sanas". *Fuentes alimenticias:* Aceites vegetales, germen de trigo, panes y cereales de grano entero y vegetales de hoja verde.

3. *Minerales.* Ellos explican que: "El consumo inadecuado de cobre durante las etapas iniciales del desarrollo puede estar relacionado a la presencia, más tarde en la vida, de daños pulmonares semejantes al enfisema. Hierro, manganeso y zinc son minerales esenciales para el mantenimiento de un sistema inmunitario fuerte y ayudan a proteger a todos los tejidos, como son los de los pulmones, que forman una barrera contra el medio ambiente. La deficiencia de selenio está asociada con el aumento del riesgo de desarrollo de cáncer pulmonar. Los niveles de este mineral (selenio) en la sangre son bajos en las personas que, luego, desarrollan cáncer". *Fuentes alimenticias:* Frutas y vegetales frescos, granos enteros, levadura de cerveza. Hay suplementos disponibles que pueden ser usados junto a las recomendaciones de la persona que atiende su salud.[19]

LA VITAMINA LIMPIADORA DE COÁGULOS QUE PUEDE SALVAR SU VIDA

Cuando se permite que el exceso de desechos se acumule, ellos fuerzan a la sangre a formar coágulos. Estos coágulos repletos de desechos se convierten en peligrosos bloqueos en el torrente sanguíneo; es decir, ellos bloquean el flujo libre de la sangre que circula. Además, estos mismos desechos actúan como un pegamiento en el sentido de que fuerzan a las células sanguíneas (llamadas plaquetas) a adherirse entre ellas y formar peligrosos coágulos.

Las plaquetas llenas de pegamento son un riesgo de salud

Si se permite que se acumulen, estas plaquetas hacen más que pegarse entre sí y formar coágulos. Ellas liberan unos granulados que contienen un peligroso desecho llamado ácido láctico. Este contaminante interno es un conjunto de partículas, semejantes a granos, que está en altas concentraciones dentro de las plaquetas. Cuando el ácido láctico se libera, se expande y hace que otras plaquetas se adhieran. PELIGRO: Ellas forman aglutinaciones que bloquean el flujo sanguíneo y hacen que éste se salga de los conductos, lo cual conduce a una posible apoplejía. Así que usted puede ver el peligro que es para su vida el tener un exceso de estas plaquetas llenas de pegamiento.

La vitamina B₆ es un superlimpiador celular

Este miembro de la familia del complejo B (también llamada piridoxina) bloquea la acción del ácido láctico. Limpia las células llenas de contaminación y controla la agregación de las plaquetas que actúan como pegamiento. Diluye el ácido láctico, estimula su expulsión del cuerpo y protege contra la formación de un coágulo que puede resultar mortal. Tiene un poder superlimpiador de las células.

Mientras más altos son los niveles de piridoxina, mayor es su protección contra la contaminación celular y contra el ácido láctico causante de coágulos. La vitamina B_6 (piridoxina) limpia sus células y le da una circulación más vigorosa y juvenil.

Fuentes alimenticias de la vitamina B₆ limpiadora de células

Incluya estos alimentos en su menú diario: panes de granos enteros y cereales, pescado, ave, bananas, nueces, papa, germen de trigo, levadura de cerveza. Hay suplementos disponibles en las tiendas de productos de salud.

Aumente sus niveles de vitamina B_6 en la sangre y aumentará su poder de limpieza celular. Usted se protegerá contra la amenaza de que un coágulo sanguíneo sofoque su aliento de vida.

HISTORIA CLÍNICA — *Respira mejor, luce más joven, se siente revivir en ocho días*

Falta de aire y fatiga crónica enviaron a Ned DiN. a su especialista respiratorio. Las pruebas mostraron que tenía un peligroso nivel elevado de aglutinaciones de pegajosas plaquetas. Las partículas que ellas soltaban causaban bloqueos circulatorios, lo que era la causa de su enfermedad. El especialista lo colocó en un programa de vitamina B_6. Cada día tenía que comer una variedad de alimentos que tuvieran este limpiador celular. Ned DiN. comenzó a respirar mejor casi enseguida. La fatiga desapareció. Disfrutó de una vitalidad fuera de lo común. Resplandecía de salud juvenil. En ocho días se sintió "ocho años más joven", como él bromeaba, gracias al poder desintoxicante de esta asombrosa vitamina.

"Elixir triple de estimulación circulatoria"

Usted puede estimular su circulación cuando superlimpia sus células con este sabroso y vigorizante elixir.

> 1 taza de jugo de toronja
> 3 cucharaditas de leche en polvo
> fortificada y sin grasa
> 1 cucharadita de germen de trigo
> 1 cucharada de salvado
> 1/2 banana
> 1 clara de huevo (dele la yema a su mascota)
> Bata todo los ingredientes durante 30 segundos. Beba un vaso al mediodía todos los días.

Beneficios de limpieza interna

La rica concentración de vitamina C más la pectina (un poderoso limpiador y restaurador celular) del jugo de naranja activa la proteína de la leche para unirse a la piridoxina de los granos. Con los minerales de la banana y la proteína completa de la clara de huevo, ellos en realidad restriegan su sistema circulatorio. Este elixir empuja a los desechos fuera de su sistema. La rica concentración de los azúcares naturales de la fruta trabajan para dar energía a su sistema circulatorio. Pronto usted sentirá un flujo de vitalidad que le hará actuar con vigor juvenil. Una circulación limpia le da esta sensación de estímulo.

El Elixir triple de estimulación circulatoria triplica, en efecto, el vigor de su circulación para darle en todo el cuerpo una sensación más viva y saludable.

HISTORIA CLÍNICA *— Vigor instantáneo con el elixir*

Los hombros encorvados, una expresión avergonzada y una fatiga crónica molestaban tanto a Olga B.Y. que se convirtió en una reclusa. A duras penas podía ponerse en contacto con los demás. En su aislamiento escuchaba el radio, que era la única compañía que tenía. Escuchó una entrevista con un nutricionista que habló del "Elixir triple de estimulación circulatoria" y de cómo éste iniciaba la limpieza interna. Olga B.Y. decidió probarlo. Lo preparó enseguida. Casi desde el comienzo, sintió una restauración de su energía. Su rostro se iluminó. Podía caminar derecha, con más vigor. Tomaba el elixir dos veces al día. En tres días, estaba tan llena de vida que se fue a bailar a una discoteca... con personas mucho más jóvenes que ella. Cuando se ganó un premio, dijo que su secreto era un poder de "triple circulación". El elixir, sin duda, la había mejorado y hecho lucir y actuar con nueva vitalidad y renovado vigor.

Cuidado con la mala circulación

Las personas con problemas de mala circulación a menudo desarrollan flebitis, coágulos sanguíneos en las venas de sus piernas y brazos. Los coágulos hacen que las extremidades se inflamen, a medida que la sangre estancada difunde a través de las paredes de los conductos hacia el tejido colindante. Descongestione esos depósitos de desechos. Libere su circulación. Deje que el oxígeno transporte los nutrientes que estimulan su energía y los elementos reparadores de las células a través de su cuerpo. Con el uso de milagrosos alimentos de poder, usted experimentará un rejuvenecimiento dinámico de su circulación. Disfrute de esta completa restauración de su juventud.

PUNTOS DE INTERÉS

1. *Limpie los bloqueos de la circulación con un ocasional ayuno de un día con jugo de uvas. Esto rejuveneció a Frank E.P. y le dio el aliento de la vida.*

2. *Anime sus perezosas reacciones con un "Estimulador matinal para la circulación". Este "friega" sus células, le da un poderoso vigor. Le proporcionó a la fatigada Diane O'J. ánimos ilimitados.*

3. *Evite esos alimentos bloqueantes de la circulación que se listan en este capítulo. Estos alimentos dañinos son culpables de la contaminación interna del cuerpo.*

4. *Las hierbas poderosas dan una supercarga a su circulación.*

5. *Un conjunto de nutrientes que se encuentran en los alimentos cotidianos fortalecerán su poder de respiración y vigorizarán su circulación.*

6. *Ned DiN. usó esta vitamina B_6 (piridoxina) como un super-limpiador celular y disfrutó de una circulación restaurada y de una revitalización juvenil en sólo ocho días.*

7. *Olga B.Y. conquistó su envejecimiento prematuro y su cansancio crónico con un sabroso "Elixir triple de estimulación circulatoria" en sólo tres días.*

CAPÍTULO 10

CÓMO "ABRIRLES LA PUERTA" Y "LIBERAR" A LOS DESECHOS PARA ELIMINAR LA "RIGIDEZ DEL ENVEJECIMIENTO"

Una acumulación de desechos que se adhieren persistentemente a los componentes multicelulares de sus articulaciones puede ser la causa subyacente de sus quejas de rigidez muscular. Estos productos restantes de la combustión interna bloquean el libre paso del oxígeno y la sangre circulante. Estos desechos interfieren con la nutrición de sus articulaciones y músculos. Ellos ahogan su sistema circulatorio en lugares claves y crean bloqueos tales que usted se retuerce de dolor si tiene que alcanzar un objeto en un estante elevado, o si necesita doblarse por la cintura para buscar en un estante bajo. Esto indica que su sistema celular se ha cargado en exceso con estos subproductos de desecho.

El uso diario causa exceso de desechos tóxicos

Al realizar sus tareas cotidianas, ya sean ligeras o vigorosas, usted usa todo su conjunto de articulaciones y músculos. Para dar energía a estos segmentos, una reacción biológica tiene lugar. Sucede una transformación de adenosintrifosfato (ATP) en adenosindifosfato (ADP). Esto le da la energía que necesita para usar sus articulaciones y músculos. Entretanto, este proceso también deposita una sustancia llamada *ácido láctico*, la cual es realmente un desecho tóxico. Existe sólo como parte del proceso biológico de suministrar energía; es un desecho dejado atrás que necesita ser eliminado. Es este ácido láctico el que a menudo se acumula y crea excesos de desechos tóxicos. En breve, el ácido láctico es una sustancia que se forma en las células como un residuo del metabolismo de la glucosa en ausencia de oxígeno. Durante los movimientos o ejercicios físicos intensos, el ácido pirúvico (un compuesto derivado de los carbohidratos) es reducido a ácido láctico, el cual puede acumularse en los músculos y causar calambres. Por lo tanto, el ácido láctico es un producto secundario del metabolismo; puede acumularse y contribuir a la "rigidez del envejecimiento" y la fatiga muscular.

El exceso de ácido láctico es agotador y dañino

La acumulación de ácido láctico en los músculos y la sangre puede interferir con la estimulación nerviosa de los músculos, el proceso de contracción y la producción de energía. La interferencia con estos procesos puede conducir a la "rigidez del envejecimiento". Pero el ácido láctico no es inútil. El sirve como una fuente de energía, como un medio para disponer del carbohidrato que se consume en la dieta y como un elemento para la formación de la glucosa de la sangre y del glicógeno hepático (azúcar almacenada). Cuando usted tiene un exceso –cuando la entrada de ácido láctico en la sangre es mayor que su ritmo de eliminación–, usted siente cansancio y aletargamiento, y siente dolor.

EXPULSE ÁCIDO LÁCTICO PARA TENER MAYOR FLEXIBILIDAD EN LAS ARTICULACIONES Y LOS MÚSCULOS

Para hacer más flexibles sus articulaciones y músculos usted necesita estimular una acción de limpieza interna que lave y expulse el ácido láctico excesivo. Específicamente, usted necesita oxigenar su sistema para que el desecho pueda (1) ser eliminado en su mayoría y (2) ser transformado en glicógeno, una fuente primaria de energía. Es el oxígeno el que llevará a cabo esta acción doble que da energía al cuerpo. Esto es, librar a su cuerpo del exceso de ácido láctico y luego crear el glicógeno que le dará a usted flexibilidad juvenil en sus articulaciones y músculos.

EL ALIMENTO QUE ELIMINA LOS DESECHOS Y REJU-VENECE LAS ARTICULACIONES

La lecitina es un alimento de poder. Es un emulsificante, rico en dos vitaminas B, inositol y colina. Trabaja como un jabón en su torrente sanguíneo para emulsionar las grasas y los desechos, reduciéndolos a una forma que pueda ser expulsada fácilmente, en vez de coagularse en sus arterias. Hecha de semillas de soja o de girasol desgrasadas, la lecitina está disponible en la mayoría de las tiendas de salud. Trabaja rápidamente para lavar sus células y sus tejidos de manera que usted tenga una flexibilidad juvenil en poco tiempo.

Contiene un poderoso lavador de desechos

La lecitina, un alimento blando y soluble en agua, contiene una sustancia poco conocida llamada *acetilcolina*. Este es un poderoso lavador de desechos que puede rejuvenecer su cuerpo y darle a usted una magnífica flexibilidad de articulaciones y músculos casi tan pronto como es consumido. La lecitina libera acetilcolina, el cual provoca la conversión del ATP en ADP. Durante este proceso instantáneo, la acetilcolina distribuida por la lecitina barre con los desechos de ácido láctico, diluye estos residuos y usa el ADP, lleno de energía, para expulsarlos de su cuerpo. Minutos después de que usted haya comido la lecitina, tiene lugar este proceso de lavado de desechos. Usted experimentará más flexibilidad en sus articulaciones y músculos muy rápidamente. La lecitina es un superlimpiador y superenergizante debido a esta reacción biológica.

Limpia el cerebro, el hígado y el torrente sanguíneo

Este alimento en realidad ayuda a revitalizar su cerebro. La acetilcolina de la lecitina saca los desechos de las células nerviosas para darle a usted más fuerza en sus reflejos y mejor habilidad pensante. Además, trabaja para metabolizar la grasa acumulada en su hígado y protegerlo contra el acumulación de desechos que puede conducir a la degeneración de este órgano vital. La acetilcolina de la lecitina también actúa como un guardián al expulsar grasas que, sino, se acumularían en su torrente sanguíneo para ser depositadas en sus arterias. Así que usted puede apreciar el dinámico poder limpiador general de la lecitina.

CÓMO USAR LA LECITINA PARA UNA RÁPIDA ENERGÍA EN ARTICULACIONES Y MÚSCULOS

Para revertir el "envejecimiento" de sus articulaciones y músculos, use lecitina diariamente para limpiar y expulsar las acumulaciones excesivas de ácido láctico.

Modo fácil de disfrutar la lecitina

Espolvoree varias cucharaditas de granulado de lecitina en las sopas, sobre sus ensaladas (de frutas o vegetales), en los platos horneados, en los jugos. Añádala a sus cereales, calientes y fríos. Echela en alimentos lácteos, tales como el yogur. Aproveche los poderes emulsificantes de la lecitina añadiendo el granulado en salsas y aliños. Inclusive pequeñas cantidades de lecitina pueden ayudar a batir mejor cualquier mezcla de horneo y a aumentar la calidad del producto terminado. Sí, usted puede *comer y limpiar su cuerpo al mismo tiempo,* cuando la lecitina es parte de la receta.

"POCIÓN DE PODER INSTANTÁNEO"

A un vaso de jugo de frutas frescas, añada dos cucharadas de granulado de lecitina, una cucharadita de miel, media cucharadita de levadura de cerveza. Mezcle en la batidora durante 30 segundos. Beba lentamente.

Rápida energía

En sólo momentos después de haberla ingerido, la vitamina C del jugo vigoriza la acetilcolina de la lecitina para que ésta lave y expulse los desechos de ácido láctico de sus articulaciones y músculos. Esta combinación se energiza aún más gracias a la concentración de minerales en la miel y a la estimulación de las vitaminas de complejo B en la levadura de cerveza. El beneficio es un vigoroso fregado interno que ocurre en cuestión de minutos. En poco tiempo, sus articulaciones y músculos, ya limpios, se sentirán juvenilmente flexibles. Usted será capaz de moverse con la agilidad de una persona joven. Tal es el poder de esta dinámica combinación alimenticia.

Triplique su energía con un programa fácil

Para disfrutar de una triple energía, planee beber la Poción de Poder Instantáneo tres veces al día. Después del desayuno, al mediodía y al principio de la noche. Usted estará expulsando el exceso de ácido láctico a lo largo del día. También transformará la sustancia de desecho, ATP, en la productora de energía ADP. Este proceso de limpieza y energía le dará una triple vitalidad a través del día. Sus articulaciones y músculos se flexibilizarán de tal manera, que usted podrá realizar sus tareas cotidianas con la vitalidad de una persona joven.

HISTORIA CLÍNICA - *De "demasiado cansado" a "demasiado activo" en tres días*

No importara lo que George E. tuviera que hacer, él siempre estaba "demasiado cansado". Su esposa se quejaba de que el trabajo se acumulaba porque él no podía reunir fuerzas suficientes para hacer las más simples tareas. Se quejaba de rigidez en las articulaciones. Sus músculos le dolían si cargaba un paquete pequeño. En su trabajo de capataz de fábrica se abandonó y permitió que los errores se incrementaran debido a que su cuerpo estaba siempre tan "tenso" que no podía hacer las correcciones necesarias. Un médico neuromuscular le diagnosticó que su problema era de una acumulación de residuos parecidos al cemento en sus articulaciones y músculos. Un exceso de ácido láctico era el responsable de su fatiga muscular crónica. Le prescribió la "Poción de poder instantáneo", tres veces al día. George E. comenzó enseguida. Desde el principio, sintió que se liberaban sus articulaciones y músculos. En dos días, podía trabajar todo el día en la fábrica y hacer muchas tareas de la casa por la noche. Al final del tercer día, su sensación de "demasiado cansado" se había disipado. Sus compañeros de trabajo y su esposa le decían en broma que estaba "demasiado activo". El lavado y la expulsión de desechos congestionantes y sofocantes le dio una flexibilidad juvenil. ¡La lecitina era el alimento de poder!

CÓMO VENTILAR SUS ARTICULACIONES PARA TENER MAS MOVILIDAD JUVENIL

Movimientos sencillos del cuerpo o ejercicios que usted realiza durante su rutina diaria pueden enviar una corriente de oxígeno limpiador de desechos a través de su cuerpo. Su objetivo es *minimizar* la producción de ácido láctico y *maximizar* la eliminación de ácido láctico. Esta limpieza interna es promovida por el ritmo de inhalación de oxígeno y la concentración de ácido láctico en la sangre. Debido a eso, se observa que la mayor capacidad de los conductos para la eliminación del ácido láctico depende, en gran medida, de una total ventilación u oxigenación de sus articulaciones. La palabra clave es *actividad.* Cuando usted se mantiene físicamente activo, el ácido láctico se elimina, los productos secundarios residuales del adenosintrifosfato (ATP) se lavan y se eliminan. Su sistema circulatorio se refresca. *Sugerencia:* Adapte los siguientes divertidos y fáciles ejercicios a su programa diario y recibirá la recompensa de una movilidad más juvenil.

1. Se necesita una barra como la que usan los bailarines. Agárrese a la barra y estire sus piernas hacia atrás, alternando izquierda y derecha. Ahora vuélvase y levante sus piernas a los lados, primero de cara al frente de la habitación, luego de espaldas. Sólo cinco minutos diarios estimulan el proceso de limpieza para fortalecer sus tensos músculos.

2. Dentro de una tina de agua tibia, levante las piernas y estire los dedos de los pies. El agradable calor del baño ayudará a soltar los residuos y los preparará para su evaporación mientras sus tensos músculos se hacen más flexibles.

3. Después del baño, siéntese en el borde de la tina. Estire ambos brazos en todas direcciones. Cuando se esté secando, mantenga la toalla alrededor de la nuca; mueva sus brazos de lado a lado, virando su cuerpo de izquierda a derecha a medida que se seca. Este movimiento estimulará todo su cuerpo (y también su mente, pues todo está conectado).

4. Cuando esté barriendo (no es agradable, pero se le puede sacar beneficio), use la escoba como apoyo. Estire hacia atrás su pierna derecha, luego la izquierda. Siga haciendo esto a medida que barre -esto oxigena su sistema, hace del barrer más un ejercicio de limpieza interna que un trabajo.

5. Frecuentemente a lo largo del día, párese en la punta de los pies. Baje y vuelva a alzarse. La respiración acelerada oxigenará su sistema circulatorio y ventilará sus articulaciones y músculos para promover la flexibilidad.

El uso diario de estos movimientos corporales, le dará a sus articulaciones y músculos una forma de limpieza diaria que le hará sentir flexibilidad en todo el cuerpo.

AJO: DINÁMICO VIGILANTE DE LOS DESECHOS

El ajo contiene un ingrediente antioxidante que es más que un vigilante de desechos -es un lavador de desechos también. El dinámico poder antioxidante significa que es capaz de barrer con los desechos, tales como peróxidos, toxinas y radicales libres (pedacitos y restos de metabolismo incompleto) y evita que ellos se acumulen en exceso.

El ajo actúa como un vigilante. Con su factor de radiación mitogénica, evita que los desechos permanezcan demasiado tiempo en su sistema de articulaciones y músculos. El ajo desenraíza estos desechos que causan dolor y malestar y los prepara para su eliminación. El ajo, por lo tanto, funciona como un guardián que protege su cuerpo contra el exceso de desechos.

Coma ajo diariamente

Dos o tres dientes de ajo bien masticados al día ponen a su disposición estas funciones de vigilancia de desechos para mantener limpias sus células. Este fácil y sabroso programa le ayuda a disfrutar de movimientos más flexibles en sus articulaciones y músculos.

HISTORIA CLÍNICA — *El ajo libera de rigidez a las articulaciones.*

La mesera Dolores LaF. fue advertida que estaba a punto de perder el trabajo debido a que casi no podía llevar a los comensales ni siquiera bandejas de comida moderadamente pesadas. Pasar el paño por una mesa le hacía retorcerse de dolor debido al movimiento limitado de sus articulaciones; sin querer, le venían lágrimas a los ojos, algo nada apetitoso para los comensales. Cuando se quejó con un distribuidor de verduras y frutas, éste le dijo que él también sufrió de rigidez en las articulaciones al punto de doblarse de dolor. Luego oyó decir que el ajo era un antiguo remedio para los problemas musculares. El comía varios dientes de ajo al día. En poco tiempo, recobró el uso total de sus brazos y piernas. Dolores LaF. decidió probar. Ella comía perejil y a veces una ramita de canela, para protegerse del fuerte olor del ajo. En cuatro días, pudo cargar bandejas pesadas con la mayor facilidad. Pudo lavar y limpiar y hacer las tareas de la cocina con amplio movimiento de articulaciones y músculos. El ajo había limpiado y eliminado el sedimento que causaba la rigidez. Hasta podía trabajar tiempo adicional -¡sin una queja, gracias al ajo eliminador de dolor!

CÓMO FROTAR PARA ELIMINAR LAS MAGULLADURAS Y LOS ESGUINCES

Para ayudar a estimular una circulación perezosa y eliminar el ácido láctico y otras sobrecargas de desechos, pruebe cualquiera de estas fricciones. Las hierbas están disponibles en la mayoría de las tiendas de productos de salud o en las farmacias herbarias.

- *Pequeños chichones y magulladuras.* Aplique olmo escocés destilado con bolas de algodón esterilizadas sobre los chichones y magulladuras. Esto detiene la inflamación.

- *Arañazos, magulladuras y esguinces.* Friccione aceite de consuelda (sínfito, *comfrey* en inglés) o ungüento de consuelda para un alivio rápido. Un emplasto de hojas de consuelda reducirá la magulladura y acelerará la curación de los esguinces. *Cuidado:* No lo use en heridas profundas. La consuelda o sínfito es un poderoso regenerador de tejidos, y puede que la superficie de la piel sane antes que la herida haya sanado en su interior.

- *Esguinces, inflamaciones.* Friccione una loción de corazoncillo (o hierba de San Juan), especialmente útil si tiene inflamación o dolor en la piel. También puede usar una loción de árnica como una fricción para limpiar y curar.

- *Dolor muscular y articular.* Un ungüento de pétalos de caléndula, agrimonia u hojas de saúco ayuda a aliviar y a promover la curación de las articulaciones y los músculos dolorosos.

- *Inflamación dolorosa.* Friccione con varias gotas de aceite de eucalipto. Tenga paciencia... el dolor se irá con el tiempo. Repita frecuentemente.

El linimento místico

Las fricciones o linimentos externos están disponibles en las tiendas de productos de salud y las farmacias. Básicamente, un linimento es beneficioso porque aumenta la calidez de la piel y ayuda a expulsar de su cuerpo las partículas estancadas para brindar alivio. Linimentos populares son la pirola (gualteria, *wintergreen* en inglés) y el aceite de eucalipto, entre otros.

Cuando se frota un linimento sobre el área con dolor, la piel se estimula, haciendo que los conductos sanguíneos circundantes se dilaten. Su piel pronto se siente tibia y el dolor muscular parece reducirse en el área a medida que los receptores del dolor se relajan. En realidad, ellos estimulan los nervios perezosos, haciendo que los receptores nerviosos alivien el dolor.

Cuando el linimento se combina con cierta actividad a un ritmo lento, seguido por un ligero estiramiento, usted es capaz de ayudar a dar inicio a la reacción metabólica que lava y expulsa los desechos acumulados que causan dolor.

Aplique un poquito de linimento en sus palmas y suavemente friccione el área doliente, usando una presión muy moderada. Frote contra los poros y perpendicularmente al largo del músculo, de forma circular. Unos 30 minutos al día ayudarán a limpiar y expulsar las partículas dañinas que están alojadas en sus músculos.

EL REMEDIO "R.I.C.E." PARA LA LIMPIEZA INTERNA

Escuche a su cuerpo. Varias señales le indicarán que usted tiene residuos excesivos: dolor persistente, inhabilidad para mover ciertas partes del cuerpo, esguinces, torciones, dolor al tacto, inflamación. Para ayudar a expulsar estos productos de desecho acumulados, pruebe el remedio llamado "R.I.C.E", por las siglas en inglés. Esto se refiere a un programa de cuatro pasos para limpiar cualesquiera partículas arenosas y raspantes que causan dolor.

1. *Descanso ("rest").* Tan pronto como sienta dolor, deje de hacer lo que esté haciendo. No continúe poniendo tensión sobre la parte lesionada durante un día, por lo menos. Sin embargo, excepto en los casos de torciones, esguinces o lesiones, no es

necesario hacer reposo total y prolongado, a menos que sea prescrito por su especialista de salud. En realidad, el reposo total puede permitir la acumulación de fragmentos de metabolitos que pueden a menudo convertirse en el curso de acción incorrecto.

Pocos días después de la lesión, los tejidos comenzarán a sanarse ellos mismos; pero hay productos secundarios de la lesión que deben ser expulsados. Ejercicios cómodos ayudarán a eliminar estos desechos. Inclusive si se trata de una lesión pequeña, el suave movimiento ayudará a restaurar la habilidad de los músculos para funcionar apropiadamente, permitiéndole regresar a sus actividades mucho antes.

2. *Hielo("ice")*. Coloque hielo en el área dañada, tan pronto como sea posible después de la lesión. Envuelva el hielo en una toalla o bolsa de plástico y aplíquela durante 30 minutos. Sin embargo, quítela cada cinco minutos para evitar la congelación. Este proceso puede repetirse varias veces.

   El hielo es un factor importante para la limpieza interna. Reduce el dolor y la inflamación al constreñir los conductos sanguíneos y linfáticos. Al reducir la sangre que se acumula alrededor del área dañada, hay menos inflamación y, subsecuentemente, se requiere menos tiempo para la recuperación.

3. *Compresas*. Las compresas también ayudan a limitar la inflamación, la cual, sino se controla, puede alargar el tiempo de curación. Envuelva una banda elástica alrededor del área dañada. Asegúrese de no envolver muy apretado — esto podría cortar el suministro de sangre. La banda está demasiado apretada si siente el área adormecida, acalambrada o con más dolor, o si hay hinchazón fuera del borde de la banda. Deje la banda durante 30 minutos, luego quítesela durante 15 minutos para facilitar la circulación. *Sugerencia:* La banda puede ser aplicada sobre hielo.

4. *Elevación*. Elevar una pierna o un brazo lesionado por encima del nivel del corazón ayuda a drenar fuera del área lesionada el exceso de fluido lleno de desechos. Tanto las compresas como la elevación ayudan a limitar la hemorragia muscular interna. reduciendo la cantidad de productos secundarios de la lesión que necesitan ser eliminados mientras el área se está

autoreparando. Usted puede seguir elevando la pierna o el brazo lesionados aun mientras duerme.

Tan pronto como se sienta cómodo o cómoda, y a menos que su especialista de salud le diga lo contrario, comience a hacer ejercicios suaves, probando los límites hasta donde no siente molestias, para la rehabilitación de las articulaciones, arterias o músculos dañados. Mientras más pronto use sus músculos, más rápidamente será capaz de volver a sus actividades normales, y habrá menos posibilidades de que sus músculos se debiliten. Sin embargo, es importante la moderación. Si le duele, significa que el esfuerzo es demasiado.

CÓMO ELIMINAR CON VAPOR LOS DESECHOS DE SUS ARTICULACIONES DOLOROSAS

Dese el lujo de un baño lleno de agua agradablemente tibia. Debe estar lo suficientemente cálida como para que le haga sudar. Esto provoca la salida de desechos derretidos de las articulaciones y las arterias, que son liberados a través de los poros abiertos con el calor. Sólo 30 minutos le ayudarán a expulsar de su cuerpo la mayoría de los desechos formadores de bloqueos. Usted saldrá de la tina con articulaciones más flexibles y músculos resistentes. Si lo desea, añada hierbas olorosas al agua del baño para hacerlo más agradable y curativo. *Cuidado*: Las personas con problemas del corazón, trastornos vasculares o diabetes, deben usar el calor o el hielo con cautela y sólo con el consentimiento de su especialista de salud.

¿TIENEN SUS MÚSCULOS DEFICIENCIAS ALIMENTICIAS?

Los músculos y las articulaciones necesitan una cantidad adecuada de nutrición para funcionar con flexibilidad. Un dolor puede ser el síntoma de una deficiencia alimenticia. Nutra sus músculos y articulaciones con los elementos esenciales que hacen falta para la limpieza de desechos y se ahorrará molestias.

Los músculos necesitan un "sopa de electrolitos" de agua, vitaminas, potasio, magnesio, calcio, ácido pantoténico y otras sustancias. Una deficiencia de cualquiera de estos nutrientes, o un desequilibrio, puede conducir a una acumulación de desechos y a síntomas tales como fatiga, calambres, rigidez y dolor de las articulaciones.

Estimule la limpieza interna de sus músculos y articulaciones con estos nutrientes:

- *Agua* – lava y expulsa los desechos acumulados y es vital para el humedecimiento y la satisfacción de la sed de sus células y tejidos en el proceso de limpieza interna.

- *Vitamina C* – construye y reconstruye las paredes celulares y produce el colágeno que hace falta para fortalecer toda su red de tejidos.

- *Potasio* – valioso electrolito que se combina con otros minerales para la adecuada contracción y relajación del sistema muscular.

- *Magnesio* – protege contra los latidos irregulares, los espasmos musculares, las contracciones, los temblores y los huesos que se lesionan fácilmente.

- *Calcio* – participa junto a otros nutrientes en la formación de un esqueleto de fuerte estructura; también se necesita para calmar el sistema nervioso.

- *Ácido pantoténico* – el músculo es un tejido abundante de su cuerpo y sus músculos requieren una cantidad adecuada de este nutriente. Es necesario para la formación de hormonas esteroideas, ya que los residuos tienden a provocar una situación de estrés y usted segrega cantidades excesivas de hormonas de adrenalina. Tenga el ácido pantoténico a mano para enfrentar estas necesidades o, sino, se acumularán más desechos.

- *Zinc* – mineral necesario para la limpieza de las articulaciones. Cuando las membranas de las articulaciones se inflaman, puede que estén bajos los niveles de zinc. Este mineral participa en la limpieza y expulsión de desechos para poder aliviar la inflamación.

- *Selenio* – un micromineral que ayuda a construir un importante sistema de enzimas protectoras, peroxidasa de glutatión. Este mineral fortalece el sistema músculo/articular con este sistema enzimático e inicia una respuesta limpiadora al mismo tiempo.

Hace falta un equilibrio de todos los nutrientes para poder limpiar los desechos "aprisionados" y expulsarlos de su sistema. Usted puede tener un cuerpo más flexible con limpieza interna.

Elimine la "herrumbre" de sus articulaciones y músculos con ayuda alimenticia, ejercicios sencillos, programas de hierbas y vapor, y se liberará de la "rigidez del envejecimiento".

PUNTOS DE INTERÉS

1. *El uso y el desgaste de las articulaciones y los músculos causan acumulación de los desechos del ácido láctico que interfieren con la flexibilidad.*

2. *La lecitina ayuda a limpiar y a expulsar los desechos de su sistema y a restaurar el movimiento juvenil a sus extremidades.*

3. *George E. fue de "demasiado cansado" a "demasiado activo" en tres días con la ayuda de la limpiadora y sabrosa Poción de Poder Instantáneo.*

4. *Ventile y oxigene sus articulaciones con cinco sencillos ejercicios y será recompensado con una movilidad más juvenil.*

5. *El ajo es un dinámico alimento de limpieza interna.*

6. *Dolores LaF. acabó con la agonizante rigidez de las articulaciones y los músculos con la ayuda del ajo superlimpiador.*

7. *Las hierbas y los linimentos ayudan a expulsar, con la fricción, las magulladuras y los esguinces dolorosos.*

8. *El remedio "R.I.C.E." es beneficioso para la limpieza interna y para el alivio del dolor.*

9. *Con vapor, expulse de sus articulaciones los desechos con una agradable inmersión de 30 minutos en una tina de agua tibia.*

10. *Alimente con nutrientes a sus articulaciones y músculos para tener una duradera flexibilidad juvenil.*

LIMPIE SUS ÓRGANOS VITALES PARA UNA TOTAL REVITALIZACIÓN

Expulse los desechos y detritos de sus órganos vitales y experimente una revitalización juvenil de pies a cabeza. Con órganos limpios, usted es capaz de ver y oir mejor, de disfrutar de un metabolismo más juvenil, de experimentar la alegría del diario vivir. Cuando se limpian estos órganos de los desechos acumulados, ellos funcionan con el máximo de eficiencia, recompensándole con fuertes reflejos y el aspecto y la sensación de una juventud total. Un beneficio adicional de los órganos limpios es sentirse libre de malestar, de enfermedades, dolores y trastornos causados por las toxinas.

DESINTOXICANDO SUS OJOS

Cuando hay una visión deficiente, hay casi siempre algún estancamiento. Esta congestión puede deberse a una lesión en los conductos sanguíneos; a un contenido demasiado viscoso del torrente sanguíneo, causado por una nutrición inadecuada y demasiados desechos tóxicos; o a una circulación mala y perezosa.

Cualquier método que mejore la circulación en y cerca del ojo, puede limpiar la congestión y mejorar la visión o el funcionamiento y la sensación ocular. Desintoxique sus ojos y ayudará a mejorar su visión.

Cómo "bombear hacia afuera" los desechos tóxicos de sus ojos

La congestión puede aliviarse mediante un proceso que crea expansión y contracción de los tejidos dentro de los límites normales: esto

179

tiene una acción de "bombeo" que mejora la circulación, y lava y expulsa la congestión. La física nos enseña que la expansión es causada por el calor y la contracción por el frío, con unas cuantas excepciones en un área limitada de temperatura (el agua es una de estas excepciones). Usted puede aplicar este principio a sus ojos, específicamente mediante la aplicación de calor agradable y, luego, frío agradable a sus órganos de la visión.

Puede usar copitas de limpieza ocular o telas mojadas en agua no muy caliente y en agua no muy fría. Empape un pedazo de tela en agua caliente (¡el calor no debe resultar incómodo!) y aplíquela sobre el puente de la nariz, cubriendo sus dos ojos cerrados. Dejela allí durante cinco minutos. Quítela. Luego, tome una tela limpia que ha sido empapada en agua fría y aplíquela sobre la misma área durante otros cinco minutos. Es mejor usar dos toallas, una para cada tipo de agua (fría y caliente). Haga esto todos los días durante 30 minutos. Usted ayudará a "bombear" hacia afuera los desechos tóxicos que son tan dañinos a su visión. Su visión se mejorará con este sencillo remedio.

Saque las toxinas parpadeando

El parpadeo es instintivo, pero puede que usted no lo esté haciendo tan a menudo como para limpiar bien sus ojos. Planee parpadear frecuentemente. Este es un movimiento que equilibra la energía del calor en esa área, estableciendo un equilibrio entre calor y frescor. El parpadeo lava y expulsa la contaminación; es también una manera de relajación mental y ocular, importante para una visión saludable. Parpadear es una manera de lavar sus ojos y de mantenerlos limpios.

Limpieza de sus ojos con agua

Con el uso de una copita ocular (disponible en la mayoría de las tiendas de productos de salud y en las farmacias), usted puede lavar y expulsar las toxinas de sus ojos. Unos cuantos minutos de aplicación de una copita ocular llena de agua (tibia o fresca) a cada ojo ayuda a lavar y expulsar polvos contaminadores de sus párpados y pestañas; también limpiará su córnea, refrescará sus ojos y ayudará a mejorar su visión.

MENOS AZÚCAR + MENOS ESFUERZO = UNA VISIÓN MÁS FUERTE

Mejore su visión reduciendo el azúcar (fuente de desechos) y aliviando el esfuerzo. El azúcar y los carbohidratos refinados drenan las reservas de cromo (un elemento mineral necesario para una visión saludable) de sus ojos. El azúcar también fuerza a sus cuerpo a usar las reservas de vitaminas de complejo B que se necesitan para regular la presión de fluidos en los ojos. Los carbohidratos refinados depositan detritos tóxicos en su sistema circulatorio y bloquean el paso de valiosos nutrientes que cuidan la visión, entre ellos el cromo.

El esfuerzo ocular debilita la visión

El esfuerzo ocular repetido y sin alivio, causado por trabajar con la vista de cerca prolongadamente, aumenta la presión de fluidos en los ojos, lo que podría causar miopía. Si este esfuerzo de visión cercana se lleva a cabo repetidamente, se acumula la presión de los fluidos y se siente debilidad en la visión. *Remedio:* Cada 20 minutos, cambie el foco de los ojos y mire a la distancia. Este cambio hacia atrás y hacia adelante "lava" y expulsa los desechos tóxicos bloqueados.

Toxinas: causa de miopía

El exceso de desechos tóxicos contribuye a la miopía. La sobrecarga de toxemia cambia la curvatura convexa (es decir, hacia afuera) del lente del ojo. *Explicación:* Los músculos normales del ojo cambian constantemente la curvatura del lente a medida que usted enfoca objetos a distancias diferentes. Para enfocarse en un objeto cercano, los músculos del ojo alargan el globo ocular para aumentar esta curvatura y permitir que la luz de los objetos cercanos se enfoque en la retina. *Problema:* La acumulación de desechos conduce a un aumento de la convexidad, lo que hace que aumente la presión de fluidos en el ojo. *Plan de lavado:* Si elimina el azúcar causante de desechos, limitará la presión de fluidos e inducirá una reacción de lavado ocular. Entonces usted tendrá una oportunidad para controlar y, ojalá, corregir la miopía. En breve, elimine el azúcar y "lavará" sus ojos.

ALIMÉNTESE PARA TENER
UNA VISIÓN MÁS SANA

El Dr. Richard S. Kavner, O.D., que practica optometría en la ciudad de Nueva York y era director del Departamento de Terapia de la Visión en la Universidad Estatal de Nueva York, insta a mejorar la nutrición para tener una mejor visión. "Nuestros ojos, como cualquier otra parte de nuestro cuerpo, están afectados por el medio ambiente, en este caso, los alimentos. Y de la misma manera que la luz y las formas son nutrientes de la visión, las vitaminas y los minerales son nutrientes de nuestro cuerpo, incluidos los ojos".

El Dr. Kavner enfatiza: "Los ojos son sensibles inclusive a la más ligera deficiencia. Dependiendo de la situación y el estrés del momento, la cantidad de vitaminas consumidas por los ojos puede variar mucho de día a día". El ofrece este plan de nutrición para alimentar una visión más sana:

1. *Vitamina A.* Esta sustancia protege contra la ceguera nocturna y se necesita para enfrentar los retos de la contaminación, cuando se ve mucha televisión, contra la exposición al resplandor solar, para conducir de noche y contra la fatiga crónica de la visión. El *beta-caroteno* es especialmente importante; se encuentra en las zanahorias, a menudo como una sustancia amarilla. Su cuerpo lo transforma en vitamina A, para nutrir sus ojos. Buenas fuentes de beta-caroteno son la zanahoria, la remolacha, el perejil, el berro, el bróculi, las hojas exteriores de la lechuga, el albaricoque, el boniato, el nabo y el tomate.

2. *Complejo de vitamina B.* Son importantes la vitamina B_1 (tiamina), B_2 (riboflavina) y B_5 (ácido pantoténico). El Dr. Kavner sugiere que equilibre el consumo de todas las vitaminas de complejo B para evitar las deficiencias de B_{12}, que se necesita para el desarrollo de los glóbulos rojos y el sistema nervioso. "Las vitaminas del complejo B son solubles en agua, lo que las prepara para ser absorbidas por el cuerpo y para, también, ser expulsadas de modo que un nuevo suministro sea recibido diariamente". Esta familia de vitaminas se encuentra en los granos enteros, las nueces, las semillas, los vegetales de hoja

verde, la levadura de cerveza (puede mezclarse con leche o jugos de frutas), el germen de trigo, y el hígado y los huevos (pero éstos tienen muchas grasas y colesterol).

3. *Vitamina C.* El Dr. Kavner dice que ésta ayuda a que los capilares, los conductos sanguíneos más pequeños, funcionen saludablemente. Esta vitamina nutre el lente del ojo. "El glaucoma y las cataratas vienen acompañados por niveles bajos de vitamina C en el lente". En algunos informes, en una persona que pese 150 libras, el recibir 3500 miligramos diarios ayuda a hacer descender a presión intraocular que causa el glaucoma. "La dosis debe espaciarse a lo largo del día para evitar la acidez estomacal". La vitamina C se encuentra en frutas cítricas tales como la naranja, la toronja, el limón y la lima; en el tomate, el melón y la mayoría de los vegetales (el cocinarlos reduce su potencia).

4. *Vitamina D.* Ayuda a minimizar la miopía y evita un deterioro adicional. La vitamina D (con calcio) limpia los ojos para prevenir la arterioesclerosis, un bloqueo de las arterias que interfiere con la circulación de la sangre. "En el caso de la miopía, la vitamina D, más una combinación mineral, parece cambiar la capa fibrosa que rodea el globo ocular por medio de la deshidratación (limpieza). Si esta cavidad se llena de agua, parece ser susceptible a la presión en su interior y se estrecha en la forma alargada del ojo miope. Al deshidratar (limpiar) esta capa, el globo ocular se encoge a su forma más normal, reduciendo así la miopía. La vitamina D se puede obtener de los rayos solares (sólo 20 minutos al día) o a través de la leche fortificada, el pescado, la yema de huevo, la mantequilla y el aceite de hígado de bacalao (tenga cuidado con el alto contenido de grasas y colesterol de algunos de estos alimentos de origen animal). El calcio se encuentra en los productos lácteos (bajo en grasa o sin grasa, por favor), los vegetales verdes de hoja y la melaza.

5. *Vitamina E.* Aumenta la habilidad de las venas y las arterias para transportar oxígeno y limpiar los conductos hacia los órganos de la visión. El Dr. Kavner añade: "La vitamina E parece ser extremadamente útil para detener –o inclusive revertir– los cambios degenerativos en los ojos, que vienen con la

edad. Tiene un efecto saludable sobre el tejido conectivo, o colágeno. Cuando las fibras de colágeno de los ojos pierden su elasticidad, no pueden dar el apoyo necesario para impedir que el ojo asuma una forma anormal si otros factores –tales como demasiado trabajo leyendo de cerca– están haciendo que el ojo se esfuerce". El Dr. Kavner sugiere que se tome vitamina E. La vitamina E se encuentra en el germen de trigo, los aceites vegetales, los cereales y panes de grano entero y en los vegetales verdes de hoja.

"Recuerden que todas las vitaminas y minerales trabajan sinérgicamente, con el calcio ayudando a la D, y la E dándole una mano a la C, y así sucesivamente. Lo que importa es sentirse bien y ver claramente".[20]

Historia clínica – *Revierte la deterioración de la visión en 11 días con un sencillo programa*

Como maquinista, Oscar T. sentía que su trabajo estaba amenazado por su cada vez peor visión. Tenía que achicar los ojos inclusive para ver de cerca. Cambió sus gafas por lentes más y más gruesos, a medida que su visión se hacía más y más débil. A veces, le hacía falta que le ayudara un compañero de trabajo, quien se quejaba de que "¡él no era el perro guía de Oscar!". Esta frase cruel hizo que Oscar fuera a su optometrista. Además, su torrente sanguíneo mostraba un exceso de azúcar, junto a residuos de almidones refinados. También se detectó una deficiencia de minerales. Oscar T. inició un programa que eliminaba los carbohidratos refinados, sobre todo el azúcar. Aumentó su consumo de calcio y de cromo (con suplementos) y comió más alimentos crudos para limpiar acumulaciones tóxicas. Casi al instante, su visión se hizo más precisa. En una semana, Oscar T. pudo descifrar numeraciones en las herramientas sin sus gruesas gafas. Al onceno día, podía ver bastante bien con gafas menos poderosas. Podía leer los letreros de la carretera y ver películas sin gafas. El sencillo programa de nutrición diseñado por su optometrista había aliviado sus ojos cargados de toxinas en poco tiempo. ¡Entonces pudo, inclusive, decir que su visión restaurada era mejor que la de un perro guía!

CÓMO LA VITAMINA C + LOS BIOFLAVONOIDES ELIMINAN LOS DETRITOS DE LAS CATARATAS

La vitamina C y los bioflavonoides ejercen un poderoso proceso de limpieza que ayuda a lavar y eliminar las sustancias granulosas que provocan la formación de cataratas. En esta condición, la acumulación de desechos aumenta la opacidad y el riesgo de la pérdida de la visión; es parecido a una ventana que se escarcha con el frío hasta tal punto que sólo la luz más intensa puede verse a través de ella. Para protegerse contra este "ladrón" de la visión, estas dos vitaminas actúan como limpiadores internos.

La vitamina C es un limpiador protector

Esta vitamina lava y expulsa los detritos del lente del ojo y del fluido que está directamente frente a él (entre el lente y la córnea). La vitamina C, concentrada en el humor acuoso (fluido), funciona como un limpiador que protege contra la acumulación tóxica involucrada en la formación de cataratas.

Los bioflavonoides bloquean la corrosión de los desechos

Un grupo de nutrientes que complementan la acción limpiadora de la vitamina C son los bioflavonoides. Estos bloquean la acumulación de la sustancia corrosiva, *aldosa reductasa*. Este desecho irrita los componentes de sus ojos, amenazando con una corrosión que podría predisponerle a usted a la cataratas. Los bioflavonoides diluyen los desechos dañinos de la *aldosa reductasa* y la expulsan de su humor acuoso.

Fuentes comunes de vitamina C y bioflavonoides

Estos nutrientes esenciales se encuentran en las frutas cítricas (naranja, toronja, mandarina, limón, lima), papaya, fresas, melón cantalupo, tomate, brócoli, pimientos verdes y vegetales de hojas crudos. *Importante:* La vitamina C es soluble en agua y perecible en el aire, la luz y el oxígeno y no se almacena en el cuerpo. Consuma bastante de estos alimentos y de sus jugos a diario. Los bioflavonoides se encuentran en altas concentraciones en las porciones fibrosas cercanas a la cáscara de los cítricos. Planee comer (¡sí, comer!) estas fibras cuando coma de esas frutas. Comenzará a darle a su metabolismo los bioflavonoides necesarios para lavar y expulsar los detritos de su humor acuoso, protegiendo así su visión. También hay suplementos disponibles en las tiendas de productos de salud.

HISTORIA CLÍNICA *– Tónico para salvar la visión elimina las cataratas*

La maestra de escuela Minna S. tenía problemas con su debilitada visión. No veía bien los escritos en el pizarrón. Se confundía identificando a los alumnos. Sospechando que tenía cataratas, se examinó con un especialista de la visión, quien le dijo que las pruebas mostraban un depósito de desechos en su humor acuoso. Estos desechos le estaban nublando la visión y amenazando con erosionar segmentos de sus ojos. El sugirió un "Tónico para salvar la visión" que introduciría la superlimpiadora vitamina C y flavonoides en su sistema. Estos limpiadores lavarían y expulsarían detritos y le darían un fluido ocular resplandecientemente limpio. Ellos también ayudarían a eliminar la *aldosa reductasa*, el corrosivo desecho involucrado en las cataratas. Minna S. probó el tónico. Al cuarto día, ya podía ver mejor. Los escritos en el pizarrón se veían claramente. Conocía a cada alumno a la primera mirada. Seis días después, ella tenía una visión excelente. Se había ido la amenaza de cataratas –habían sido "lavadas y expulsadas".

Cómo preparar el "Tónico para salvar la visión"

Use una variedad de frutas cítricas, especialmente naranjas y toronjas, pero también mandarinas. Quíteles las cáscaras, pero deje la membrana blanca y fibrosa. Añada eso a las frutas en una batidora o extractor eléctrico. Usted tiene un tónico lleno de poder de vitamina C y valiosos bioflavonoides. Beba todos los días tres vasos de este "Tónico para salvar la visión".

Lava los detritos, aumenta la fuerza ocular

Momentos después de haber tomado el tónico, la rica concentración de vitamina C junto con los bioflavonoides promueven una super-limpieza de los detritos de sus ojos. Ellos, además, nutren las células y tejidos de sus ojos, mejorando la visión, limpian su humor a-cuoso para que pueda brillar de salud. Usted también verá con fresca claridad. Es un tónico sabroso, refrescante y fortalecedor de la visión que trabaja rápidamente.

DESINTOXICANDO SUS OÍDOS

La pérdida de la audición es gradual. Los desechos se acumulan dentro de sus segmentos auditivos, aglutinándose y sofocando poco a poco el paso de sonidos. La toxemia puede conducir a una audición deficiente. Para protegerse de esta acumulación de desechos tóxicos, aproveche los efectivos programas de lavado de los oídos. Para comenzar, es conveniente conocer lo básico sobre su aparato de la audición.

¿Cómo oye?

Su oído está constituido de tres partes diferentes:

1. *Oído externo visible.* El oído externo es un órgano con forma de trompeta con un embudo o conducto que llega a su tímpano. Esta es una membrana delgada, tensamente estirada, que vibra cuando es golpeada por las ondas sonoras.

2. *Oído medio.* En el lado opuesto del tímpano está su oído medio, el cual contiene tres pequeños huesos en forma de martillo, yunque y estribo. Cuando las ondas sonoras hacen vibrar al tímpano, este sonido es transportado a través de los tres pequeños huesos y, luego, hacia el fluido de su oído interno.

3. *Oído interno.* En la cóclea, el órgano auditivo del oído interno, hay diminutos cilios (pelitos), cargados eléctricamente, que se doblan y flexionan en respuesta al sonido. Ellos llevan un flujo (parecido a la corriente eléctrica) a través del nervio de la audición hasta el cerebro. Su oído interno también contiene un fluido que baña los cilios y los mantiene limpios y alerta. Estos pelitos microscópicos se mueven, conduciendo las ondas del sonido al nervio de la audición, el cual las transmite electrónicamente al cerebro.

Membrana limpia – audición más precisa

Cuando su oído interno está limpio de detritos, usted recibe más vibraciones a través del tímpano. Entonces, usted debe ser capaz de escuchar frecuencias de sonido de unos 25.000 ciclos por segundo. Oirá con una claridad juvenil. Cuando el detrito cubre su membrana, cuando los desechos congestionan los fluidos de su oído interno y se convierten en charcos de desechos, usted comienza a sufrir de pérdida de la audición. Se podría decir que la sordera comienza en parte, por una condición viscosa de la sangre, la linfa y los espacios intersticiales (entre las células y los tejidos), debido a la acumulación de toxinas. Hay una congestión de pequeños capilares; el tejido interno mucoso del cuerpo se congestiona. Los desechos viscosos son "tirados" o inclusive "almacenados" en partes de su oído. Esto es especialmente peligroso es su trompa de Eustaquio (el tubo que conecta el oído medio a la faringe; éste permite que la presión en el lado interior del tímpano permanezca igual a la presión externa). La trompa de Eustaquio se obstruye con adhesiones o desechos tóxicos. Esta congestión pegajosa se esparce a través del tubo hacia el vestíbulo del oído y surgen los problemas de la audición.

Para corregir esta amenaza a la audición, limpie los detritos que obstruyen las membranas de sus oídos y los fluidos.

CÓMO LIMPIAR Y DARLE ENERGÍA A SUS OÍDOS PARA TENER UNA SUPERAUDICIÓN

Si usted come una cantidad excesiva de carbohidratos refinados (azúcares y almidones) puede causar un aumento rápido en el azúcar de su sangre. Momentos después, el azúcar de la sangre se precipita. Esto causa un "sube y baja" de insulina, lo cual tiene repercusiones en su audición.

Problema

Su oído interno tiene una de las necesidades más elevadas de energía, comparado con otros órganos. Un cambio súbito hacia arriba y hacia abajo del azúcar en sangre derrama desechos excesivos o "sobrantes" de alimentos refinados en sus membranas y fluidos. Este cambio constriñe la extremadamente sensible red vascular de sus oídos. Se ponen "faltos de energía", necesitan. oxígeno. Los nutrientes no pueden llegar a sus oídos. Se bloquea la circulación. Los desechos se acumulan. Su audición comienza a deteriorarse. *Solución rápida:* Elimine los alimentos refinados, procesados y tratados con sustancias químicas. Evite los alimentos con carbohidratos refinados. Cambie a frutas frescas, vegetales, legumbres y granos enteros. Los productos de carne sin grasa se pueden comer moderadamente.

Beneficios de limpieza interna: Estos alimentos son fuentes principales de vitamina A y se necesitan para nutrir y limpiar las células sensoriales receptoras de su oído interno. Ellos suministran vitaminas del complejo B para equilibrar el metabolismo del azúcar de la sangre; también limpian los nervios y los componentes de su audición. La vitamina C friega y expulsa los desechos, limpia la membrana, lava y saca los detritos de los fluidos en sus oídos internos, y luego friega hasta dejar limpios los cilios microscópicos.

En sólo un momento, la audición se mejora. Usted disfruta de una mejor trasmisión del sonido. Ya no perderá palabras, ni tendrá que llevarse la mano al oído para escuchar niveles de conversación normales ni seguir preguntando: "¿Qué dijiste?". Limpie su audición desde *dentro* con este programa de desintoxicación y energizará rápidamente sus oídos para escuchar perfectamente lo de *afuera*.

EL MÉTODO BAJO EN GRASA PARA MEJORAR LA AUDICIÓN

Reduzca el consumo de grasas animales. Ellas hacen que se aglutinen los glóbulos rojos, disminuyendo el flujo de oxígeno hacia sus oídos internos. Niveles elevados de grasa en la sangre atraen desechos que crean bloqueos que interfieren con la audición. Usted necesita hacer un cambio alimenticio decisivo.

Más grasas vegetales para oír mejor

Haga un cambio. Use aceites que fluyen libremente y grasas no hidrogenadas (esas que están en estado líquido a temperatura ambiente). Limite o elimine las grasas de animales sólidas. Claro, use los aceites con moderación. No se exceda, ya que ellos, también, son grasas, aunque más inofensivas que las grasas sólidas. Unas cuantas cucharadas al día es su límite como reemplazo de la grasa sólida. Usted ayudará a limpiar sus células y a expulsar los bloqueos tóxicos que amenazan su audición.

Historia clínica – *De "casi sordo" a "audición completa" en 16 días*

Como gerente de ventas, Benedict U. tenía que oír tan bien como hablar. Cuando comenzó a "perder" palabras o, es decir, a "no entender" lo que sus clientes y supervisores le decían, se empezó a preocupar. Gradualmente, su audición disminuyó hasta que llegó a temer algo peor que la pérdida del trabajo: ¡aislamiento del mundo! Un audiólogo (especialista en audición) lo examinó y le diagnosticó un exceso de material de desecho que congestionaba su aparato auditivo. Demasiadas grasas sólidas se habían aglutinado en sus glóbulos rojos. Demasiados alimentos refinados habían trastornado el azúcar de su sangre, y su audición estaba "ahogada". Benedict U. fue colocado en un programa de alimentos naturales y bajos en grasa. Los desintoxicados componentes de su audición hicieron la trasmisión del sonido tan clara como una campana.

DESINTOXICANDO SUS RIÑONES

Sus riñones son la planta de filtración de su cuerpo, a través de la cual pasan diariamente más de 150 litros de fluidos. Están situados en la parte posterior del abdomen, debajo del diafragma, uno a cada lado de la columna. Estos dos grandes órganos filtran su torrente sanguíneo y eliminan las impurezas.

Cada riñón consiste de millones de diminutos filtros que eliminan los desechos de su sangre, los diluyen en agua y luego los excretan a través de la orina. La sangre entra por un extremo de cada diminuto tubo de los riñones y es impulsada a través del otro extremo (más pequeño). Esto debería ser un proceso de filtración efectivo, pero si los desechos tóxicos se acumulan, la sangre se congestiona. Surge la amenaza del envenenamiento urémico.

Sólo con tomar agua se expulsan los detritos de los riñones

Los detritos acumulados se pueden agregar unos con otros para formar piedras en los riñones. Estos son residuos cristalizados de desechos que se acumulan en los riñones. La mayoría de las piedras en los riñones consiste de uratos, fosfatos, oxalatos y otros desechos que se adhieren a sus órganos vitales. Usted debe descomponer, lavar y expulsar estas toxinas. Beber agua es un asombroso remedio.

Lava, limpia, desintoxica

El agua que usted bebe se hace parte de su torrente sanguíneo; trabaja para lavar y expulsar los desechos, lava sus riñones, desintoxica los tubos en sus riñones. El agua diluye las pequeñas e irritantes agrupaciones nudosas que se pegan unas a otras y amenazan con formar piedras en los riñones. *Remedio:* El beber diariamente agua fresca regula su temperatura, lubrica sus articulaciones y músculos, mejora la digestión y facilita el lavado y la expulsión de los desechos de sus riñones y, también, de todo su cuerpo. Es un remedio refrescante y rejuvenecedor para tener órganos saludables.

HISTORIA CLÍNICA – *Bebiendo agua expulsa los desechos de los riñones en poco tiempo*

La acumulación tóxica convirtió a Brenda O'R. en una persona perezosa. ¡Tenía tanta acidez de estómago como de carácter! Su internista le dijo que estaba "deshidratada" debido a que no bebía agua suficiente a diario. Diagnóstico: desechos renales que se adherían unos con otros y podrían formar piedras que requerirían una operación. Ansiosa de evadir el bisturí, ella siguió el asombrosamente sencillo programa del internista –beberse de seis a ocho vasos de agua al día. Inmediatamente, Brenda O'R. sintió que se acababa su pereza. En cuatro días, se sintió más alerta, más energética. En seis días, se sentía jubilosa tanto física como mental y anímicamente. Su internista confirmó sus esperanzas. Los desechos habían sido lavados y expulsados. Se había salvado de la amenaza de una cirugía... ¡gracias a beber agua!

Otras fuentes de líquidos desintoxicadores

Los jugos de frutas y vegetales frescos son buenas fuentes de líquidos desintoxicadores. También, los alimentos provenientes de plantas como parte de una ensalada tienen un elevado contenido natural de agua, junto a saludables nutrientes. Los tés de hierbas, las sopas sin sal y el agua de Seltz sin sal ayudan a desintoxicar su sistema con un suministro abundante de líquidos.

EL JUGO DE ARÁNDANO QUE DISUELVE LAS PIEDRAS DE LOS RIÑONES

El jugo de arándano agrio (*cranberry*) es una fuente excelente de vitamina C y contiene un ácido natural de frutas que, se ha informado, disuelve la arenilla de los riñones y la expulsa de su cuerpo. Los terrenos ácidos de Nueva Inglaterra donde se cultiva el arándano, le dan a esta fruta el mismo poder desintoxicador que estimula la limpieza de los riñones.

Beba jugo de arándano agrio (cranberry)

Sólo dos o tres vasos de jugo de arándano agrio suministran un ácido altamente concentrado y potente que disuelve la arenilla. Si el jugo tiene un sabor demasiado fuerte, añada un poco de jugo de manzana y una pizca de miel. Beneficio de limpieza: La vitamina C y el ácido del arándano agrio descomponen los residuos de oxalato y aceleran su eliminación a través de los conductos de desecho. Es un modo sabroso y refrescante de mantener sus riñones limpios y, también, su cuerpo en una forma juvenil.

Aléjese de los alimentos que contengan oxalato

El oxalato es una sustancia que se encuentra en muchos alimentos. Por lo general, se combina con el calcio en el conducto digestivo y es expulsado como oxalato de calcio. Pero si usted tiene un problema de mala absorción de las grasas, la grasa que come se combinará con el calcio de los alimentos y ambos serán expulsados. Sin embargo, el oxalato queda libre del calcio y no puede ser expulsado; es absorbido en su sistema. Como el oxalato no se puede descomponer en su cuerpo, se dirige hacia sus riñones para ser excretado junto con la orina. Pero en sus riñones, el oxalato se une al calcio para formar piedras de oxalato de calcio. ¡Este es el riesgo! Usted necesita reducir o restringir los alimentos con alto contenido de oxalato.

Alimentos ricos en oxalato

frijoles horneados en salsa de tomate	chocolate y cocoa
hojas de mostaza	espinacas
quimbombó (*okra*)	té negro
remolacha	berenjena

Cuidado con la proteína

La proteína aumenta la acidez del orine, pero también acelera la presencia de ácido úrico, lo que puede conllevar a la formación de piedras.

La vitamina B$_6$ (piridoxina) tiene una acción limpiadora

Esta vitamina ayuda a controlar la producción de oxalato de su cuerpo, al tiempo que promueve la acción de limpieza de los desechos. Se encuentra en los panes de grano entero, los cereales, las bananas, las nueces, las papas; también en las aves y el hígado, pero cuidado con el contenido de colesterol.

DESINTOXICANDO SU HÍGADO

Su hígado realiza muchas funciones esenciales para su vida y bienestar. Situado detrás de las costillas inferiores en la parte derecha de su abdomen, pesa alrededor de tres libras y es, aproximadamente, del tamaño de una pelota de fútbol americano.

Funciones del hígado

Básicamente su hígado (1) convierte los alimentos en nutrientes necesarios para la vida y el crecimiento; (2) manufactura y exporta sustancias importantes usadas por el resto de su cuerpo; (3) desintoxica y elimina sustancias que, si no, serían venenosas. En esencia, su hígado es la refinería de su cuerpo. El desempeña el papel principal en la expulsión de sustancias tóxicas (tanto ingeridas como producidas internamente) de su sangre. También fabrica la bilis, un fluido amarillo-verdoso que es esencial para la digestión. La bilis se almacena en su vesícula biliar, la cual se contrae después de comer y descarga bilis en su intestino para ayudar a la digestión.

La acumulación de desechos conduce a trastornos hepáticos

La acumulación de desechos impide la filtración adecuada por parte de su hígado y conduce a trastornos tales como decoloración de la piel (ictericia), cirrosis (cicatrices), inflamación abdominal, fatiga y náusea. Estos síntomas sugieren que se requiere una limpieza interna.

Sugerencias para mantener limpio su hígado

Evite todas las formas de sal, azúcar y condimentos irritantes. Evite los productos de harina blanca, los cereales comerciales, los alimentos procesados o artificialmente conservados, los refrescos de gaseosa, el alcohol, el tabaco, los alimentos grasosos o fritos y los aceites rancios.

Cómo proteger su hígado de la acumulación tóxica

Evite el alcohol. Esta es una toxina común que ataca su hígado y también es metabolizado por éste. Los bebedores fuertes a menudo desarrollan hepatitis, una inflamación del hígado que produce un flujo irregular de bilis. Esta condición puede progresar hasta convertirse en cirrosis, un crecimiento graso excesivo de los tejidos que viene acompañado por una degeneración de las células. ¡Cuando su hígado deja de funcionar también deja de funcionar su cuerpo! Tenga cuidado con la mezcla de medicamentos; en particular, el alcohol y muchos de los medicamentos que se venden con y sin receta no hacen buena liga.

La retención de fluidos (edema) puede reducirse con una dieta baja en sal. Las toxinas que se acumulan en su cuerpo son el resultado de la acción bacteriana sobre el exceso de proteínas. Una dieta con menos proteínas traería como resultado una formación menor de toxinas.

Los laxantes que aceleran el movimiento de las proteínas a través del sistema gastrointestinal podrían crear hábito. Cambie a un programa de alimentos crudos y ricos en fibra para obtener una limpieza interna más natural.

Al mismo tiempo, disfrute de mucho ejercicio, aire fresco y descanso. Esto mejora la salud total de su cuerpo. Se sentirá refres-

SISTEMA DIGESTIVO

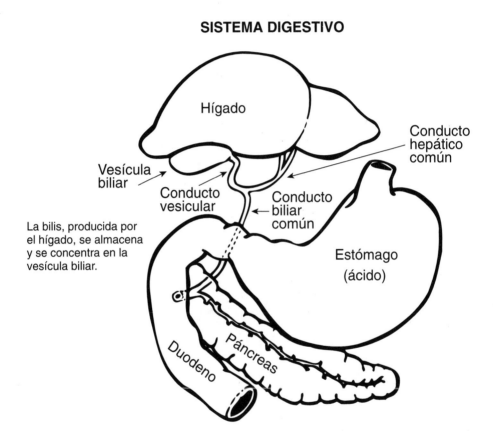

Hígado

Conducto
hepático
común

Vesícula
biliar

Conducto
vesicular

Conducto
biliar
común

Estómago
(ácido)

La bilis, producida por
el hígado, se almacena
y se concentra en la
vesícula biliar.

Páncreas

Duodeno

cado, más limpio y como nuevo, gracias a la desintoxicación del hígado.

CÓMO DESINTOXICAR SU VESÍCULA BILIAR

Su vesícula biliar es un órgano pequeño, en forma de pera, que tiene, como promedio, de tres a seis pulgadas de largo. Está insertada debajo del hígado y se conecta con éste y con el intestino por medio de pequeños tubos llamados conductos biliares. La bilis es el fluido esencial para la digestión de los alimentos grasosos; es producida por el hígado y secretada hacia la vesícula biliar, que sirve como receptáculo para la concentración y almacenaje de la bilis.

Cuando se come el alimento y se prepara para ser asimilado, un conducto que viene de su vesícula biliar se abre para dejar que la bilis se derrame en su intestino para metabolizar el alimento. Si su vesícula biliar no puede funcionar adecuadamente, entonces los fragmentos de alimentos mal digeridos producen una acumulación de desechos.

Los desechos tóxicos se convierten en piedras

Cuando la bilis se congestiona demasiado con residuos, la grasa se precipita en forma de cristales que crean piedras. Estas varían en tamaño, desde piedrecitas hasta piedras tan grandes como pelotas de golf. A veces, estas piedras se traban en los conductos biliares que van de la vesícula biliar hasta el duodeno (primera parte del intestino delgado). La vesícula biliar y los conductos biliares tratan entonces de empujar las piedras hacia fuera por medio de contracciones musculares. Esto produce ataques de intenso dolor abdominal. El bloqueo de los conductos por parte de las piedras también impide el paso libre de la bilis hacia los intestinos. La bilis, entonces, se repliega hacia el torrente sanguíneo, causando ictericia. Esta es una consecuencia del exceso de toxinas.

Plan básico de limpieza interna

Con cualquier tipo de problemas de vesícula biliar, su dieta debe ser baja en grasas, especialmente grasas de origen animal. Tal vez usted no sea capaz de tolerar las especias, los condimentos, el café, los vegetales cocinados de sabor intenso, o los huevos. Todos los alimentos fritos y los pasteles deben evitarse. Usted ayudará a promover la limpieza interna con estos lineamientos básicos.

EL ALIMENTO QUE ELIMINA LOS DESECHOS DE SU VESÍCULA BILIAR

Extraída de las semillas de soja o de girasol, la lecitina promueve una acción de limpieza sobre la vesícula biliar que bien puede lavar y expulsar los desechos tóxicos que forman piedras. La lecitina es un alimento que actúa como un jabón que puede emulsionar las grasas y disolver las sustancias solubles en agua al mismo tiempo. La lecitina descompone el alcohol precipitado que a menudo es parte de las piedras vesiculares. La lecitina promueve la formación del *ácido cólico*, una sustancias limpiadora natural que se encuentra en la bilis. La lecitina impulsa al ácido cólico a atacar a los cristales de alcohol precipitados y a descomponerlos para ser eliminados.

La lecitina es también una fuente de fosfolípidos que impiden que las grasas del colesterol se agrupen entre sí. Hay dos tipos principales de piedras vesiculares. Las *piedras vesiculares de colesterol*, compuestas sobre todo de colesterol, constituyen casi el 80 por ciento de los casos. Las *piedras vesiculares pigmentosas*, compuestas sobre todo de sales de calcio, pigmentos biliares y otros compuestos, constituyen el restante 20 por ciento. Por lo tanto, como la mayoría de las casos son de piedras vesiculares de colesterol, el uso de la lecitina es ventajoso para la limpieza interna. La lecitina descompone las acumulaciones y libera a la vesícula biliar de estos obstáculos pegajosos. La lecitina puede que sea el único alimento que lava y expulsa las toxinas de la vesícula biliar.

Uso fácil de la lecitina

Espolvoree dos o tres cucharadas de granulado de lecitina diariamente (de la tienda de productos de salud) sobre ensaladas crudas. Es deliciosa con su desayuno de cereales, o añadida a las sopas, los cocidos, las cazuelas y los platos horneados. ¿Tiene prisa? Añada dos cucharaditas a un vaso grande de jugo vegetal. Agítelo vigorosamente (o páselo por la licuadora) ¡y disfrútelo!

EL AGUA AYUDA A ELIMINAR LOS CRISTALES DE LA VESÍCULA BILIAR

Beber hasta seis vasos de agua u otros líquidos naturales diariamente puede licuar los cristales y expulsar las basuras a través de sus canales de eliminación. A lo largo del día, beba de esta fuente natural de limpieza interna. ¡El agua ayuda a que su cuerpo se mantenga tan limpio y relucientemente fresco como el agua misma!

HISTORIA CLÍNICA – *Los cristales de la vesícula biliar se desintegran y salen del cuerpo*

Carole L., una mujer de mediana edad temía que ella siguiera por el camino de sus hermanas mayores, quienes padecieron de mucho dolor y tuvieron que someterse a una operación de la vesícula biliar. Ella sentía espasmos frecuentes, indigestión, temblores y fiebre. Estaba preocupada por su piel fláccida. ¿Tendría que someterse a una cirugía? Discutió esto con su médico holístico, orientado hacia la prevención. El la examinó cuidadosamente, luego le recetó el plan de lecitina y por lo menos seis vasos de agua al día. Carole L. siguió el programa. Casi al instante, el dolor y el malestar desaparecieron. Su piel se mejoró. Un futuro examen le trajo la buena nueva de que ya no tenía peligro de que se le formaran piedras. Carole L. había sido capaz de desmenuzar (gracias a la lecitina), lavar y expulsar (gracias al agua pura) los desechos tóxicos acumulados –y en cuestión de dos semanas.

Manteniendo su vesícula biliar libre de toxinas

Siga las indicaciones generales de limpieza interna delineadas a través de este libro. Evite las grasas sólidas de origen animal tanto como pueda. Aumente el consumo de frutas y vegetales frescos, granos enteros, legumbres, nueces y semillas. Beba mucha agua y jugo frescos. Pierda el exceso de peso. Mantenga el colesterol bajo control. La toxemia de la vesícula biliar es el doble de común en las mujeres que en los hombres, así que las mujeres deben ser más prudentes en seguir programas de limpieza interna y desintoxicación. *Sugerencia:* Aumente su consumo de fibras. La fibra no sólo previene la constipación y la diverticulosis, sino parece que también ayuda a prevenir la formación de piedras vesiculares. Unos 30 gramos de fibra al día le darán ese beneficio de limpieza.

Usted puede disfrutar de una sensación de desintoxicación cuando tenga órganos relucientemente limpios. Libérelos de los detritos y los desechos pegajosos, y descubrirá cuán maravillosa puede ser la vida.

PUNTOS DE INTERÉS

1. *Lave y expulse los desechos y mejore su visión con un programa libre de azúcar y libre de carbohidratos refinados. Un doctor recomienda la nutrición para "alimentar" sus ojos.*

2. *Oscar T. revirtió su visión deteriorada en 11 días con un sencillo plan de desintoxicación.*

3. *La vitamina C más los flavonoides expulsan los detritos que amenazan con formar cataratas.*

4. *La maestra de escuela Minna S. usó el delicioso "Tónico para salvar la visión" para salvar sus ojos de la cirugía.*

5. *Agudice su audición con un programa alimenticio mejorado. Para ello se requiere comer menos grasas de origen animal para tener oídos más limpios y una mejor audición.*

6. *Benedict U. pasó de "casi sordo" a "demasiada audición" en dos semanas con un simple plan de desintoxicación.*

7. *Brenda O'R. pudo lavar y limpiar sus riñones con agua.*

8. *El jugo de arándanos es un medio de sabor fuerte de disolver la arenilla de los riñones.*

9. *La lecitina tiene una acción fregadora sobre su vesícula biliar para limpiarla de desechos tóxicos.*

10. *Carole L. siguió un plan de desintoxicación de lecitina y agua que acabó con su malestar de la vesícula biliar.*

CAPÍTULO 12

CÓMO LIMPIAR SU TORRENTE SANGUÍNEO Y ENRIQUECER TODO SU CUERPO

Mientras más limpio esté su torrente sanguíneo, más saludable está su cuerpo. Cuando usted se dé cuenta de que cada parte de su cuerpo es bañada, lavada, nutrida y oxigenada por su torrente sanguíneo todo el día, usted entenderá la importancia de tener un "río de vida" limpio. Usted necesita un rico suministro de glóbulos rojos para depositar nutrientes esenciales en sus órganos vitales y miles de millones de células. Para librarse por sí mismo de la contaminación interna, limpie su torrente sanguíneo.

El proceso continuo requiere una sangre rica

Su sistema circulatorio es responsable de: el suministro ininterrumpido de sangre oxigenada y sus nutrientes a sus miles de millones de células; su intercambio por productos de desecho del metabolismo; el transporte de desechos a los puntos de eliminación. Casi ningún otro sistema del cuerpo tiene una responsabilidad tan grande como su sistema circulatorio. Sin un suministro de sangre limpio y oxigenado, sus tejidos y células pronto morirían. Para mantenerlos no sólo vivos, sino llenos de vitalidad juvenil, usted necesita una sangre rica y limpia.

Los sedimentos sanguíneos causan mala salud

A medida que la sangre fluye a lo largo de su sistema circulatorio, recoge productos de desechos restantes de la oxidación y es responsable de su eliminación. Durante este proceso, los productos de desecho pasan a través de las microscópicamente delgadas paredes de sus capilares (diminutos conductos sanguíneos). Es inevitable que algunos sedimentos queden atrás. Si hay algún breve período de pereza en el flujo, más desechos se quedan en el torrente sanguíneo en lugar de ser desalojados a través de sus capilares. Un metabolismo incompleto deja tras de sí fragmentos y partículas de desperdicios en su torrente sanguíneo. Si se permite que se acumulen, esos sedimentos pueden sofocar la libre circulación de su sangre y perjudicar su salud. Usted necesita mantener la sangre limpia con programas caseros de limpieza que son sencillos y efectivos. Veamos cómo puede usted hacer esto rápidamente.

EL ALIMENTO COMÚN QUE PRODUCE UN TORRENTE SANGUÍNEO RESPLANDECIENTEMENTE LIMPIO

Elimine de su sangre los depósitos de residuos más persistentes y tendrá la recompensa de un torrente sanguíneo resplandecientemente limpio. Usted puede hacerlo con un alimento común –el ajo. Este asombroso vegetal es capaz de iniciar la síntesis o descomposición de las sustancias de desecho que se adhieren persistentemente a sus glóbulos rojos y blancos. El ajo disuelve estos desechos y los impulsa hacia los canales de eliminación. Es un poderoso limpiador de la sangre.

Dos poderosas sustancias limpiadoras de la sangre están en el ajo

Casi al instante de haber consumido ajo, su sistema digestivo metaboliza dos de sus más poderosos limpiadores, propildisulfido y dialildisulfido. Combinados, ellos avanzan a través de su sistema circulatorio, actúan como imanes que atraen desechos, desenraízan depósitos de residuos, descomponen persistentes placas de desechos y los lavan y expulsan de su cuerpo. Esta acción superlimpiadora ocurre minutos después de que usted haya consumido el ajo. Es un limpiador dinámico de las células.

Un diente de ajo al día mantiene limpio su torrente sanguíneo

Usted puede comer más de esta cantidad, naturalmente, pero el mínimo es un diente de ajo al día. Usted puede añadir un diente de ajo finamente picado (o más) a un plato de vegetales crudos.

También puede beber jugo de ajo. Use un exprimidor de ajo (de la tienda de productos de salud o del hogar) y exprima gotas del zumo de varios dientes de ajo en un vaso de jugo de vegetales. Mézclelo vigorosamente y bébalo antes de su comida principal del día. Usted puede también añadir unos cuantos dientes de ajo machacados al cocido, la sopa, la cazuela o cualquier plato horneado. El consumo diario del ajo introducirá un poderoso "imán de basuras" en su torrente sanguíneo, el cual recoge los residuos y luego los saca de su cuerpo. Su recompensa será un torrente sanguíneo más limpio.

HISTORIA CLÍNICA — *Corrige manos y pies fríos y escalofríos constantes en dos días*

Marcia J.H. usaba suéteres y guantes aún en el clima más cálido. La programadora de computadoras se quejaba de que sentía mucho frío en su trabajo aún cuando la calefacción estuviera encendida al máximo. Marcia J.H. temblaba inclusive si se sentaba bajo un cálido sol. Una enfermera licenciada de su empresa le hizo algunas pruebas médicas y dijo a Marcia J.H. que tenía "la sangre sucia", ¡lo cual sonaba tan desagradable como se lee! La enfermera le sugirió que consumiera por lo menos tres dientes de ajo al día con sus comidas normales para desintoxicar su sangre llena de residuos. Los bloqueos de desechos tóxicos sofocaban su torrente sanguíneo y no podían proveerles a sus células y órganos un nutriente cálido y oxigenado. Esto constituía la causa básica de su constante sensación de "congelación" aún en un clima cálido.

Marcia J.H. siguió el programa. Inmediatamente, experimentó una palpitante vitalidad. En dos días, se sentía tan cálida, que resplandecía con una complexión radiante y abandonó su suéter y sus guantes. Inclusive de quejaba de que el departamento donde trabajaba era demasiado caluroso. El ajo le había calentado el cuerpo al limpiar su torrente sanguíneo en sólo dos días.

HIERRO – EL MINERAL QUE REJUVENECE SU SANGRE

¡Despierte su sangre cansada con hierro! Este energiza su cuerpo al limpiar su torrente sanguíneo y llevar a cabo funciones vitales como:

- Transferir oxígeno y dióxido de carbono hacia y desde los tejidos del cuerpo.

- Ayudar en la síntesis del hierro heme, en glóbulos rojos inmaduros y llenos de residuos. El hierro heme se combina con la proteína para formar la hemoglobina, el pigmento rojo de la sangre que transporta el oxígeno.

- Transformar el beta-caroteno en vitamina A para la limpieza interna.

- Ayudar a formar purinas como parte de los ácidos nucleicos.

- Eliminar grasas de su torrente sanguíneo.

- Ayudar a la síntesis del colágeno, la proteína que une las células.

- Ayudar a producir anticuerpos que combaten los invasores infecciosos y limpian sus células.

- Ayudar a producir enzimas que están involucradas en la liberación de energía de sus células.

Hemoglobina, residuos, anemia, fatiga

La hemoglobina, el componente de los glóbulos rojos que les da su brillante color rojo, lleva oxígeno cargado de energía a todas las células del cuerpo. Pero cuando el exceso de residuos y la toxemia empujan a la hemoglobina hacia niveles por debajo de lo normal, sus células se repletan de desechos y el oxígeno no les puede llegar. Resultado: anemia que resta energía –¡y fatiga!

La toxemia es culpable de la sangre cansada

La capacidad de su cuerpo de transportar oxígeno limpiador se reduce al mínimo debido a los bajos niveles de hierro y de otros nutrientes. La toxemia aumenta. Usted tiene "sangre cansada" cuando tiene estos síntomas: fatiga excesiva, palpitaciones, falta de aire, palidez notable en la piel y en la base de las uñas, "pinchazos y agujazos" o adormecimiento en sus extremidades. Dolores de cabeza y problemas gastrointestinales son reacciones adicionales a la presencia de desechos tóxicos en su torrente sanguíneo. Si no se atiende, sentirá fatiga inexplicable y persistente, irritabilidad fuera de lo común, reducida capacidad laboral, poca concentración y una singular sensibilidad hacia el frío.

Las mujeres necesitan más hierro todos los días

"La mujer activa necesita más de ciertos componentes de la dieta que sus vecinos sedentarios", señala la Dra. Joan Ullyot, M.D., especialista en medicina deportiva de San Francisco, California. "¡El hierro adicional no puede faltar! Es especialmente importante en las mujeres activas debido a la amplia demanda de oxígeno. El hierro lleva e integra el oxígeno a la sangre y a los músculos. Un suplemento alimenticio que recomiendo para todas las mujeres que todavía tienen menstruaciones es el hierro. La dieta norteamericana no contiene suficiente hierro para reemplazar al que se pierde. Inclusive si usted come grandes cantidades de hígado, espinaca y yemas de huevo, alimentos todos ricos en hierro, a duras penas podrá mantener un buen nivel. Y puede que haya pérdidas adicionales de hierro a través del sudor en las mujeres activas".

La Dra. Ullyot enfatiza: "La deficiencia de hierro es extremadamente notable en las mujeres activas debido a las elevadas demandas de oxígeno que conlleva el ejercicio físico. Si usted tiene un inexplicable descenso en su desempeño, es posible que se deba a una súbita deficiencia de hierro".

¿Cuánto hierro al día?

La Dra. Ullyot responde: "Yo recomiendo firmemente suplementar su dieta con al menos un compuesto de multivitaminas con hierro. Estos por lo general contienen de 18 a 30 miligramos de hierro. El reemplazo promedio requerido por día para compensar por la pérdida menstrual es de dos miligramos. Esto representa la absorción normal del 10 por ciento de 20 miligramos en la dieta". [21]

Hierro en su comida

El hierro está disponible en dos formas: (1) hierro heme, que se encuentra sólo en los alimentos de procedencia animal; (2) hierro no heme, encontrado tanto en fuentes animales como vegetales. Si bien el hígado y las carnes rojas son potentes fuentes de hierro, también tienen un elevado nivel de grasas saturadas, colesterol y calorías. *Sugerencia:* ¡Logre un equilibrio! Coma carne ocasionalmente, luego llene sus necesidades de hierro con alimentos de origen vegetal ricos en hierro. Vea la siguiente tabla:

FUENTES DE HIERRO

Alimento	*Cantidad*	*Hierro (mg)*
*Cereales fríos, listos para comer	1 taza	18,0
Harina de avena (*oatmeal*), caliente, 100% fortificada con hierro	1/3 taza	18,0
Hígado, carne de res, a fuego lento	1/3 taza	18,0
Jugo de ciruela pasa	8 onzas (225 g)	10,4
Albaricoques secos	1 taza	7,2
Melaza (*blackstrap molasses*)	2 cucharadas	6,4
Carne de res, cortes sin grasa	3 onzas (85 g)	2,5
Habas (*lima beans*) secas, cocinadas	1 taza	6,0
Judías coloradas y blancas, cocinadas	1 taza	4,6
Lentejas, cocinadas	1 taza	4,2
Tofu	1 taza	4,2
Guisantes frescos o congelados, cocinados	1 taza	3,0
Germen de trigo	2 cucharadas	2,8
Pavo asado, carne blanca, sin pellejo	7 onzas (200 g)	2,8

*Contenido de hierro en los cereales varía según la marca y el sabor. Lea la etiqueta del paquete.

Planee una variedad de alimentos con hierro

Si bien su cuerpo absorbe mejor el hierro de los productos de origen animal, pruebe con fuentes vegetales: frijoles, vegetales de hoja oscura, guisantes –grandes alimentos para la desintoxicación. Le convendría incluir una pequeña cantidad de pescado o ave en la misma comida, pero esto es opcional.

Si usa un suplemento

Lea la tabla para comprobar que no está usted tomando cantidades excesivas de hierro. Manténgase dentro de la Cantidad Diaria Recomendada (RDA) en Estados Unidos, que es de 18 miligramos para las mujeres entre los 15 y los 50 años de edad; de 10 miligramos para las mujeres mayores de 50 años. Para algunas, el fumarato ferroso resultará menos irritante para el conducto digestivo y más fácil de absorber.

CÓMO BOMBEAR HIERRO HACIA
SU TORRENTE SANGUÍNEO

Para vigorizar la absorción de hierro, pruebe estas sugerencias, bajas en grasas y en calorías, para aumentar la asimilación:

Mucha vitamina C

Esto aumenta la absorción del hierro no heme. En la misma comida, incluya alimentos ricos en hierro junto a alimentos con vitamina C, tales como cítricos en jugo o en fruta, fresas, tomates, melones, papas, coles, cantalupos y vegetales verde oscuros.

Use cacerolas, ollas, sartenes y utensilios de cocina de hierro colado (cast-iron)

Cuando los alimentos acídicos (salsa de tomate, por ejemplo) se cocinan en estas ollas de hierro, algo del hierro entra en el alimento, aumentando su contenido de hierro. Planee usar un alimento acídico cuando cocine una comida que contenga hierro en una cacerola u olla de hierro colado.

Evite el café y el té

La cafeína y otras sustancias en estas bebidas reducen en gran medida la absorción del hierro. Cambie a tés de hierbas o a jugos de frutas o vegetales (para obtener vitamina C también).

Conserve los nutrientes de los alimentos

Use la menor cantidad posible de calor y agua y el mínimo de tiempo de cocción. *Sugerencia:* Mantenga el poder de los nutrientes cocinando al vapor en vez de hirviendo los alimentos. Además, resultan más sabrosos.

¿Come alimentos ricos en fibra?

Asegúrese de que usted tiene una abundante cantidad de hierro. El salvado y otras sustancias en las fibras interfieren con la absorción del hierro.

Cóctel natural de hierro

Combine una cucharada de melaza con 8 onzas de jugo de naranja. Revuelva vigorosamente o páselo por la batidora durante dos minutos. ¡Disfrútelo! (tiene una enorme potencia con el hierro y la vitamina C trabajando combinadamente para nutrir sus glóbulos rojos y darles el poder de superlimpieza).

CÓMO LIMPIAR PARA "HIERRIFICAR" SUS GLÓBULOS Y TENER UNA SUPERSALUD

Ponga más vida en su cuerpo con glóbulos rojos lavados e "hierrificados". Esto no se refiere a usar ningún detergente con hierro, sino a, primero, un "lavado celular" y, segundo, una "nutrición celular" mediante el uso del *hierro*, el asombroso nutriente. El tiene el poder de vigorizar sus glóbulos rojos, de darle a usted la apariencia y la sensación de una supersalud. Usted puede "lavar" y "nutrir con hierro" a sus glóbulos rojos con un sencillo programa de dos partes. He aquí cómo se hace.

Primero: lavado celular

Desaloje los sedimentos de sangre acumulados y prepárelos para su eliminación abriendo los poros de su piel y expulsando, a través del vapor, estos desechos tóxicos. Usted hará esto con un sencillo y refrescante *baño de contraste*. Toma 20 minutos y le da a usted una sensación de juventud al limpiar su torrente sanguíneo. Siga estos fáciles pasos.

1. Llene la tina del baño con agua lo bastante caliente como para crear nubes de vapor. La temperatura debe ser agradable, sin que le queme, naturalmente.

2. Métase en la tina. Disfrute del calor del vapor durante 15 minutos. Usted debe sudar. Puede ver cómo los desenraizados sedimentos son lavados y salen de su sangre y de las células de su cuerpo.

3. Quite el tapón y deje salir el agua de la tina. Párese (¡Cuidado! Agárrese de un asidero para evitar resbalarse). Abra el grifo de ducha, con agua fresca. Los finos chorros le deben dar pinchazos agradables, pero no dolorosos. Esto lava y expulsa los sedimentos que han sido vaporizados. El agua fresca cierra sus

poros, protegiéndole contra los contaminantes que llegan del exterior. Todo lo que usted necesita es menos de tres minutos de esta ducha contrastante.

4. Párese sobre una alfombra de baño que no resbale. Séquese con una toalla áspera. Usted habrá expulsado con vapor las impurezas y tendrá como recompensa un torrente sanguíneo más vigoroso.

Segundo: hierro para sus células

El segundo paso de este programa de dos partes para "lavar e hierrificar" sus glóbulos rojos requiere nutrición. Usted necesita nutrir a sus células con el aliento de la vida suministrándoles *hierro*. Este nutriente ayuda a producir la *hemoglobina*, la materia que da color rojo a sus glóbulos. El hierro, además, aumenta y vigoriza la formación de sus glóbulos blancos. Llamados *leucocitos*, éstos son un poco más grandes que los glóbulos rojos, tienen el poder salvador de destruir a los invasores tóxicos. Pero estos glóbulos blancos no son permanentes. Se gastan, se descomponen, se desintegran. Si no se reemplazan, se hacen deficientes, lo que significa que los sedimentos y los desechos se acumularán. Si no se limpian adecuadamente, estos desechos se pegan entre sí. Forman bloqueos que interfieren con la libre circulación de la sangre. Para aumentar la restauración y el vigor de los leucocitos que limpian los desechos tóxicos, aliméntelos con hierro con este programa de "hierrificación celular" (nutrición de hierro):

1. Aumente el consumo de estos alimentos ricos en hierro: pescado, cereales y panes de grano entero, vegetales de hoja verde oscura, frutas secas tales como albaricoques, pasas, ciruelas pasas y dátiles.

2. Combine alimentos ricos en hierro con alimentos ricos en vitamina C. El hierro se absorbe mejor cuando está respaldado con la energía de la vitamina C *al mismo tiempo*. Este plan de alimentación con hierro les dará a sus glóbulos blancos un rejuvenecimiento maravilloso. En sólo momentos, estos alimentos fregarán su torrente sanguíneo, limpiarán y expulsarán los detritos y le harán sentirse cálido y vivo de nuevo. Esta combinación trabaja casi inmediatamente. Y también es sabrosa.

3. Diariamente, tome una o dos cucharadas de melaza con cualquier jugo de frutas favorito. Esto le brinda una elevada concentración de hierro *junto* a la vitamina C –lo que da una dinámica energía a sus glóbulos blancos limpiadores de la sangre.

4. Diariamente, bébase el siguiente "Tónico de C + Hierro" para regenerar de inmediato sus miles de millones de glóbulos blancos limpiadores de desechos.

"Tónico de C + Hierro"

En un vaso de jugo de cítricos frescos, añada una cucharada de melaza y varias cucharaditas de frutas secas. Páselo por la batidora durante 60 segundos. Beba este "Tónico de C + Hierro" diariamente antes de su comida principal. Tiene una enorme potencia para el rejuvenecimiento celular y la limpieza de la sangre.

HISTORIA CLÍNICA – *Devuelta a la vida con el "Tónico de C + Hierro"*

Jennifer W.M. tenía problemas de falta de aire. Le temblaban las manos. Sus ojos no tenían brillo. Tenía ese aspecto envejecido, marchito, que la hacía lucir mucho mayor que de 45 años. Su familia y sus amigos se preocupaban de que estaba envejeciendo rápidamente. Jennifer W.M. fue advertida acerca de que debía aumentar su consumo de alimentos y suplementos ricos en hierro. Lo hizo, pero los beneficios fueron todavía mínimos. Algo andaba mal. Su hematólogo (especialista en la sangre) le diagnosticó su problema como una escasez de glóbulos blancos limpiadores de la sangre. El hierro en los alimentos que estaba comiendo no estaba siendo absorbido totalmente debido a la falta de suficiente vitamina C al mismo tiempo. Le dijo que tomara a diario el "Tónico de C + Hierro". Esta combinación revitalizaría su metabolismo. El hierro sería absorbido totalmente para darle energía a sus glóbulos blancos para que fregaran y limpiaran su torrente sanguíneo. En tres días, Jennifer W.M. revivió. Respiraba fácilmente. Sus manos no temblaban (también estaban cálidas) y sus ojos brillaban. Caminaba y actuaba con la vitalidad de una mujer joven. Sentía que había sido "devuelta a la vida" con la ayuda de este Tónico de C + Hierro.

LA RESPIRACIÓN DE GLOBO PRODUCE GLÓBULOS MAS FUERTES

Lo que usted necesita

Necesita un globo o balón sencillo. Use uno del tipo más grueso, de los que requieren que se sople muy fuerte.

Cómo hacerlo

Respire a través de su nariz. Llene sus pulmones. Sople aire en el globo hasta que éste se llene. Relájese y deje salir el aire del globo, luego repita. Planee hacer esto durante 10 minutos todos los días. Gradualmente, aumente a 15 minutos.

Beneficios de limpieza celular

La inhalación profunda llena de oxígeno sus 750 millones de bolsas de aire. El oxígeno viaja a través de las células para llegar a su torrente sanguíneo. Sus glóbulos rojos y blancos ahora absorben el oxígeno y lo usan para su autoregeneración. Los glóbulos de la sangre oxigenados trabajan rápidamente (el aire los revivió y los llenó de energía) para limpiar los pedazos de detritos estancados que bloquean su torrente sanguíneo. En cuestión de momentos, el proceso de limpieza de la sangre desintoxica su sistema, gracias a este método "divertido" de oxigenar su sistema circulatorio.

HISTORIA CLÍNICA – *Programas de inhalación crean nuevo deseo de vivir*

Caminando inclinado hacia adelante y con la mirada borrosa, Will D.E., estaba envejeciendo a un ritmo alarmante. Este ingeniero consultor encontraba difícil concentrarse en los proyectos. Se confundía con los más sencillos términos mecánicos. Su posición profesional estaba amenazada por su mala salud. Se sentía tan agotado, que a veces decía no tener deseos de continuar. Era como si hubiese perdido la voluntad de vivir.

Un fisioterapeuta le sugirió que reviviera su torrente sanguíneo con un sencillo programa de inhalación. Esto traería un bienvenido nutriente de oxígeno a sus glóbulos sanguíneos, hambrientos de aire. En cuestión de momentos, los glóbulos, ya alertas, llevarían a cabo las necesarias funciones de barrer con los detritos y de lavar los desechos. Desesperado, Will D.E. siguió el programa de inhalación. Hizo la rutina de la respiración profunda y del globo. Casi al instante, se sintió revivir. Su postura mejoró, su rostro se animó, lucía más joven. Tres días después de este programa de oxigenación celular, volvió a tener un renovado vigor. Su limpio torrente sanguíneo lo iluminó con la alegría de *vivir. ¡Todo esto a través de una fácil (y gratis) inhalación!*

Los glóbulos rojos sanos contienen suficiente hemoglobina, la cual le da a la sangre su color y transporta oxígeno desintoxicante a lo largo de todo el cuerpo. Usted no puede ver su torrente sanguíneo, pero sí puede sentir la recompensa de tenerlo limpio cuando experimenta ese sentimiento de "qué bueno es vivir" que llega con esta limpieza. Con la ayuda de la nutrición, el agua y la inhalación, *usted puede revitalizar su torrente sanguíneo y todo su cuerpo.*

PUNTOS DE INTERÉS

1   *El ajo es una fuente concentrada de dos limpiadores de la sangre que lo convierten en un poderoso alimento desintoxicador.*

2. *Marcia J.H. eliminó sus escalofríos al limpiar su sangre con ajo.*

3. *Limpie e "hierrifique" su torrente sanguíneo con el sencillo programa de dos partes, en la privacidad de su hogar —en menos de 30 minutos.*

4. *Chequee la lista de los alimentos con hierro y aprenda cómo obtener el máximo poder de este mineral.*

5. *Para una limpieza de primera, combine la vitamina C más el hierro en el "Tónico de C + Hierro", que restaura la vida.*

6. *Oxigene sus cansados glóbulos y mejore su poder de limpieza en sólo minutos. También pruebe el divertido programa de respiración del globo. Este programa de inhalación le dio a Will D.E. una nueva "voluntad de vivir".*

CAPÍTULO 13

LIMPIE SUS ARTERIAS Y DISFRUTE UNA "SEGUNDA JUVENTUD"

Limpie los detritos de sus arterias y experimentará inmediatamente la alegría de una "segunda juventud" de la cabeza a los pies. Sus arterias son tubos elásticos. Su tarea es transportar sangre fresca reforzada con oxígeno desde su corazón hacia todas las partes de su cuerpo. Para llevar a cabo esta limpieza interna rejuvenecedora y nutritiva, las arterias deben mantenerse tan libres de sedimentos como sea posible. Sólo de esa manera ellas mantendrán esta vital nutrición total del cuerpo para que usted luzca y se sienta con una salud juvenil. Problemas ocurren cuando errores en el diario vivir hacen que se depositen desechos en las "tuberías" de su cuerpo, lo que presenta un riesgo a su salud juvenil.

ACUMULACIÓN DE DESECHOS = ARTERIAS OBSTRUIDAS

Los desechos de productos secundarios que no han sido totalmente metabolizados provenientes de alimentos dañinos se acumulan en el interior de las paredes arteriales. Estos desechos se convierten subrepticiamente en depósitos grasos. Tales residuos se hacen gradualmente cada vez más espesos. Más depósitos son atraídos hacia ellos. A medida que continúa la acumulación de desechos, las paredes interiores de sus arterias se congestionan, la sangre no puede avanzar a su paso normal. El espacio en el interior de las arterias se reduce. Se ejerce más presión sobre la sangre. Esta acumulación de desechos presenta una seria amenaza a su salud.

Síntomas de peligro

Las arterias obstruidas con sofocantes depósitos de grasas causan síntomas tales como calambres o cosquilleo, dolores agudos o malestares cuando mueve sus brazos o sus piernas. Los trastornos emocionales, tales como los lapsos de pérdida de memoria y el pensamiento confuso, se pueden deber a los depósitos grasos que se han acumulado en las arterias que conducen sangre hacia su cerebro. Sus órganos vitales (corazón, riñones, hígado) reaccionan cuando los desechos se depositan en las arterias que conducen a las áreas mencionadas. Cuando estos órganos no son nutridos con la cantidad adecuada de sangre debido a que las arterias están obstruidas con desechos, se enferman. Y lo mismo sucede en el resto de su cuerpo.

La acumulación prolongada de sedimentos amenaza la vida

A medida que más y más sedimentos se reúnen en las paredes de sus arterias, aumenta el riesgo de que estos sedimentos se expandan por su torrente sanguíneo y formen bloqueos que amenazan su vida. Estos desechos se pueden separar en coágulos y circular por toda su sangre. Si los desechos circulan hacia un conducto sanguíneo más pequeño, se obstruyen entre sus paredes. Esto puede conducir a una seria apoplejía ¡que puede ser paralizante o fatal! Esté alerta –la acumulación prolongada de sedimentos sobre y dentro de sus arterias constituye una peligrosa amenaza a su salud.

ARTERIOSCLEROSIS – ACUMULACIÓN DE RESIDUOS SOBRANTES

Con esta condición de salud se produce un lento amontonamiento de desechos. Las arterias se hacen más estrechas y duras. Pierden su flexibilidad. Hay una acumulación de placas en las paredes arteriales, lo cual puede causar una oclusión (literalmente, una interrupción) del flujo de la sangre. Este es el antecedente de una forma paralizante de la enfermedad de las arterias coronarias.

El abandono empeora el problema

Una placa típica puede dividirse. Entonces, suelta desechos y residuos muertos dentro de la arteria. Esto altera la circulación de la sangre, forzando a las plaquetas a acumularse en el lugar de la interrupción. Ellas se adhieren unas a otras y a la pared para llenar el canal. Partes del medio formado trombo (acumulación de desechos) pueden desprenderse de la pared y alojarse en la parte de la arteria que ha sido estrechada por las placas.

La pared arterial, debilitada por la formación de placas densas, puede aumentar de tamaño y sangrar (un aneurisma o aglobamiento de la pared del conducto sanguíneo) o estallar completamente. Los espasmos, un cierre temporal de los conductos sanguíneos, se convierten en una nueva amenaza. Su vida corre un grave riesgo mientras que los residuos de desechos se acumulan hasta llegar a obstruir la circulación de la sangre. Sin perder tiempo, usted necesita tener arterias limpias –ellas son la conexión vital con una salud juvenil.

¿PUEDEN LOS ALIMENTOS HACERLE SENTIR POR SIEMPRE JOVEN?

Ciertos alimentos cotidianos tienen el poder de limpiar sus arterias y ayudarle a usted a sentirse joven para siempre. Este es el descubrimiento que hizo el Dr. Julian Whitaker, M.D., director del Centro para el Tratamiento de la Salud, en San Clemente, California. El considera que un programa rico en carbohidratos y bajo en grasas promueve la limpieza que cura muchos trastornos "incurables" y le permitirá a usted sentirse joven y activo o activa durante muchos años.

Programa básico

"Mis pacientes son colocados en un programa supervisado en el cual los carbohidratos complejos constituyen un 80 por ciento de su consumo de calorías. El equilibrio se logra con alimentos bajos en grasas, bajos en colesterol y bajos en proteínas". *Nota:* Los carbohidratos complejos son abundantes en los panes y cereales de grano entero, el maíz, las papas y, especialmente, las frutas y los vegetales frescos y las legumbres.

Mejora la salud del corazón

El Dr. Whitaker califica a la grasa como la villana de la salud cardiaca y le echa la culpa de la acumulación de desechos. "Cuando se come una gran cantidad de grasas, los glóbulos rojos se adhieren entre ellos y se amontonan. Estos residuos se llaman *formación de rouleaux,* la cual limita el flujo de los glóbulos rojos a través de los capilares. Esa formación crea una 'residualidad' con un 30 por ciento de reducción del suministro de oxígeno al corazón". El doctor recomienda un programa bajo en grasas como una manera de estimular un mejor suministro de oxígeno para alimentar al corazón. Esto promueve un sentimiento de "juventud eterna" y de salud total.

Arteriosclerosis y colesterol

"Las arterias obstruidas pueden, con el tiempo, desobstruirse si se reduce la cantidad de grasas de su dieta. Los niveles de colesterol pueden ser reducidos de un 30 a un 40 por ciento, de manera que su riesgo de enfermedad cardiaca se puede reducir y ser eliminado". *Plan sencillo:* El Dr. Whitaker logra la limpieza arterial colocando a sus pacientes en un programa alimenticio con más granos enteros y más carbohidratos naturales –¡pero con muy poca grasa!

Cuidado con la grasa

El Dr. Whitaker indica: "Mis estudios muestran que si usted bebe solamente un vaso de crema –o una bebida o un alimento que contenga esa cantidad de crema– su suministro de oxígeno desciende tanto ¡que usted corre el riesgo de un ataque de angina! Si usted come un desayuno rico en grasas (con jamón, huevos fritos y tostadas con mantequilla) puede ocurrir la misma reacción. Además de su corazón, todos los tejidos de su cuerpo pueden también congestionarse. Su salud en general, declina". El Dr. Whitaker le urge a que reduzca su consumo de grasas, reduciendo así su consumo de desechos. Recibirá la recompensa de tener arterias más limpias y una vida más saludable.

Suplementos alimenticios que proporcionan limpieza interna

El Dr. Whitaker halla que ciertos suplementos provocan una reacción de limpieza de las arterias. El pone a los pacientes que tienen obstrucciones de desechos en este programa de suplementos limpiadores:

- *Vitamina C:* De 1000 a 2000 miligramos con cada comida, o un total de 3000 a 5000 miligramos diariamente.
- *Vitamina E:* "Un antioxidante natural", dice el Dr. Whitaker, "debido a que aumenta el uso de oxígeno limpiador, protege contra ciertos tipos de cánceres, ayuda al retraso del proceso de envejecimiento. Tome 400 unidades al día en cualquier forma, aunque las preparaciones secas pueden ser la mejores".
- *Vitaminas del complejo B:* De 10 a 20 miligramos diariamente de B_1, B_2, B_6 y niacinamida.
- *Vitamina A:* De 10.000 a 15.000 unidades al día.
- *Vitamina D:* 400 unidades al día.

¿Qué pasa con los minerales?

"Escoja un suplemento mineral que contenga zinc, cromo y selenio junto otros elementos minerales. Sin embargo, le sugerimos que consulte con su médico antes de comenzar cualquier programa de suplementos", señala el doctor.

Programa alimenticio aumenta la limpieza interna

"Al comienzo de una sesión de 12 días en nuestro centro, se les hacen pruebas de sangre a la mayoría de las personas que tienen niveles de colesterol de 250 y más. Al final de las sesiones se obtienen resultados de limpieza asombrosos. No es raro ver niveles de colesterol descender de 250 a 150. Esto es el resultado de la dieta y del programa de ejercicios que se sigue diariamente", añade el Dr. Whitaker. "Decidí abandonar la cirugía porque sentí que la dieta y el ejercicio son los mejores caminos hacia la salud. Nuestro centro está dedicado enteramente a este nuevo estilo de vida para estimular una salud mejor y eternamente juvenil".

Recompensas de salud

El Dr. Whitaker continúa: "Con este programa dietético, la mayoría de las personas le pueden decir adiós a otros síntomas de la falta de oxígeno, como son la fatiga, la depresión, la confusión, el aletargamiento y, en muchos casos, el poco deseo sexual". Todo esto y mucho, mucho más relacionado a una salud refrescante y juvenil puede ser suyo cuando sigue este programa. ¡Limpie sus arterias y disfrute de rejuvenecimiento interno (y externo)!".[22]

GRASA — ¿CUÁNTA ES DEMASIADA?

La grasa es la más concentrada fuente de energías provenientes de alimentos (calorías). Cada gramo de grasa suple nueve calorías, comparadas con las cerca de cuatro calorías por gramo de la proteína o el carbohidrato y las siete calorías por gramo del alcohol. Además de brindar energía, la grasa ayuda en la absorción de ciertas vitaminas. Algunas grasas proveen ácido linoléico, un ácido graso esencial que todos lo necesitamos en pequeñas cantidades.

Grasas "malas" saturadas

Las grasas saturadas se encuentran en mayor proporción en las grasas de origen animal. Estas incluyen las grasas de la leche, la crema y el queso sin desgrasar, la mantequilla, la carne y las aves. También se encuentran en grandes cantidades en algunos aceites vegetales, como son el aceite de coco y el de palma. Si una grasa se solidifica a temperatura ambiente, presenta un riesgo para sus arterias.

Grasas "buenas" poli-insaturadas

Las grasas poli-insaturadas se encuentran en mayor proporción en grasas de origen vegetal. Estas incluyen los aceites del girasol, del maíz, de la soja y de la flor de azafrán. También se encuentran en las legumbres, los vegetales y las frutas en una proporción menor. Algunos pescados también son fuentes de grasas poli-insaturadas. Las grasas que están líquidas a temperatura ambiente son las mejores para su salud.

Grasas "neutrales" monosaturadas

Las grasas monosaturadas se encuentran en grasas de origen vegetal. Los ejemplos más comunes son el aceite de oliva y el de canola. Muy pequeñas cantidades de estos aceites son útiles para lavar y expulsar los desechos.

Cuidado: Como todas las grasas, sin importar lo que contengan, ¡éstas proveen casi el mismo número de calorías! ¡Ande con cautela!

¿CUÁNTA GRASA NECESITA SU CUERPO?

¿Cómo puede usted contar la grasa? ¿Cómo determina si un alimento tiene demasiada grasa para usted? Una regla general es que usted debe reducir su consumo de grasas de manera que esa grasa provea menos del 30 por ciento de las calorías totales diariamente.
Busque su peso en la siguiente tabla y encuentre su nivel diario de actividad. ¡Actúe honestamente! El número que ve es la cantidad de grasa, en gramos, que usted puede consumir cada día. No debe consumir más de esto... ¡pero sí puede consumir menos!

¿Cuánta grasa hay en los alimentos que usted compra?

¡Lea las etiquetas! Tome el total de gramos de grasa por porción. Multiplique ese número por nueve. Divida entre el total de calorías por porción. Multiplique por 100 y tendrá el por ciento de grasa en ese alimento.

GUÍA DE LA GRASA

		Grasa (gramos)
Peso (libras)	Inactivo	Ligeramente activo*
100	40	47
120	48	56
140	56	65
160	64	75
180	72	84
200	80	93
220	88	103
240	96	112

*Ligeramente activo: actividad normal y 20-30 minutos de caminata a paso ligero al día.

¿Cuánta grasa al día?

Usted quiere sacar la cuenta de exactamente cuántos gramos de grasa están permitidos al día. He aquí cómo:

1. Calcule cuántas calorías usted come al día. Por ejemplo, 2000 calorías.
2. Multiplique el número de calorías por el porcentaje de grasa que a usted le gustaría comer. Por ejemplo, usted decide seguir un programa de 30 por ciento de grasa. Esto significa que, con un programa de 2000 calorías, usted puede comer aproximadamente 600 calorías al día.
3. Cada gramo de grasa tiene nueve calorías. Divida 600 entre nueve.
4. Usted tiene 67 gramos de grasa como la cantidad de calorías que puede consumir al día.

¡MENOS GRASA! ¿HASTA DÓNDE PUEDE LLEGAR?

La mayoría de los grupos de salud aconsejan obtener un 30 por ciento de sus calorías de las grasas. Pero esto es un compromiso entre lo que es ideal y lo que es realista. Otros sugieren que un 20 por ciento es una meta razonable y que sería ventajoso para la limpieza interna. Un programa de alimentación con un 20 a un 25 por ciento de calorías provenientes de grasas reduciría aun más el riesgo de ciertos cánceres, enfermedades cardiacas, apoplejías y diabetes. Hay una reducción notable en el cáncer del seno y el del colon al nivel de un 20 por ciento de grasa.

El doctor receta

"Si yo tuviera que escoger una cantidad", señala el Dr. John Anderson, M.D., profesor de medicina y de nutrición clínica de la Universidad de Kentucky, "el ideal que escogería sería menos de 25 por ciento. Si alguien se mantiene en buena forma y camina tres millas (5 kilómetros) 1 día, esa persona puede comer un 25 por ciento de calorías provenientes de grasas, y de un 6 a 8 por ciento de grasas saturadas; esa es la situación ideal. Y considero que con un aprendizaje intensivo, usted puede ir por debajo del 30 por ciento".[23]

Usted no tiene que comer un 30 por ciento de calorías provenientes de las grasas

Fíjese bien: ¡30 por ciento es el tope! Esta cantidad significa que usted debe comer *menos* del 30 por ciento, con menos del 10 por ciento de grasas saturadas y menos de 300 miligramos de colesterol al día. Con un menor consumo de grasas, usted tendrá menos residuos y más posibilidades de una mejor salud.

EJERCICIOS SIMPLES QUE LIMPIAN SUS ARTERIAS EN POCOS DÍAS

Manténgase físicamente activo o activa. Haga ejercicios suaves y disfrute de una reacción de limpieza de sus arterias en cuestión de días. Los movimientos sencillos ayudan a oxigenar su cuerpo para protegerle contra el exceso de toxinas.

Falta de oxígeno = obstrucción de arterias

Biológicamente, una deficiencia de oxígeno debilita el forro interior de la arteria, haciéndola más vulnerable a la obstrucción. Se produce una acumulación de sedimentos en la sangre. Estos se adhieren a las paredes de los glóbulos rojos, engrosándolos. Esta pared gruesa dificulta que el oxígeno se mueva desde los glóbulos rojos hacia los tejidos. En otras palabras, los sedimentos hacen que la piel de los glóbulos rojos se endurezca y el oxígeno limpiador no puede atravesar las paredes de la arteria.

Problema: Los glóbulos rojos son los transportadores más importantes de oxígeno hacia los tejidos del cuerpo. Si ellos no pueden liberar este oxígeno, las paredes interiores de las arterias se llenan de residuos.

Solución: Aumente el contenido de oxígeno de su sangre; estimule su habilidad de transportar oxígeno con el uso de ejercicios diarios. El movimiento del cuerpo distribuye el oxígeno a sus tejidos, los cuales, entonces, liberan más energía limpiadora.

Cómo el ejercicio estimula la limpieza oxigenadora

Sencillos movimientos del cuerpo estimulan al instante la capacidad de transportar oxígeno que tiene su torrente sanguíneo. Esto, automáticamente, ayuda a disolver, lavar y expulsar los residuos que se acumulan dentro y sobre sus arterias. El oxígeno vigorizador hace más que lavar y expulsar los desechos de sus arterias; él limpia los desechos de su torrente sanguíneo. Sus glóbulos rojos se hacen más sanos. Sus propias membranas adelgazan saludablemente y son capaces de transferir el oxígeno más rápidamente. Al proveer un apropiado suministro de oxígeno a los tejidos interiores de sus arterias, usted es capaz de limpiarlas y hacerlas más resistentes. Usted puede tener arterias relucientemente limpias con el uso de oxígeno obtenido mediante el ejercicio. Unos 30 a 60 minutos de caminata firme todos los días ayudan a promover esta forma de limpieza interna.

POR QUÉ EL CONTROL DE LOS TRIGLICÉRIDOS ES IMPORTANTE PARA LA JUVENTUD ARTERIAL

En las primeras horas luego de haber comido una típica comida rica en grasas, la cantidad de grasas llamadas triglicéridos (junto con el colesterol) que hay en la sangre, aumenta marcadamente. El hígado, mientras tanto, utiliza grasas almacenadas para producir más triglicéridos y colesterol para su propio uso.

Los triglicéridos son la fuente de energía de su cuerpo. Pero si no se usan inmediatamente, se almacenan en los tejidos grasos. Como el aceite y el agua no se mezclan, su cuerpo debe, inmediatamente, envolver los cúmulos de triglicéridos y colesterol en una proteína que se disuelva en el agua, para que puedan ser transportados por la sangre. Mientras que esos cúmulos o paquetes de grasas y proteínas (lipoproteínas) son transportados, son descompuestos en paquetes más pequeños y vueltos a envolver en nuevas proteínas.

Peligro del exceso de triglicéridos

Un tipo de proteína con grasa es una lipoproteína de baja densidad (LDL) que causa enfermedad cardiaca cuando está circulando en niveles elevados. La otra, la lipoproteína de muy baja densidad

(VLDL) está congestionada de triglicéridos y se sospecha que es causa de problemas cardiovasculares. También está la lipoproteína de alta densidad (HDL), la cual se cree que es beneficiosa, pues es una forma en la que el colesterol es sacado de los tejidos y llevado al hígado para ser eliminado.

Un análisis de sangre le dirá a usted las proporciones en que están estas grasas en su sangre. Su especialista de salud puede hacerle este análisis.

Por qué puede usted tener exceso de triglicéridos

Todos los días, entre 70 a 150 gramos de estas sustancias formadoras de desechos penetran en su cuerpo debido a que usted consume alimentos de dos grupos prohibidos: (1) carbohidratos refinados como los azúcares y los almidones, y (2) grasas sólidas de origen animal. Esto causa *hipertrigliceridemia,* un riesgoso trastorno vascular que congestiona sus arterias.

Sus niveles de triglicéridos en la sangre serán altos si usted tiene exceso de peso. Es posible que usted sea sensible a los carbohidratos: los azúcares y los almidones refinados y las cantidades elevadas de alcohol aumentan sus lecturas. Las mujeres que toman anticonceptivos orales puede que también tengan niveles elevados.

¿Cuáles son las lecturas saludables?

Los niveles normales de triglicéridos se basan en la edad. Hasta los 30 años, lo normal es menos de 140 miligramos de triglicéridos por decilitro de suero sanguíneo. Para las personas entre 30 y 39 años, lo normal es menos de 150 miligramos. Para las personas entre los 40 y los 49 años, lo normal es menos de 160. En aquellas personas de 50 años o más, lo normal es menos de 190. CUIDADO: En cualquier edad, si usted tiene una lectura de 200 o más, está corriendo un riesgo y necesita comenzar rápidamente un programa de limpieza interna. En otras palabras, mantenga su nivel por debajo de 200.

El manejo apropiado de la hipertrigliceridemia debe basarse en varios análisis de sangre. Otros problemas de salud que se asocian con la hipertrigliceridemia, tales como la diabetes y los trastornos renales, deben controlarse. Esta evaluación debe llevarla a cabo su

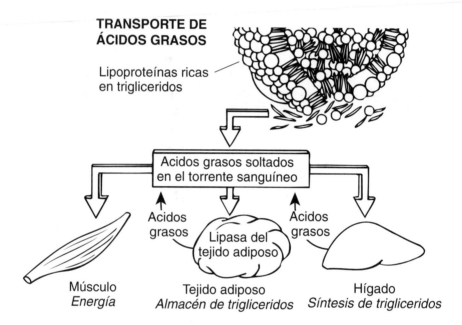

TRANSPORTE DE ÁCIDOS GRASOS

Lipoproteínas ricas en tricliceridos

Acidos grasos soltados en el torrente sanguíneo

Acidos grasos

Lipasa del tejido adiposo

Acidos grasos

Músculo
Energía

Tejido adiposo
Almacén de tricliceridos

Hígado
Síntesis de tricliceridos

Los ácidos grasos liberados por las lipoproteínas ricas en tricliceridos pueden ser usados por los músculos y el hígado como una funte de combustible o resintetizados en tricliceridos para ser almacenados en el hígado o en el tejido adiposo. Cuando demasiados tricliceridos se acumulan, pueden ser soltados de nuevo en la circulación en forma de ácidos grasos, los cuales pueden situarse sobre las paredes interiores de las arterias y causar aterosclerosis.

especialista de salud, junto con otros factores de riesgo cardiovascular que pueden estar presentes.

SIETE PASOS PARA CONTROLAR
LA GRASA SANGUÍNEA "OLVIDADA"

Se dice que los triglicéridos se "olvidan" debido a que ellos son opacados por otras grasas sanguíneas, aunque puede que sean más riesgosos. Un plan de siete pasos para la limpieza interna ha sido delineado por el Dr. Rodolfo Paoletti, M.D., de la Fundación Médica Giovanni Lorenzini, del Colegio de Medicina Baylor, en Houston, Texas:

1. Para bajar el nivel de las grasas sanguíneas, mejore su dieta para reducir el exceso de grasas de origen animal y los azúcares y los almidones refinados.
2. Reduzca el consumo de calorías. Menos peso–menos grasa.
3. Reduzca su peso a un nivel aceptable.
4. Evite el alcohol.
5. El consumo de grasas debe ser inferior al 30 por ciento del total de calorías.
6. Aumente el consumo de fibras y carbohidratos complejos.
7. Es esencial hacer ejercicios todos los días.

"Estas indicaciones básicas le ayudarán en gran medida a mantener los triglicéridos y otras grasas en un nivel sano", dice el Dr. Paoletti. "Muchos estudios han mostrado una correlación entre niveles elevados de triglicéridos en el suero sanguíneo y un riesgo elevado de enfermedades de las arterias coronarias, tanto en hombres como en mujeres. Hay una creciente evidencia de que los triglicéridos contribuyen a la acumulación de placas en las arterias coronarias". El insta a una reducción del peso y a una dieta baja en grasas saturadas y en colesterol, y rica en carbohidratos complejos "como los primeros pasos para tratar la hipertrigliceridemia, como también lo son el ejercicio y la restricción del alcohol".[24]

¿Cómo está su lectura?

El Dr. Claude Lenfant, M.D., del Instituto Nacional del Corazón, los Pulmones y la Sangre, en Bethesda, Maryland, señala: "Los niveles altos de triglicéridos no pueden ser tratados si el médico a cargo del caso no sabe que están presentes. Tienen que ser medidos para evaluar su nivel de colesterol LDL. El análisis de las lipoproteínas, incluidos el colesterol, los triglicéridos, el HDL y el LDL, provee al médico con una valiosa información para diseñar un programa de tratamiento total.

"Los niveles de triglicéridos siempre deben ser analizados después de una noche de ayuno y deben medirse en dos o tres ocasiones distintas para eliminar la posibilidad de un error de laboratorio o de un resultado falso". El Dr. Lenfant enfatiza: "¡Los niveles superiores a 200 mg/dl merecen ser atendidos!"[25]

Un sencillo ajuste controla el problema

Limite o evite cualquier alimento o bebida que contengan carbohidratos refinados. Estos son los azúcares y los almidones formadores de desechos que aumentan los triglicéridos. Lea las etiquetas de los productos empaquetados. *Sugerencia:* Son más seguros los carbohidratos complejos tales como los panes y los cereales de grano entero, las legumbres y las frutas y los vegetales frescos.

Controle el consumo de grasas de origen animal

Estas hacen que aumenten los triglicéridos que forman desechos. ¿Tiene que comer carne? Quítele toda la grasa visible antes de cocinarla y también antes de comerla. Cambie para carnes de ave y de pescado, que son menos grasosas.

¿Aceite vegetal? Úselo con moderación

Como promedio, una cucharada de la mayoría de los aceites tiene 115 calorías y cerca de 13.0 gramos de grasa. Y 100 por ciento de las calorías vienen de esta grasa vegetal. Una pequeña cantidad de aceite vegetal puede usarse debido a que tiene grasas poli-insaturadas que ayudan a controlar los triglicéridos que obstruyen las arterias –pero ande con cuidado. Si no le queda otro remedio, consuma dos o tres cucharadas al día como límite.

HISTORIA CLÍNICA – *Reduce peligrosos triglicéridos en siete días*

Un temblor constante, irritación nerviosa y lapsos de memoria amenazaban la posición de auditor de Ronald I.B. El se cansaba fácilmente, inclusive cuando se pasaba la mayor parte del día sentado. A duras penas podía mantener sus ojos abiertos cuando llegaba el mediodía. Con un ligero sobrepeso, lucía cansado y mucho mayor que sus 50 años. Un hematólogo (especialista en la sangre) le diagnosticó su problema como de triglicéridos elevados. Sus arterias estaban siendo "sofocadas a muerte". Ronald I.B. fue colocado en un programa sencillo: NO MAS carbohidratos refinados. NO MAS grasas de origen animal. NO MAS alcohol. Más ejercicios. En cuatro días, daba la mano con firmeza, se mostraba calmado y disfrutaba de buena memoria. Tenía el doble de energía. Al cabo de los siete días, estaba alerta, era agradable y daba la impresión de ser mucho más joven que sus 50 años. Sus niveles de triglicéridos habían bajado a 180 mg/dl. Sus arterias estaban limpias. La vida era tan maravillosa.

EL PODER LIMPIADOR DE LAS ARTERIAS QUE TIENE EL AJO

Varios dientes de ajo al día crean una poderosa reacción de desintoxicación dentro de su sistema. El ajo tiene un efecto dilatador en sus vasos sanguíneos; esto friega y se lleva los desechos y ayuda a equilibrar su presión sanguínea.

Específicamente, es el *állicin* (el ingrediente activo del ajo que contiene sulfuro) el que ayuda a equilibrar los niveles de lípidos (grasas) en su torrente sanguíneo. El állicin ayuda a descomponer los trozos de grasa en su hígado y en otros órganos vitales, liberándolos y ayudando a eliminarlos para que usted tenga arterias más limpias.

Plan de desintoxicación

Cómase varios dientes de ajo al día. Coma ajo crudo (use perejil o una ramita de canela después para evitar convertirse en un paria social) y úselo también para cocinar (el ajo no da olor cuando está cocinado). El ajo ayuda a limpiar sus arterias... ¡mientras lo come!

EL MÉTODO OMEGA-3 PARA CORREGIR LA "PEREZA METABÓLICA" Y EL "OXÍGENO CONTAMINADO"

Estos dos problemas son los antecedentes de la acumulación de placas o de desechos. Un metabolismo débil y un suministro de oxígeno lleno de desechos les dan a las toxinas la oportunidad de acumularse. Usted necesita tener un metabolismo más vigoroso y una disponibilidad de oxígeno más sólida para desalojar los desechos. De otra manera, la situación en su cuerpo será igual a la de una piscina estancada. Se convierte en un charco de detritos e intoxica a cualquiera que se ponga en contacto con el pútrido bloqueo. Hay una forma para hacer que estos fluidos puedan ser desobstruidos y se desalojen y se expulsen los desechos acumulados. Aquí la tiene.

Ácidos grasos omega-3

Ciertos tipos de pescado contienen grandes cantidades de ácidos grasos desintoxicantes, tales como el eicosapentaenoico (EPA) y el decosahexaenoico (DHA), los cuales se supone que sean más efectivos que las grasas poli-insaturadas en la acción de fregar y expulsar los desechos grasosos.

Tanto los ácidos grasos EPA como los DHA también son capaces de reducir los niveles sanguíneos de triglicéridos y de colesterol; estos mismos ácidos desintoxicantes reducen tanto el número como el grado de adherencia de las plaquetas sanguíneas formadoras de coágulos. Ellos también pueden reducir la formación en las paredes de los conductos sanguíneos de placas grasosas que obstruyen las arterias, así como prevenir los espasmos arteriales que interfieren con el flujo sanguíneo y elevan la presión de la sangre.

Los ácidos grasos omega-3 con los desintoxicantes EPA y DHA tienen la habilidad de transferir oxígeno desde la sangre hasta los tejidos musculares. Ellos, también, influyen en la liberación de oxígeno en sus músculos y aceleran su perezoso metabolismo. Los ácidos grasos omega-3 promueven al "aire acondicionado" interno, de manera que los contaminantes "neblinosos" del cuerpo puedan ser eliminados. Usted recibe la recompensa de una refrescante sensación de bienestar. Es algo parecido a cuando sale un brillante sol déspués de una súbita tormenta. Todo se refresca y se torna puro y limpio. Así sucede con su cuerpo, gracias a la magia de los ácidos grasos omega-3.

Programa desintoxicante con omega-3

Poderosas fuentes de este limpiador de células incluyen los siguientes pescados: macarela del Atlántico, salmón rosado (en lata), salmón del Atlántico, arenque del Atlántico, *sablefish,* albur, salmón de las Rocosas, salmón rojo, atún *bluefin* y salmón *coho.*

Varias veces a la semana, incluya cualquiera de estos tipos de pescado en su menú. Le estará proporcionando a su metabolismo los necesitados ácidos grasos omega-3, esenciales para fregar y expulsar las acumulaciones tóxicas de sus arterias.

HISTORIA CLÍNICA — *Supera la arteriosclerosis, restaura la juventud*

Cuando su médico internista le dijo que ella tenía niveles peligrosamente altos de grasa en la sangre y que sus espesos y pastosos trozos de desechos estaban sofocando sus arterias, Helga DeH. se animó a corregir este riesgo vital. Siguió las instrucciones de su internista, quien le recomendó alimentos con poca o ninguna grasa de origen animal. Dos veces al día daba una caminata de 60 minutos. También aumentó su consumo de mariscos que contenían los desintoxicantes ácidos grasos omega-3. En nueve días, a Helga DeH. se le diagnosticaron arterias juveniles, limpias de desechos. Además, era la imagen misma de la salud. Sintió la restauración de su juventud, gracias a este sencillo y rápido plan de desintoxicación.

Arterias limpias hoy—vida juvenil mañana

Proteja sus arterias de los residuos y disfrute de un sistema circulatorio oxigenado y nutrido de oxígeno. Estos programas de desintoxicación trabajan rápida y efectivamente. Comience hoy y experimente mañana la alegría de la juventud.

PUNTOS DE INTERÉS

1. *Desobstruya sus arterias, expulse los residuos para sentirse mejor.*

2. *Un médico indica un programa de desintoxicación que reduce el exceso de grasas y le ayuda a superar la "envejecedora" arteriosclerosis.*

3. *Ejercicios sencillos limpiarán sus arterias en cuestión de días.*

4. *Controle la grasa "olvidada" –los triglicéridos– para tener arterias jóvenes. El ajo es un importante limpiador interno.*

5. *Ronald I.B. redujo sus peligrosos triglicéridos en siete días.*

6. *Los ácidos grasos omega-3 del pescado ayudan a limpiar y expulsar las pegajosas plaquetas.*

7. *Helga DeH. superó la arteriosclerosis con un sencillo programa en sólo nueve días.*

CAPÍTULO 14

CÓMO LOS MOVIMIENTOS DEL CUERPO ELIMINAN LOS DOLORES Y MALESTARES PERSISTENTES

Lave y expulse los detritos acumulados que se adhieren a sus células y a sus tejidos y elimine fácilmente los dolores y las molestias persistentes. El tejido muscular con frecuencia se congestiona con desechos metabólicos. Ellos causan irritación al manifestarse en forma de dolores de espalda, dolores en el cuello, calambres en las piernas y un sentimiento general de malestar. Echele la culpa a su inactividad. La oxidación (desechos metabólicos) se pega a sus órganos esenciales, haciéndoles difícil moverse. Sus células, sistema muscular y órganos vitales pueden todos tener un alto riesgo de esta congestión. Usted necesita mantenerlos activos de modo que cualquier oxidación que se acumule pueda ser desalojada y expulsada de su cuerpo, liberándole a usted del dolor.

LOS MOVIMIENTOS DEL CUERPO DESINTOXICAN SUS DESECHOS

Sencillos movimientos del cuerpo o programas de ejercicio ayudan a desalojar persistentes desechos adheridos y limpian sus diversos sistemas y órganos de modo que haya menos bloqueo doloroso de sus movimientos. Los movimientos del cuerpo ayudan a liberarle de estos desechos que causan dolores. Algunos beneficios de desintoxicación de estos movimientos fáciles de hacer son:

- Usted limpiará su circulación sanguínea. Sus órganos vitales y músculos trabajarán más eficientemente, sin dolores causados por los sedimentos.

- Los ejercicios lavan y expulsan la mugre de sus células nerviosas. Usted se convierte en una persona más fuerte cuando se enfrenta a las tensiones de la vida diaria.

- Ejercicios sencillos desalojan los desechos tóxicos de sus huesos, ligamentos y tendones. Los órganos limpios pueden funcionar sin dolor irritante.

- Los movimientos corporales estimulan sus pulmones limpios a absorber más oxígeno. Su sangre se enriquece con un aumento de la hemoglobina transportadora de oxígeno, lo que le permite nutrir mejor a sus músculos. Limpios, éstos se contraen y se expanden sin protestar con dolor.

La desintoxicación aumenta la limpieza interna

El ejercicio periódico durante, por lo menos, 30 minutos diarios, debe ayudarle a sudar. Al hacerlo, usted limpia sus órganos internos y recibe la recompensa de estos beneficios:

- Una respiración más fuerte vigoriza la mucosa que cubre su conducto respiratorio y lava y expulsa las toxinas.

- Cuando usted suda, hay una aceleración en el ritmo con que el oxígeno entra y sale de sus pulmones. La transpiración estimula la excreción de los desechos tóxicos a través del sudor, la bilis, las heces y la orina.

- A los 15 minutos de una sesión de ejercicios que produzca sudor, usted experimenta una vigorización de sus glándulas adrenales. Hay una liberación de epinefrina (adrenalina) y norepinefrina (noradrenalina), hormonas que rejuvenecen la circulación de la sangre e importantes procesos del metabolismo y de la excreción.

- Los movimientos sostenidos del cuerpo movilizan grasas en las que se han concentrado sustancias químicas tóxicas (insecticidas, contaminantes, venenos), desalojándolos para ser eliminados.

- Los ejercicios intensos alertan a su glándula pituitaria a liberar endorfinas, sustancias semejantes a la morfina que alivian los dolores y contribuyen a que usted se sienta bien en general. Usted recibe un "baño" de analgésicos naturales.

Estos son beneficios adicionales que se obtienen mientras usted desarrolla una mejor imagen de su cuerpo y una mejor conciencia de su propia persona. Experimentará más vitalidad y alegría de vivir. Disfrutará de muchas recompensas a medida que los sencillos movimientos del cuerpo desenraízan y sueltan esa terca "herrumbre corporal" que causa molestos dolores y malestares.

MOVIMIENTOS CORPORALES FÁCILES ELIMINAN LA TOXEMIA DE LA BURSITIS

La bursitis proviene de la acumulación de desechos semejantes al calcio que se han acumulado en diferentes áreas de su cuerpo. Una *bursa* es una bolsa situada entre dos estructuras, tales como la piel y el hueso, entre los tendones y el hueso, y así por el estilo. El calcio que no ha sido metabolizado por completo o los desechos tóxicos que se han acumulado se reúnen en la bursa, dando lugar al surgimiento del dolor.

Si bien usted puede tener estas bolsas de bursa en sus codos, caderas y rodillas, el área más común de malestar es alrededor del hombro. Los desechos de calcio se acumulan en uno de los tendones que elevan su brazo cuando usted se pone el abrigo, cuando trata de alcanzar un bolsillo trasero, cuando se cepilla el cabello, o cuando realiza sus tareas cotidianas. Hay un dolor agudo, causado por la molesta irritación de estos desechos que bloquean el movimiento libre de sus brazos. Para desintoxicar la toxemia de la bursitis, sencillos movimientos del cuerpo limpiarán sus tendones y proveerán una flexibilidad juvenil.

Círculos horizontales con los brazos

Párese derecho, con los brazos extendidos hacia los lados a la altura de los hombros, las palmas de las manos hacia arriba. Haga pequeños círculos hacia atrás con los brazos y las manos. En sentido contrario, vuelva las palmas de las manos hacia abajo y haga pequeños círculos hacia adelante. Repita de 15 a 20 veces.

Elimine la bursitis moviendo los hombros

Párese derecho, con las manos a los lados del cuerpo. Suavemente, rote sus hombros hacia arriba, atrás, abajo y en círculo. Repita de 10 a 15 veces.

Movimiento y flexión de los brazos

Párese derecho, con los brazos a los lados, las manos hacia arriba al nivel del pecho. Lleve ambos brazos juntos hacia adelante y hacia atrás. En el giro hacia adelante, flexione ambos codos, llevando sus puños hacia sus hombros. *Nota:* Inhale mientras sus brazos avanzan hacia adelante y hacia atrás. Exhale vigorosamente a medida que los lleva nuevamente hacia abajo. Repita 15 veces.

Aguantando un libro para liberar los hombros

Párese derecho, con los brazos extendidos por encima de su cabeza. Sostenga un libro en cada mano. (1) Doble los brazos por los codos, bajando lentamente sus manos, con los libros en ellas. (2) Mantenga los hombros tan altos como le sea posible, cercanos a su cabeza. (3) Extienda lentamente los brazos a medida que retorna a la posición inicial. Repita los tres ejercicios 10 veces cada uno.

Limpia, refresca, restaura la flexibilidad

Estos fáciles movimientos del cuerpo están dirigidos a desintoxicar los desechos cristalinos que se descomponen y son expulsados de su cuerpo. Con una flexibilidad renovada, usted le dirá adiós a la bursitis causada por los desechos.

HISTORIA CLÍNICA – *Ocho años de bursitis conquistados en ocho días*

Las tareas hogareñas normales se habían convertido en una agonía para Adele Y.C. a medida que pasaron los años. Sus dolores en los hombros se hicieron tan intensos, que gritaba y sollozaba luego de hacer un inesperado giro con un hombro. Temía que la bursitis la fuera a convertir en una inválida. Un fisioterapeuta le sugirió que desintoxicara los congestionantes depósitos y que los expulsara de las bolsas de bursa. Adele Y.C. siguió los movimientos corporales recomendados que se han descrito más arriba. Quedó maravillada. Su flexibilidad fue restaurada en unos cuantos días. Al cabo de ocho días, se sentía tan ágil como una jovencita. La desintoxicación conquistó su agonizante problema de bursitis de ocho años de duración en sólo ocho días.

EJERCICIOS DE PIERNAS FÁCILES DE HACER ELIMINAN LOS CALAMBRES CAUSADOS POR LA TOXEMIA

Esas piernas rígidas que le hacen a usted detenerse para poder respirar cada unos cuantos pasos, tienen necesidad de ser lavadas –no externamente, sino internamente. Las acumulaciones de desechos en sus piernas se encierran en las articulaciones, los ligamentos, los tendones, las células e inclusive en el torrente sanguíneo. Aquí, se hacen pegajosas, restringiendo el libre movimiento de las piernas. Usted sabe que se trata de toxemia cuando siente una sensación aguda y punzante mientras está tratando de doblar sus rodillas. A menudo, en el medio de la noche, siente intensos calambres en las piernas. Usted necesita desenraizar y expulsar los excesos tóxicos acumulados. He aquí un conjunto de movimientos corporales que son divertidos de hacer. Ellos destraban los detritos desde sus caderas hasta los dedos de sus pies. En cuestión de momentos, sentirá cómo la pesadez se va y cómo una flexibilidad más juvenil volverá a sus piernas. Lave y expulse los detritos y restaure el bienestar y la fuerza a sus piernas.

Movimiento de revitalización rápida de sus piernas

Párese sobre uno de sus pies; aguántese a algo para mantener el equilibrio. Mantenga la espalda derecha. Usando su mano libre, hale su rodilla hacia su pecho. No haga esfuerzos. Estírese cómodamente. Gradualmente, aumente la acción de 10 a 30 segundos. Repita tres veces.

Rejuvenecimiento de la parte inferior de la pierna

Coloque el pulpejo (la parte inferior del pie pegada a los dedos) sobre una curva o sobre el borde de un escalón, de modo que la parte restante del pie quede colgando sobre el borde. Baje el talón o calcaño del pie hasta por debajo del nivel de la curva o escalón donde el pulpejo de su pie está descansando. Vaya despacio, manteniendo el equilibrio (tiene que aguantarse de algo que le sirva de apoyo). Mantenga lo más derecha posible la pierna en la cual su tendón de Aquiles y su tobillo están siendo estirados. Antes de seguir estirando, relájese. Esfuércese en sentir que la parte inferior de la pierna se estira bien. Despacio lo hará mejor. Repita hasta cinco veces.

Doblando la rodilla con facilidad

Párese derecho, con las manos sobre sus caderas, los pies cómodamente separados. Doble las rodillas en un ángulo de 45°, manteniendo los talones o calcaños pegados al piso. Regrese a la posición inicial. Hágalo de nuevo. Repita de 10 a 15 veces y, gradualmente, aumente hasta 20 veces.

Alzando la pantorrilla

Párese derecho, con las manos sobre sus caderas, los pies separados unos 15 a 30 cm (6 a 12 pulgadas). Párese en puntas de pies, alzando sus talones y elevando su cuerpo. Regrese a la posición inicial. Manténgase respirando profundamente. Repita cinco veces. Este es un ejercicio sencillo, aunque notablemente efectivo para desintoxicar, desalojar y eliminar rápidamente los desechos. Restaura la flexibilidad juvenil y le libera del dolor de sus extremidades inferiores.

HISTORIA CLÍNICA – *En seis días libera a las piernas de dolor*

Casi paralizado por los agonizantes dolores en las piernas, Hugo O'N. tenía tal rigidez que estaba o confinado a una silla o enfrentando la triste posibilidad de tener que usar una silla de ruedas. Pararse o caminar una corta distancia le producía tales calambres que tenía que sentarse y tomar aire. Temeroso de la invalidez, buscó ayuda con un especialista de salud holístico, de los que tratan el cuerpo entero más que sólo los síntomas. El practicante de salud sometió a Hugo O'N. a pruebas y le diagnosticó que su problema era de toxemia. Depósitos de residuos estaban adheridos a las células y a los tejidos de sus extremidades inferiores. Esta toxemia le estaba provocando serios bloqueos. El especialista de salud le recetó el anterior conjunto de ejercicios para las piernas. Hugo O'N. los llevó a cabo. Inmediatamente, sintió que los calambres desaparecían de sus piernas. En sólo seis días, estuvo totalmente libre del paralizante dolor. Para celebrarlo, se inscribió en un maratón de trote ¡y llegó en segundo lugar! Sólo de 20 a 30 minutos de ejercicios de piernas al día lavaron y expulsaron los bloqueos tóxicos ¡y lo transformaron de un inválido en un campeón!

ELIMINANDO LOS "DOLORES PUNZANTES"

Un tipo de dolor que aparece súbitamente y luego, súbitamente, desaparece para luego emerger en otra parte de su cuerpo, es el rechazado y temido "dolor punzante".

¿Por qué ataca?

Su sistema sanguíneo se sobrecarga de desechos tóxicos acumulados. A medida que la sangre fluye a lo largo de su cuerpo, los sedimentos se derraman y se adhieren a sus músculos, sus tendones, sus células, sus tejidos y sus huesos. Estos desechos tóxicos se agregan unos a otros, a veces durante un corto tiempo. La reacción es un dolor súbito. Pronto, el conjunto se disuelve, pero se moviliza hacia otro sitio donde volverá a agregarse. Esta es el lugar donde el dolor se repite. Esta situación de "dolor punzante" requiere sencillos movimientos corporales para estimular mejor la desintoxicación de los desechos.

Cómo contraatacarlo

Cada día lleve a cabo tantos de estos movimientos desintoxicantes como le resulten cómodos. Ellos romperán los residuos de desechos y los lavarán y expulsarán de su cuerpo.

Tocando los dedos sentado

Sentado sobre un piso alfombrado y con la punta de los pies apuntando hacia el frente, lentamente deslice las manos por sus piernas hasta que sienta un buen estirón. Mantenga la posición y, suavemente, trate de aumentar el estiramiento. Agárrese los tobillos y hale lentamente hasta que su cabeza se acerque a las piernas. Relájese. Estire la punta de los dedos de los pies hacia atrás. Lentamente trate de tocar la punta de los dedos de los pies. Repita cinco veces.

Halando las rodillas

Sentado sobre un piso alfombrado, hale una pierna hacia su pecho, mantenga la posición durante cinco segundos. Repita con la pierna opuesta (de ocho a 10 veces con cada pierna).

Halando los dedos de los pies

Sentado sobre un piso alfombrado, hale los dedos de los pies mientras presiona hacia abajo sus piernas con los codos. Repita cinco veces.

Estiramiento en la pared

Párese a tres pies de distancia de una pared, con los pies ligeramente separados. Coloque ambas manos sobre la pared. Con los talones sobre el piso, inclínese lentamente hacia adelante y sienta el estiramiento en las pantorrillas. Mantenga la posición durante 15 a 20 segundos. Repita cinco veces.

De pie y tocando los dedos de los pies

Párese con las piernas rectas y doble *lentamente* el cuerpo hacia adelante; estírese lo más que pueda, pero sin sentir incomodidad, tratando de tocar los dedos de los pies. Mantenga la posición durante cinco segundos. Enderécese. Repita cinco veces.

Doblándose hacia el lado

Extienda un brazo por encima de la cabeza y coloque el otro sobre la cadera. Lentamente, doble el cuerpo hacia un lado. Mantenga el estiramiento y trate estirarse un poco más, para desalojar los detritos de sus rincones. Repita cinco veces con cada lado.

Saltando

Párese con los brazos a los lados del cuerpo. A la cuenta de "uno", salte y abra las piernas, llevando simultáneamente los brazos por encima de la cabeza. A la cuenta de "dos", vuelva a la posición inicial. Use una cadencia rítmica y moderada. Repita de 15 a 25 veces.

¿Cuándo debe usted hacer estos ejercicios?

El mejor momento para estos movimientos es o después del desayuno o alrededor de una hora antes de la cena. Tome 30 minutos para hacer tantos de los precedentes movimientos como pueda, sin que llegue a sentir incomodidad. Ellos contribuyen mucho a desalojar los desechos y a prepararlos para ser eliminados. Cuando se haya desintoxicado, su cuerpo estará libre de esos "dolores punzantes" causados por los detritos.

LAVANDO EL INTERIOR DE SUS PIES PARA LIBRARSE DE DOLORES

Usted lava el exterior de sus pies. ¡Qué bien! Pero también necesita lavar el interior. Es decir, con el uso de ejercicios sencillos, usted aumenta el flujo de la circulación hacia sus pies y promueve la desintoxicación que eliminará los dolores reincidentes. Recuerde, sus pies son los que están más lejos de su corazón; ellos son, por lo general, los primeros que se vuelven perezosos debido a una acumulación de desechos. Con sencillos ejercicios de los pies, usted puede lavar y eliminar los detritos acumulados y hacerse más flexible.

Por qué los ejercicios estimulan la limpieza interna

Si su circulación se vuelve perezosa, es que hay una acumulación tóxica en sus células. Los desechos, entre ellos el ácido láctico y otros detritos, se alojan en sus arterias y sus venas, impidiendo que la sangre circule libremente. Usted desarrolla toxemia interna y este trastorno se manifiesta en forma de dolor. El siguiente conjunto de ejercicios ayuda a sus músculos a bombear sangre fresca y refrescante de regreso a su corazón. Los ejercicios también abren las válvulas de sus venas para estimular un intercambio más libre de oxígeno y desechos, desintoxicando su cuerpo. Sus pies y otras extremidades se hacen más fuertes y más flexibles. Usted se siente bien anímica y físicamente (y joven). Aquí van...

1. Siéntese, relajadamente, con los pies descalzos sobre un piso alfombrado o sobre una toalla. Trate de recoger un lápiz con los dedos de sus pies. *Beneficio de desintoxicación:* Lava y expulsa los desechos que se encuentran en los tendones de la parte superior de sus pies.

2. Siéntese en una posición relajada. Cruce una pierna sobre la otra. Doble el pie superior hacia arriba y hacia abajo. Rote ese pie en una dirección y en otra. Haga esto hasta 15 veces con cada pie. *Beneficio de desintoxicación:* Lava y expulsa los desechos de las articulaciones de los tobillos para aliviar la rigidez.

3. Párese descalzo. Párese en las puntas de los pies, y luego baje de nuevo. Repita 10 veces. *Beneficio de desintoxicación:* Limpia los detritos de sus tobillos y sus arcos.

4. Párese. Ruede sus pies hacia afuera hasta 15 veces hasta que su peso descanse cómodamente sobre los bordes externos de sus pies. *Beneficio de desintoxicación:* Lava y expulsa los detritos de sus arcos interiores para aliviar la tensión.

5. Párese con los pies juntos. Doble los dedos de los pies hacia arriba tanto como pueda. Repita 10 veces. *Beneficio de desintoxicación:* Limpia y expulsa los desechos tóxicos de los músculos de los dedos de sus pies.

6. Párese. Mantenga las dos piernas derechas mientras las cruza (como si fueran tijeras) con los pies planos sobre el piso y ligeramente separados. Distribuya el peso del cuerpo de manera equilibrada entre los dos pies. Mantenga esta posición durante 30 segundos. Haga la posición contraria. Repita. *Beneficio de desintoxicación:* Limpia los impedimentos de los músculos que controlan el equilibrio de los pies y de las piernas.

7. Siéntese sobre un piso con alfombra, con ambas piernas extendidas frente a usted. Flexione sus pies hacia atrás todo lo que pueda, sin sentir incomodidad. Repita 10 veces. *Beneficio de desintoxicación:* Lava las células de los músculos de las pantorrillas y de los talones.

8. Siéntese sobre un piso con alfombra, con ambas piernas extendidas frente a usted. Doble sus tobillos hacia dentro de modo que las plantas de sus pies traten de tocarse (como si estuvieran aplaudiendo). Repita 10 veces. *Beneficio de desintoxicación:* Limpia los detritos de los arcos y tonifica los músculos de las pantorrillas a través del lavado de los ligamentos y tendones.

9. Recuéstese contra la pared. Coloque todo su peso sobre sus brazos. Ahora, dése una suave patada, con el talón de su pie, en la parte trasera de la zona superior del muslo. Hágalo suavemente. Repita con cada pie. *Beneficio de desintoxicación:* Desaloja los desechos de los músculos de sus muslos para promover una mayor flexibilidad.

10. Acuéstese de espaldas sobre un piso con alfombra o una cama. Doble la rodilla (ese ruido irritante significa que se están desalojando los desechos nitrogenados). Agárrese la pierna con ambas manos. Suavemente, hale la rodilla hacia su cuerpo. Repita cinco veces. *Beneficio de desintoxicación:* Suelta, lava y expulsa los depósitos y los residuos de sus rodillas para darle más flexibilidad.

Su programa personal

¡Sólo 30 minutos al día! Eso es todo lo que usted necesita para promover la desintoxicación y el lavado de las "entrañas" de sus pies. Usted vigorizará importantes procesos metabólicos para darle más vida a sus extremidades inferiores y al resto de su cuerpo.

PUNTOS DE INTERÉS

1. *Adele Y. C. superó ocho años de bursitis al realizar fáciles movimientos corporales durante sólo ocho días.*

2. *Derrita y elimine los calambres causados por la toxemia con fáciles ejercicios para las piernas. Hugo O'N. liberó a sus pier-*

nas de un dolor "de por vida" en sólo seis días con este sencillo programa casero.

3. *Haga desaparecer los "dolores fantasmas" con fáciles movimientos de desintoxicación que lavan los desechos.*

4. *Libere sus pies de los dolores con ejercicios de "lavado interno". Sólo 30 minutos al día aumentan la flexibilidad total de su cuerpo.*

CAPÍTULO 15

CÓMO QUITAR AÑOS DE SUS CÉLULAS Y HACER A SU CUERPO JOVEN NUEVAMENTE

Cada parte de su cuerpo está constituida por células. Mientras más limpias estén sus células, más joven se siente su cuerpo. Como sus miles de millones de células están involucradas en sus funciones vitales, usted puede reconocer la importancia de usar programas caseros de limpieza interna. Con células relucientes de limpieza, usted recibirá la recompensa de un cuerpo y una mente igualmente relucientes y llenos de frescura juvenil.

CÉLULAS LIMPIAS = REJUVENECIMIENTO TOTAL

Usted tiene células cuya tarea principal es metabolizar el valioso oxígeno. Usted tiene células cuya función principal es recibir y despachar estímulos. Usted tiene células que trabajan para permitirle contraer o expandir sus músculos. Usted tiene células que liberan fluidos y células que transportan nutrientes de una parte de su cuerpo a otra. Algunas células transportan hierro en la hemoglobina para nutrir su torrente sanguíneo. Para realizar estas tareas interminables, sus células deben estar limpias de desechos acumulados. Sólo así serán ellas capaces de desempeñar sus obligaciones de mantener su cuerpo saludable, de reparar sus órganos vitales, de crear inmunidad contra las enfermedades y de ayudar a que usted se vea y se sienta juvenilmente alerta.

243

Las células influyen en los niveles de salud y en la respuesta inmunitaria

Cada célula tiene su propio trabajo de salud que llevar a cabo. Uno no puede ser sustituido por el otro. Un grupo de células absorberá alimento y oxígeno; otro grupo lavará y expulsará desechos, otro grupo construirá su sistema inmunitario. Todo esto es posible con células limpias y desintoxicadas que determinan su nivel de salud.

Observando sus células

Para saber cómo mantener limpias a sus células, veamos los puntos básicos acerca de estas pequeñísimas unidades de su cuerpo que son capaces de vida independiente. Una célula es una diminuta gota gelatinosa. Consiste de *citoplasma,* una solución proteínica, dentro de un receptáculo fino pero fuerte llamado *membrana.* La mayoría de las células tiene una parte central densa, el *núcleo,* el cual influye en la actividad del resto de la unidad. Una célula contiene un conjunto de *organellas,* visibles sólamente mediante el uso de un microscópico electrónico. Estos son pequeñísimas estructuras que están cubiertas por membranas y cuyo espesor es escasamente superior al de una molécula.

Fundamento de su salud

Entre las organellas, en los más profundo de sus células, está la *mitocondria.* Esta es la zona central o blanco de su salud. Es en la mitocondria donde tiene lugar la combustión de los nutrientes para proveer energía y vitalidad para las actividades de sus células. Esto significa que las estructuras mitocondriales relucientes de limpieza son capaces de crear este metabolismo de los nutrientes. Sus células se vigorizan al máximo, son capaces de trabajar a niveles superiores de eficiencia. Su recompensa será que se verá y se sentirá con una vitalidad juvenil en todo su cuerpo. Así que usted puede apreciar la importancia de tener células limpias para poseer una mitocondria más sana. Todo su cuerpo reacciona con energía y resistencia.

RADICALES LIBRES Y ENVEJECIMIENTO PREMATURO

El oxígeno, aunque es esencial para la vida, también participa en una serie de reacciones biológicas que pueden dañar y hasta destruir las células vivientes y los tejidos y los órganos que ellas forman. Los radicales libres, que contienen oxígeno, son productos secundarios del metabolismo normal del cuerpo que pueden destruir una célula o perjudicar su habilidad para funcionar. Daño celular, de los tejidos y de los órganos, inflamación, cáncer, enfermedades cardiovasculares, artritis y envejecimiento prematuro, son todos trastornos que han sido relacionados a un exceso de los altamente reactivos compuestos conocidos como radicales libres. Ellos pueden causar un daño serio o muerte de las células, y reducen la actividad y disponibilidad de los neurotrasmisores (moléculas que transportan mensajes químicos entre las células nerviosas). ¡Los radicales libres pueden atacar a muchas moléculas que se aventuran a acercarse a ellos dentro de su cuerpo!

Amenazas a su sistema inmunitario

Su sistema inmunitario está bombardeado constantemente por los radicales libres. Ellos están presentes en la contaminación del aire, en el humo del tabaco, en las grasas rancias. Son productos secundarios corrientes del metabolismo normal. Ellos asaltan su sistema inmunitario a cada momento del día. PELIGRO: Si no se examinan, pueden causar daño serio e irreversible a los tejidos. Por ejemplo, el ataque sobre una membrana celular trae como resultado una reducción de la capacidad de esa membrana para transportar nutrientes, oxígeno y agua al interior de la célula, y para regular la limpieza interna de los productos de desecho celulares.

El envejecimiento prematuro, la deteriorada función inmunitaria, el cáncer, la aterosclerosis y muchas otras complicaciones de salud han sido relacionadas al daño que provocan los radicales libres en las células y los tejidos.

LOS ANTIOXIDANTES SALVAN SU VIDA (JUVENIL)... Y MÁS

Su cuerpo tiene una notable defensa contra la toxemia producida por los radicales libres –un conjunto de antioxidantes (sustancias naturales que contienen ciertos nutrientes) que pueden prevenir o demorar el deterioro de las moléculas causado por el oxígeno. Estos antioxidantes actúan como limpiadores de las células; ellos protegen a su sistema inmunitario contra el asalto de estos productos secundarios del metabolismo del oxígeno que son elevadamente reactivos (debido a la presencia de un electrón defectuoso) e inestables.

Cómo su cuerpo se defiende a sí mismo

Su cuerpo es capaz de defenderse a sí mismo con antioxidantes –nutrientes que aumentan su respuesta inmunitaria. Estos nutrientes pueden prevenir el daño causado por la oxidación. Por ejemplo, una manzana pelada adquiere una tonalidad marrón debido al daño celular causado por los radicales libres, pero permanece blanca si se le echa zumo de limón, que es rico en antioxidantes. Estos mismos antioxidantes alimenticios pueden retardar el proceso de envejecimiento. ¿Por qué?

En lenguaje sencillo, usted no envejece. Usted se llena de "herrumbre" debido a la oxidación –debido a los radicales libres de oxígeno. Los antioxidantes pueden ayudar a su cuerpo a defenderse a sí mismo contra esta "oxidación".

¿Qué es un antioxidante?

Un antioxidante es una sustancia que se enfrenta al proceso de oxidación o que inhibe las reacciones producidas por el oxígeno o los peróxidos. Un antioxidante tiene propiedades que evitan que los ácidos grasos vitales de su cuerpo sean destruidos. A través de la limpieza interna, él puede mantener saludables a sus células y sus tejidos y hacerlos más resistentes a la enfermedad.

Recuerde, no se puede escapar de la amenaza que representan los radicales libres para su salud. Usted expone su cuerpo cada minuto del día al deterioro de los radicales libres debido a que usted come, bebe, respira y hace cosas (o no hace). Los radicales libres hacen que las membranas celulares y los ácidos grasos se oxiden, lo que a su vez debilita su sistema inmunitario y permite la entrada de las enfermedades y el envejecimiento creciente. Luche contra ellos –¡con los antioxidantes de la nutrición!

NUTRIENTES PARA LA JUVENTUD INTERNA A TRAVÉS DE LA LIMPIEZA CELULAR

Arrugas profundas, canas, cansancio creciente... señales más que evidentes de envejecimiento. O mejor, existe un daño interno que se ha permitido acumular a lo largo de los años. Este envejecimiento "puede atribuirse a esas malvadas moléculas que están dentro de nosotros llamadas radicales libres", dice el Dr. Sheldon Hendler, M.D., Ph.D., de la Universidad de California en San Diego (donde él también practica medicina interna como profesor). "Algunos nutrientes llamados antioxidantes ayudan a proteger el cuerpo del daño de los radicales libres y son responsables de algunos efectos en contra del envejecimiento".

El Dr. Hendler ha encontrado que estos antioxidantes de la nutrición pueden neutralizar los radicales libres al aparear sus electrones. Estos antioxidantes promueven la limpieza interna y lavan y expulsan el exceso de radicales libres, disminuyendo su amenaza contra su salud. Estos valiosos antioxidantes incluyen:

Vitamina A. "Hay cientos de estudios que demuestran que la vitamina A puede suprimir la malignidad de células cultivadas que han sido transformadas por radiación, sustancias químicas o virus, demoran el desarrollo de tumores trasplantados y previenen totalmente la malignidad en sujetos expuestos a poderosos carcinógenos". Esta vitamina fortalece el sistema inmunitario y acelera la curación de las heridas. *Fuentes alimenticias:* Boniatos, zanahorias, melón cantalupo, bróculi, melocotones, calabacines, frutas verdes y amarillas, vegetales.

Vitamina C. El Dr. Hendler dice: "El ácido ascórbico está siendo seriamente investigado con resultados relacionados en especial a la inmunidad y a la prevención del cáncer. Hay evidencias impresionantes de que la vitamina C bloquea los efectos promotores de cáncer de las nitrosaminas. Los glóbulos blancos, que combaten las enfermedades, son parcialmente dependientes de esta vitamina para funcionar normalmente. La vitamina C puede que tenga ligeros efectos antivirales. En altas dosis, estimula la producción y la actividad del interferón, una sustancia combatiente de los virus y producida por el cuerpo". *Fuentes alimenticias:* Naranjas, toronjas, pimientos verdes, bróculi, papayas, coles de Bruselas, melón cantalupo y jugos de frutas cítricas.

Vitamina E. "Protege contra las enfermedades cardiovasculares y los problemas de claudicación intermitente, un doloroso estrechamiento de las arterias de las piernas", dice el Dr.

Hendler. Las personas con este problema que tomaron de 300 a 800 unidades internacionales de vitamina E a diario durante al menos tres meses, tuvieron más éxito en superar la enfermedad. Es conocido que esta vitamina sí tiene fuertes propiedades antioxidantes. *Fuentes alimenticias:* Aceite de germen de trigo, semillas de girasol, germen de trigo crudo, aceite de semillas de girasol, almendras, pecanas, avellanas, productos cereales no refinados y muchas legumbres tales como los frijoles de soja, los guisantes y los frijoles.

Selenio: "No se discute acerca de los efectos anticáncer y antioxidantes del selenio", dice el Dr. Hendler. En análisis realizados, el selenio añadido al agua potable redujo de manera significativa la incidencia del cáncer del hígado, la piel, el seno y el colon. El selenio es un poderoso estimulante del sistema inmunitario, aumentando la producción de anticuerpos. Parece que rejuvenece al corazón, lo que lo hace un nutriente importante para la inmunidad contra los trastornos cardiovasculares. *Fuentes alimenticias:* Mariscos, panes y cereales de grano entero, bróculi, col, cebollas. La cantidad de selenio en los alimentos varía de acuerdo al nivel de este mineral en los terrenos donde se han cultivado. En general, los terrenos del oeste de Estados Unidos contienen más selenio que los del este. CUIDADO: Cantidades excesivas de selenio pueden resultar tóxicas; no sobrepase dosis de 200 microgramos diarios sin la supervisión de su especialista de salud.

Zinc. "Actúa como un antioxidante y ha demostrado ser un poderoso estimulante del sistema inmunitario", dice el Dr. Hendler. "Cantidades adecuadas de zinc son esenciales para el desarrollo y mantenimiento de un sistema inmunitario saludable. El envejecimiento asociado al deterioro de la inmunidad puede a veces ser parcialmente detenido con suplementos de zinc". También está involucrado en el mantenimiento del gusto, el olfato y la visión; en la curación de las heridas; en el mantenimiento de la fertilidad y el deseo sexual masculinos; y como un agente antiinflamatorio. *Fuentes alimenticias:* Levadura de cerveza, frijoles, nueces, semillas, germen de trigo, mariscos e hígado (pero éste también tiene elevadas cantidades de grasas y colesterol).

El Dr. Hendler sugiere que usted consulte a su especialista de salud acerca de los suplementos. "Las personas como nosotros tenemos que ser los pioneros en esta área. En los próximos 20 años, las autoridades recomendarán un aumento en los suplementos de antioxidantes".[26]

LA VITAMINA QUE RESTAURA EL "PODER DE LA JUVENTUD" A SUS CÉLULAS

La vitamina C resulta única para proveer a sus organellas con energía de carga excepcional que le vigorizará con un "poder juvenil" de la cabeza a los pies.

Provee energía, rejuvenecimiento celular, antienvejecimiento. La vitamina C estimula a sus estructuras mitocondriales a absorber más oxígeno. Este proceso mejora el lavado de las células. El rejuvenecimiento ocurre cuando la vitamina C desintoxica sus envejecidas células y las reemplaza con otras nuevas. La vitamina C rejuvenece sus *osteoblastos* (células formadoras de huesos). Estos reparan los tejidos o partes fibrosas de su cuerpo. Sin la vitamina C, los osteoblastos y los fibroblastos (constructores de tejidos) se debilitan, inclusive se paralizan. Esto podría acarrear envejecimiento. Usted necesita que la vitamina C esté disponible en todo momento en cantidades adecuadas para protegerle contra la toxemia celular.

LA VITAMINA C RECONSTRUYE LAS CÉLULAS DE LA PIEL "QUE ENVEJECE"

Cuando la vitamina C entra en su torrente sanguíneo, repara velozmente al *colágeno,* una abundante proteína que es necesaria para desintoxicar y reparar los tejidos que envejecen. Fibroso, resistente y plegable, el colágeno (su nombre se deriva de la palabra griega para "pegamento") se necesita para reconstruir su piel, sus cartílagos, sus huesos, sus tendones, sus ligamentos, sus paredes arteriales, las vainas de sus nervios y sus órganos vitales. El colágeno necesita vitamina C para su propia manufactura; así, el colágeno es capaz de reparar y regenerar las células que envejecen. Pero más importante aun es que la vitamina C activa, limpia y lava su mitocondria. Esta limpieza interna ayuda a quitar envejecimiento de sus células y a rejuvenecer su cuerpo.

Cómo la vitamina C rejuvenece su piel

Cuando es asimilada por su sistema digestivo, la vitamina C es transportada por el oxígeno a través de su torrente sanguíneo hacia sus células. La vitamina C promueve rápidamente la limpieza de la mitocondria; luego, es usada para estimular la piel envejecida. La vitamina C es absorbida por las células internas y los conductos sanguíneos de su cuerpo. Pero antes de que esto se realice, sus células necesitan limpiarse para que la vitamina C pueda ser absorbida a través de la membrana celular y penetrar hacia su núcleo. Cuando esto se logra, su piel sufre una transformación. Se hace firme, suave y joven nuevamente. Reconstruir y rejuvenecer su piel es un trabajo "desde adentro", gracias a la labor de la vitamina C.

El jugo de cítricos desintoxica y reconstruye las células

En los jugos cítricos frescos se encuentra una poderosa concentración de vitamina C. Estos cítricos son toronjas, naranjas, mandarinas, limones y limas. Además, el jugo de frutas cítricas acabado de exprimir es una fuente primordial de enzimas. Estas son trabajadoras milagrosas semejantes a las proteínas, las cuales energizan la vitamina C y la impulsan a llevar a cabo la desintoxicación y reconstrucción de sus células. Unos cuantos vasos de jugo fresco de frutas cítricas todos los días influyen en la juventud de su mitocondria y aumenta la manufactura del colágeno rejuvenecedor de células.

"Maravilloso tónico de juventud"

Para prepararlo, exprima, bata o extraiga el jugo de cualquier fruta cítrica. Pruebe con una combinación de frutas a las que se ha echado unas gotas de limón o lima. Añada media cucharadita de miel para darle más sabor. *Adición especial:* Triture una tableta de vitamina C de 1000 miligramos (de cualquier tienda de productos de salud) y échela dentro del tónico para darle poder adicional. Beba un vaso después del desayuno, otro después del almuerzo y el tercero al final de la cena.

Restaura la integridad de los tejidos, desintoxica, limpia y refresca

Las enzimas del jugo crudo enviarán a la vitamina C, que está en elevadas concentraciones, a través de su torrente sanguíneo hacia sus miles de millones de células. Aquí, la vitamina C trabaja rápidamente para reconstruir su citoplasma, sus membranas, su mitocondria, sus osteoblastos y sus fibroblastos. Al mismo tiempo, las enzimas más la vitamina C desintoxican los desechos acumulados que bloquean la absorción de los nutrientes. Es esta doble acción limpiadora de (1) restauración y (2) limpieza interna, la que ejerce sobre su cuerpo y su mente una refrescante regeneración en general. Este es el poder del "Maravilloso tónico de juventud", especialmente fortalecido con una tableta de vitamina C para obtener superlimpieza, superregeneración y superdesintoxicación.

Más fuentes de vitamina C limpiadora de células

Esta vitamina limpiadora y regeneradora se encuentra en las fresas, la papaya, el melón cantalupo, el tomate, el bróculi, el pimiento verde, los vegetales de hoja crudos, la papa y el boniato.

Planee comer una ensalada de frutas frescas o de vegetales crudos todos los días. Usted llevará a su cuerpo una alta concentración de vitamina C limpiadora y rejuvenecedora de células. Esto trabaja a lo largo del día en su proceso de antienvejecimiento. Necesitará cocinar las papas y, con ello, se evaporará algo de la vitamina C, pero ellas son parte de una buena acción de limpieza celular.

Historia clínica — Maravilloso tónico de juventud desintoxica el cuerpo en tres días

Christopher T.R. comenzó a padecer de una enfermedad tras otra. Por todo el cuerpo le salieron manchas. Trastornos digestivos hacían que dejara de comer, con lo que se afectó su nutrición. Sus nervios estaban sensibles. Explotaba ante la menor provocación. Tenía la visión borrosa; le daba un catarro tras otro. Caminaba encorvado como un hombre muy viejo debido a que sus hombros estaban caídos hacia adelante. El vio todas las señales de un envejecimiento rápido, aunque aún estaba al comienzo de los cincuenta años. Un citólogo (especialista en reconstrucción celular) local le diagnosticó el problema: células cargadas de desechos que estaban mal nutridas debido a los bloqueos tóxicos. Se le prescribió un sencillo programa: más frutas frescas y vegetales. Tendría que tomarse un vaso del "Maravilloso tónico de juventud" tres veces al día. Casi de inmediato, Christopher T.R. respondió al tratamiento. Su piel se aclaró, se estiró y retomó su brillo usual. Su digestión mejoró; él se sentía alegre nuevamente y su visión se hizo más precisa. Superó los catarros. Mejoró su postura. La "joroba" se enderezó. Al cabo de tres días, se sintió como si le hubieran quitado 20 años de su vida. Todo esto gracias al programa de alimentos crudos y a los poderosos nutrientes desintoxicantes en el tónico.

POR QUÉ LAS GRASAS ANIMALES SON DAÑINAS A SUS CÉLULAS

Una cantidad excesiva de grasas de origen animal puede destruir sus células. ¡Los radicales libres se alimentan de grasas! El problema es que las grasas sólidas depositan espesos residuos en su mitocondria. Sus células son incapaces de recibir suficiente oxígeno para metabolizar los alimentos completamente y convertirlos en agua y dióxido de carbono productores de energía. Sus células llenas de desechos se "ahogan" y mueren pronto. Esto da inicio al síndrome de envejecimiento prematuro. La actividad enzimática normal se altera. El deterioro celular empeora.

Cambios sencillos revierten el proceso de envejecimiento

Limite su consumo de alimentos de origen animal. En lugar de mantequilla, use aceites vegetales con moderación. Cambie a productos bajos en grasas o sin grasas. Evite el pellejo de las aves. Aumente el consumo de pescado. Estos cambios sencillos evitarán que sus células se llenen de las grasas formadoras de desechos que bloquean la libre transferencia de oxígeno. Así, usted ayudará a su cuerpo a revertir el proceso de envejecimiento celular; usted limpiará sus mitocondrias y abrirá el camino a la restauración juvenil.

Historia clínica *— Dice "no" a las grasas sólidas, dice "sí" a la juventud eterna*

Molesto porque en la oficina lo llamaban "el viejo", Martin Z. se examinó detenidamente. Con pesadumbre (y en silencio) admitió que el sí lucía envejecido con su piel pálida, papada colgante, sus ojos enrojecidos y un gran cansancio en general. Le presentó su problema a un internista, quien también creía en la desintoxicación como parte de la curación total del cuerpo. Un examen médico y un análisis de sangre mostraron que Martin Z. tenía "congestión celular" debido a que los desechos de grasas sólidas estaban haciendo que sus mitocondrias se aglutinaran, como si fuera una desagüe obstruido. Esto bloqueaba el libre transporte de oxígeno y la nutrición. Se le diagnosticó destrucción celular como la causa de su envejecimiento. El internista lo colocó en un programa de desintoxicación sin grasas de origen animal en absoluto. Podía disfrutar de algunos pescados debido a que éstos son una fuente de los ácidos grasos omega-3 y de valiosos poli-insaturados. Consumía moderadamente algunos aceites vegetales (pero no aceites tropicales provenientes de coco o de palmera debido a que éstos tienen más grasas saturadas que la mayoría de los aceites). Martin Z. siguió este programa de desintoxicación. A los cuatro días, tenía una piel firme y juvenil, sin bolsas, ni manchas, ni cansancio. Sentía tal vitalidad que le llamaban "el muchachón" en vez de "el viejo". El sencillo programa de desintoxicación había corregido su deterioro celular, había limpiado su cuerpo y le había dado a él la imagen y la sensación de la eterna juventud.

CÓMO EL ACEITE DE PESCADO LE QUITA EDAD A SUS CÉLULAS Y AÑADE AÑOS DE JUVENTUD A SU VIDA

EL aceite de pescado ayuda en la limpieza celular. Es una fuente primordial de los valiosos ácidos grasos omega-3, los cuales ayudan a limpiar sus células y a quitar los residuos excesivos. el aceite de pescado deberían ser usados periódicamente; ellos son también una fuente primordial de vitamina D, la "vitamina del sol".

El aceite de pescado revitaliza el sistema linfático

Los ácidos grasos omega-3 bañan las células de su cuerpo para vigorizar a los anticuerpos y desintoxicar los glóbulos rojos. Su sistema linfático controla los niveles de desechos del cuerpo. El provee tres poderosas acciones desintoxicantes a las que les hacen falta los ácidos grasos omega-3 más la vitamina D del aceite de pescado para poder funcionar. Estas acciones son:

1. *Limpieza de proteínas de la sangre:* El sistema linfático limpia la proteína y luego la deposita en la sangre. Usted necesita proteínas limpias para disfrutar de un torrente sanguíneo juvenil; es el sistema linfático vigorizado por el omega-3 y por la vitamina D quien puede llevar a cabo esta desintoxicación.

2. *Limpia entre los espacios celulares.* Vigorizado por los ácidos grasos omega-3 y por la vitamina D, el sistema linfático limpia los espacios entre sus células y elimina desechos tóxicos tales como bacterias, virus y sustancias infecciosas. *Nota:* Su sistema linfático limpia el fluido usado para bañar cada célula del cuerpo.

3. *Aumenta la resistencia a la infección.* Recuerde, un virus es un germen que causa infecciones. Para crear una mayor inmunidad, usted necesita darle energía a su sistema linfático para que estimule a sus glóbulos blancos (linfocitos) a que circulen y destruyan los cuerpos extraños tales como las bacterias, los parásitos y los virus. Esto se hace posible con los ácidos grasos omega-3 y con la vitamina D.

Energice su sistema linfático para una desintoxicación total

Este sistema desintoxicante, lavador de desechos, combatiente de los virus, consiste en una serie de estaciones semejantes a glándulas a lo largo de su cuerpo. Llamados a veces nódulos linfáticos o glándulas linfáticas, estos son complejos de forma parecida a un frijol, que se encuentran en su cuello, sus axilas, detrás de sus rodillas, en la entrepierna y cerca de las arterias que rodean a su corazón. Todos están conectados por una red de canales de paredes finas que entrecruzan todo su cuerpo, especialmente cerca de sus arterias y sus venas. Fluyendo a través de este sistema está el fluido llamado *linfa,* que es incoloro y transporta los nutrientes que protegen contra el envejecimiento celular. Pero su sistema linfático puede llenarse de desechos y volverse perezoso.

Los desechos bloquean el flujo libre de la linfa limpiadora

Una acumulación de desechos retarda el flujo linfático. Este problema tóxico es conocido como *linfastasis.* Compárelo con el desagüe obstruido de un fregadero de cocina. Si usted deja correr el agua, el fregadero se llena y el agua se derrama sobre el piso.

El mismo problema sucede dentro de su cuerpo durante la linfastasis. El fluido que se va acumulando llena los espacios entre sus células y no puede ser desalojado por los componentes linfáticos. *Problema:* Un subsecuente amontonamiento de fluido y de presión en los espacios intercelulares. *Reacciones:* Los canales de la linfa que están en sus pulmones se llenan tanto con fluidos de desechos, que comienzan a ponerse rígidos. Lo mismo le pasará al vital ventrículo izquierdo del corazón, el cual envía sangre cargada de oxígeno a través de todo el cuerpo. Esto puede causar un fallo congestivo del corazón debido a *edema* (acumulación de fluidos).

Así que usted se dará cuenta de que los desechos y los líquidos acumulados causan linfastasis (estancamiento), inflamación con dolor y el riesgo de enfermedad. Los desechos se convierten en bloqueos peligrosos y amenazan su sistema inmunitario.

CÓMO EL ACEITE DE PESCADO MEJORA EL FLUJO LINFÁTICO

A medida que ricos concentrados de ácidos grasos omega-3, poliinsaturados y vitamina D entran en su sistema a través del aceite de pescado, su sistema linfático se pone alerta. El aceite de pescado estimula a los linfocitos para que éstos liberen limpiadores internos tales como los macrófagos (lavadores de desechos), los cuales devoran las toxinas y aceleran su eliminación. El aceite de pescado promueve el suministro de linfocitos lavadores de desechos y aceleran el poder de los anticuerpos (gamma globulina limpiadora de detritos) y de los limpiadores poderosos tales como el interferón.

El interferón como lavador natural de las células

Los ácidos grasos omega-3 y la vitamina C estimulan a los linfocitos a liberar interferón, un poderoso limpiador de células. Este dinámico combatiente de los virus activa sus células y trabaja con los macrófagos para lavar y expulsar los desechos.

Método sencillo para aumentar los poderes limpiadores linfáticos

Mezcle tres cucharadas de aceite de hígado de pescado (disponible en las farmacias o en las tiendas de productos de salud) en un vaso de jugos vegetales frescos. Páselo por la batidora o revuélvalo vigorosamente. Bébase un vaso al día. Las enzimas en el jugo enviarán los ácidos grasos omega-3 y la vitamina D hacia su sistema metabólico sólo momentos después de haberlo bebido. Su sistema linfático se superenergiza, liberando las sustancias desintoxicantes. Con células limpias, usted estimula su sistema inmunitario para resistir el envejecimiento. En poco tiempo, usted puede darse a sí mismo o a sí misma un cuerpo totalmente nuevo, gracias a células totalmente nuevas.

HISTORIA CLÍNICA – *Vence los problemas de toda una vida en 12 días*

Años de alergias paralizantes y un sistema inmunitario deprimido habían debilitado a Jennifer J. y la habían hecho vulnerable a enfermedades respiratorias. A menudo estaba confinada a una silla. El más ligero esfuerzo la hacía jadear por aire y tenía que acostarse. Con tristeza, tuvo que recurrir a una silla de ruedas para distancias largas. Amargada por el temor de convertirse en una inválida, buscó ayuda con un especialista en desintoxicación. Los análisis mostraron que ella tenía un serio descenso de linfocitos. Las células congestionadas impedían la libre transferencia de importantes nutrientes. Jennifer J. fue colocada en un sencillo programa para fortalecer su sistema inmunitario: eliminar todas las grasas sólidas de origen animal. Tomaba todos los días dos cucharadas de aceite de pescado. También tenía que beber jugos frescos a diario. ¿Resultados? En seis días, puedo caminar sin ayuda. Pudo respirar profundamente. En 10 días, Jennifer J. se sintió con tanto vigor como una jovencita. Descartó la silla de ruedas. Con la guía de su médico, comenzó un programa para ponerse en forma. A los 12 días, ya fue considerada como fuera de la zona de peligro de la desintoxicación. Sus "irremediables" problemas desaparecieron a través de la desintoxicación de este programa de nutrición.

RECONSTRUYE EL SISTEMA LINFÁTICO, REGENERA LAS CÉLULAS, REJUVENECE EL CUERPO, RESTAURA LA PODEROSA INMUNIDAD

Con el uso de una nutrición mejorada, de nutrientes antioxidantes y de aceites de pescado, usted es capaz de estimular a su sistema linfático para que libere agentes "fregadores" que limpien y desintoxiquen sus células. Al fortalecer su sistema inmunitario, al rejuvenecer sus poderes para combatir a los virus y para destruir a los gérmenes, usted tendrá células limpias –la clave para un cuerpo juvenil.

Cada cosa viva está compuesta por células. Ellas son las fuerzas que controlan su salud. Manténgalas limpias y nutridas, manténgalas desintoxicadas y ellas le mantendrán a usted mas que saludable –le mantendrán vigorosamente juvenil. Recuerde –¡lo que es bueno para sus células es bueno para cada una de las partes de su cuerpo!

PUNTOS DE INTERÉS

1. *Limpie sus células, fortalezca su sistema inmunitario y disfrute de un rejuvenecimiento total con los programas descritos.*

2. *Los radicales libres pueden ser vencidos con antioxidantes que se encuentran en ciertos alimentos para salvar su vida (juvenil), dice un destacado especialista.*

3. *Quíteles años a sus células con el poder limpiador de la vita-mina C.*

4. *El sabroso "Maravilloso tónico de juventud" detoxificó el cuer-po de Christopher T. R. en tres días.*

5. *Martin Z. afirmó su cuerpo y corrigió el envejecimiento pre-maturo con un sencillo programa que eliminaba el exceso de grasas sólidas.*

6. *Los nutrientes desintoxicantes del aceite de pescado estimulan su sistema linfático limpiador para que construya un sistema inmunitario más fuerte para combatir las infecciones.*

7. *Jennifer J. superó los problemas de toda una vida en 12 días a través de la limpieza celular, al fortalecer su sistema linfático por medio de una mejor nutrición.*

CAPÍTULO 16

FIBRAS PARA UNA LIMPIEZA TOTAL

La fibra (o "forraje", *roughage* en inglés) es un limpiador dinámico que le da a usted la sensación de una buena salud a las pocas horas de haberla consumido. Básicamente, la fibra es el carbohidrato de su dieta que no puede ser digerido. Debido a esta característica, es útil para barrer con los detritos y ayudar en su eliminación. La fibra ayuda a desintoxicar su cuerpo para protegerle a usted de los peligros del exceso de desechos. Este poder limpiador hace de la fibra una sustancia valiosa en términos del rejuvenecimiento interno. La fibra trabaja veloz y efectivamente y sin necesidad de que usted haga esfuerzos. Le mantiene joven... durante más tiempo.

CONOZCA A ESTE LIMPIADOR DINÁMICO

¿Qué es una fibra dietética?

El término se aplica a los componentes de un alimento que no son totalmente descompuestos en su conducto digestivo; en lugar de eso, después que se come, crea una acción de barrido y limpieza a medida que pasa a través de su cuerpo para ser eliminado. Hay dos diferentes clases de fibra.

1. *Fibra insoluble,* que no se disuelve, pero provee masa, o bolo, y ayuda al movimiento del alimento y el agua a través de su intestino. Es más conocida por promover la normalización de las necesidades fisiológicas. Protege y ayuda en el tratamiento

259

de trastornos del conducto intestinal, tales como estreñimiento, diverticulitis, hemorroides y cáncer del colon y del recto. *Fuentes:* Granos enteros, salvado de trigo y de maíz, cereales de desayuno de grano entero, algunas frutas y vegetales.

2. *Fibra soluble,* que se disuelve en el sistema y que ayuda a reducir los niveles del colesterol en la sangre. Desintoxica su cuerpo de los ácidos biliares, sustancias sintetizadas a partir del colesterol, impulsando a su hígado a crear nuevos ácidos biliares a partir del colesterol. Este proceso reduce los niveles del colesterol de baja densidad (el malo). También ayuda a controlar la diabetes mediante la absorción de glucosa. Controla su apetito al darle a usted una sensación de llenura o saciedad. *Fuentes:* Avena, legumbres (frijoles, lentejas y guisantes secos), *guar,* resina, semillas de psilio, toronja y manzana. Estas dos frutas contienen pectina, la cual es beneficiosa para reducir grasas sanguíneas peligrosas.

Los alimentos pueden contener tanto fibras insolubles como solubles; algunos contienen más de un tipo que del otro. Muchos cereales y panes de grano entero proveen cantidades importantes de ambos tipos de fibra. Las frutas, los vegetales y las legumbres a menudo tienen una mezcla de ambas fibras en diversas combinaciones; ambos tipos son igualmente importantes por el papel que ellas juegan en la absorción de nutrientes que realiza su cuerpo. Ambas trabajan para desintoxicar su cuerpo de desechos.

¿De qué consiste la fibra?

La fibra no es sólo "forraje". En realidad, la fibra no es una sola sustancia, sino una combinación de muchas sustancias. Básicamente, la fibra consiste en celulosa, pectina, hemicelulosa, lignina y gomas (resinas)/mucílagos. Localizadas sobre todo en las paredes de las células de los alimentos de origen vegetal, estas sustancias no son digeribles en el sentido de que no permanecen en el cuerpo. En lugar de ello, ellas producen una acción de barrido interno a medida que, avanzando hacia su eliminación, van fregando a su paso. Para obtener una superlimpieza interna, usted debe comer ambos tipos de fibra. Debido a que diferentes tipos de fibra tienen diferentes beneficios de desintoxicación, usted debe cubrir todas las bases comiendo una variedad de alimentos.

FIBRA: CÓMO DIGIERE, LIMPIA, CURA

La fibra también se conoce como "bolo" o "forraje", aunque en realidad no es un producto áspero. De lo que sí es capaz es de barrer su sistema digestivo-intestinal. También provee el bolo o masa que se necesita. Cuando usted come de este producto mágico (la fibra), ella penetra en su sistema digestivo, donde absorbe el líquido que esté disponible (es importante ingerir una adecuada cantidad de líquido disponible cuando se consuman alimentos fibrosos).

La fibra tiene una capacidad para retener agua que la hace un limpiador efectivo. Ella se mueve a través de sus intestinos algo parecido a una esponja, corrigiendo y limpiando el metabolismo en el *cecum* o *intestino ciego* (un bolsillo en el que comienza el intestino grueso). Aquí se mantiene durante un breve tiempo hasta que está lista para ser eliminada; en ese momento, los desechos, los detritos tóxicos y los contaminantes que ha recogido a lo largo de su recorrido también son eliminados.

Esta limpieza interna inicia una curación efectiva al limpiar y expulsar los detritos infecciosos de sus órganos vitales.

Limpia y desintoxica el conducto gastrointestinal

Cuando usted ingiere fibra, inicia esta importante reacción de limpieza en dos pasos:

1. La fibra evita el estreñimiento formador de desechos al reducir el tiempo de tránsito que se demora la comida al atravesar sus intestinos. Es decir, la fibra ayuda a expulsar los desechos tóxicos con menos retraso. Esto protege contra la toxemia interna.

2. La fibra alivia los esfuerzos para defecar. Esto protege contra trastornos tales como la enfermedad diverticular del colon, el síndrome del intestino irritable, las hemorroides, las venas varicosas, la apendicitis, la trombosis de venas profundas y la hernia hiatal. Con fibra, la limpieza y expulsión de los desechos ocurre en un espacio de tiempo más breve. Esto reduce la pre-

sión y el esfuerzo y minimiza la acumulación tóxica; un conducto gastrointestinal limpio le recompensará con una buena salud juvenil.

UN TIEMPO DE TRÁNSITO MENOR ES EL SECRETO DE LA MAGIA DE LAS FIBRAS

Esta habilidad singular de crear bolo y de reducir el tiempo que se demoran los desechos y los detritos en pasar del almacenaje a la eliminación, hace de la fibra un alimento de limpieza dinámica. Este es el secreto de su poder mágico de estimular la limpieza interna.

Acción dinámica de desintoxicación

Debido a que la fibra retiene agua, el forraje producido por una dieta rica en fibra tiene más masa y es más suave. El bolo fecal pasa a través de los intestinos más rápida y fácilmente. Esto, a su vez, significa menos esfuerzo y presión sobre sus intestinos y sus conductos sanguíneos.

A medida que los desechos se mueven más rápidamente a través de los intestinos, se evita que los tejidos cercanos se expongan excesivamente a las toxinas. Esta disminución del tiempo de tránsito protege a sus órganos internos del abuso de las toxinas. Esta acción dinámica de limpieza convierte a la fibra en algo único debido a sus poderes curativos.

La fibra ayuda a equilibrar los niveles de colesterol

Un poder extraordinario de la fibra consiste en su habilidad para *reducir* la reabsorción de las sales biliares. Estas sustancias se necesitan para digerir y emulsionar las grasas y los aceites que, entonces, se absorben a través de los intestinos. Pero si usted reabsorbe demasiadas sales biliares, se arriesga a tener un exceso de colesterol.

Los compuestos fibrosos "juntan" los ácidos biliares, reduciendo o evitando la reabsorción del ácido biliar. ¿La reacción? Su cuerpo, entonces, "recibe la orden" de hacer uso de sus reservas de colesterol para sintetizar más ácidos biliares. Esto ayuda a reducir los niveles de colesterol en su sangre (o suero). Como el exceso de colesterol puede ser calificado como un desecho, es importante usar la fibra para barrerlo y expulsarlo y mantener niveles más saludables. Por ejemplo, se cree que la fibra soluble beta-glucan, que se encuentra en el salvado de avena, ayuda a reducir los niveles de colesterol cuando esa fibra se añade a una dieta baja en grasas. ¡Es, en verdad, un alimento milagroso!

HISTORIA CLÍNICA **– *Controla el colesterol y limpia el torrente sanguíneo con un programa de fibra***

Sus lecturas de colesterol, peligrosamente elevadas, impulsaron a Nicholas U. a buscar la ayuda de un nutricionista. Se le dijo que tenía un exceso de residuos en la sangre que necesitaba ser limpiado urgentemente. Necesitaba reducir su nivel de colesterol en la sangre, otro síntoma de toxemia excesiva. Nicholas U. fue colocado en un programa de pocas grasas de origen animal. Pero lo más importante era aumentar su consumo de fibras. A diario, Nicholas U. debía disfrutar de un plato de vegetales frescos y crudos con dos cucharadas de frijoles cocinados, así como una cucharada de salvado (de cualquier tienda de productos de salud). También consumía una generosa cantidad de frutas frescas junto a legumbres y alimentos de grano entero. En seis días, su colesterol había bajado a un nivel más saludable. En nueve días, no solamente tuvo una lectura más baja de colesterol (menos de 240 mg/dl.), sino que también pruebas realizadas por el nutricionista mostraron un torrente sanguíneo reluciente de limpieza. La fibra había barrido con los desechos de colesterol y con los sedimentos sanguíneos. En nueve días, él estaba resfrescantemente limpio y juvenil de nuevo.

FUENTES ALIMENTICIAS COMUNES DE FIBRAS LIMPIADORAS

El uso de alimentos frescos, crudos y sin procesar es esencial para aumentar los beneficios de las fibras limpiadoras.

Crudo vs. refinado

Enfatice el consumo de alimentos crudos que, a diferencia de los alimentos refinados o procesados, proveen bolos fecales con más masa, reducen el tiempo de tránsito y reducen las presiones internas en la parte baja del colon. Los alimentos refinados y procesados ofrecen un mínimo del esencial forraje. He aquí un grupo básico de alimentos buenos para una dieta de fibras:

1. *Granos enteros.* Estos son productos que contienen el grano en su totalidad, es decir, el salvado o capa exterior del grano, la endosperma o las capas de almidón del medio, el germen o porción grasa interna.

2. *Vegetales.* Se prefiere los vegetales crudos. Si los cocina, hágalo sólo lo suficiente como para hacerlos apetitosos. *Sugerencia:* Esos vegetales que son crujientes al masticarlos cuando están crudos o ligeramente cocinados, tienen una alta cantidad de fibra limpiadora.

3. *Tubérculos.* La zanahoria, la chirivía, la papa, el boniato, el nabo, el *kohlrabi. Sugerencia:* Como la piel de estos tubérculos es rica en fibra, trate de no pelarlos. Inclusive si tiene que hacerlo, los vegetales siguen siendo excelentes fuentes de fibra desintoxicante.

4. *Frutas con semillas comestibles y vegetales con cáscaras duras.* Si contienen semillas comestibles, son muy ricos en fibra. Los higos secos de California son excelentes para obtener fibra y se deben comer periódicamente. Incluya también una variedad de bayas (fresas, frambuesas, cerezas, etc.), tomates, calabacines, berenjenas.

5. *Vegetales y legumbres en vaina.* Coma bastantes habichuelas verdes, chícharos y guisantes verdes, guisantes y frijoles secos, lentejas, habas.

6. *Semillas y nueces.* Asegúrese de masticar bien las semillas y las nueces. Cómalas con moderación, ya que ellas también son fuentes concentradas de grasas.

Fruta rica en fibra – los higos de California

El higo seco, una de las frutas más antiguas, es una de las mejores fuentes de fibra natural. Esas pepitas suculentas y sabrosas, ricas en vitaminas y minerales, resultan deliciosas al paladar y son, por lo menos, un 35 por ciento más ricas en fibra que el 40 por ciento de las hojuelas hechas de salvado. Los higos secos de California contienen más fibra que cualquier otra fruta. En aproximadamente 3 1/2 onzas (100 gramos) de higos (todo el higo se puede comer, a diferencia de muchos otros alimentos), usted encuentra 5 gramos de fibra. El comer los higos secos de California, ya sea a la hora de comer o como una merienda que le dé energía, asegura que usted está añadiendo una fuente de fibra y nutriéndose bien, no comiendo rellenos o calorías vacías, como las que se encuentran en muchos alimentos procesados.

¿CUÁNTA FIBRA NECESITA USTED CADA DÍA?

No existen recomendaciones oficiales sobre la cantidad de fibra que se debe comer al día, pero las autoridades de salud han señalado que unos 35 gramos de fibra al día ayudan a proteger contra el cáncer, así como contra el exceso de colesterol; también es un sano primer paso hacia el establecimiento de una regularidad para efectuar las necesidades fisiológicas y lograr una desintoxicación diaria. Mientras más grande sea usted en tamaño, más necesita. Así que una persona de pequeñas proporciones requerirá solamente unos 25 gramos al día.

A medida que usted añade más fibra a su dieta, beba varios vasos de agua al día. Esto ayuda a compensar por cualquier pérdida de agua debida a la propiedad que tiene la fibra de usar el agua para formar bolo fecal. *Razón:* Grandes cantidades de fibras insolubles aumentan el volumen de bolo fecal y llevan agua hacia el intestino grueso. El resultado de esto es una material fecal más grande y suave, la cual ejerce menos presión sobre las paredes del colon y es eliminada más rápidamente. Sin duda, la reducción de esa presión también ayuda a prevenir la diverticulosis (pequeñas hernias en el colon que pueden llegar a inflamarse).

Fibra + agua protegen contra el cáncer

En añadidura a todo lo anterior, cantidades grandes de fibra insoluble con agua diluyen la concentración de potenciales carcinógenos que pueden estar presentes en el bolo fecal. Al acortar el tiempo de tránsito se reduce la exposición de las paredes intestinales a esas sustancias. Además, la fibra insoluble altera el pH (el equilibrio ácido-alcalino) del intestino grueso, participando en la actividad microbiana que protege contra la producción de carcinógenos. El efecto combinado puede ser una reducción del riesgo de cáncer.

Póngase como meta unos 35 gramos de fibra al día para desintoxicar su cuerpo y crear inmunidad contra muchos trastornos comunes y raros.

LA FUENTE INDIVIDUAL MÁS CONCENTRADA DE FIBRA LIMPIADORA

En una sola palabra, es *salvado,* la cascarilla externa de los granos. El salvado viene del trigo, el maíz, el centeno, la avena, el arroz y otros granos. Esta cascarilla exterior tiene una rica concentración de valiosa fibra desintoxicante.

El salvado baja hacia la parte inferior de su intestino, absorbe agua, añade bolo y promueve un acción de fregado, limpieza y desintoxicación a través de toda esta área.

Singular reacción desintoxicante

El salvado promueve una aceleración de la eliminación de los desechos, con lo que se logra una reducción del riesgo de infección bacteriana. Si no, las bacterias alojadas en esa área pueden causar deterioro de las células gastrointestinales y predisponer hacia enfermedades mortales. El salvado impulsa y luego descarga estos desechos para que se reduzca el riesgo de infección.

¿Cuánta fibra hay en el salvado?

En sólo 3 1/2 onzas, usted tiene más de 9 gramos de fibra. Como una onza equivale a dos cucharadas, haga usted el sencillo cálculo. Sólo siete cucharadas de salvado le darán, por lo menos, 9 gramos de esta valiosa sustancia limpiadora.

Diez centavos al día dan a su cuerpo una limpieza juvenil

Tenga un "salero de salvado" sobre la mesa de comer. A lo largo del día, espolvoréelo sobre sus comidas. Eche salvado sobre sus jugos y sopas, sobre las ensaladas; úselo para hornear el pan. Añádalo al yogur, endulzado con un poco de miel y fruta fresca. Añada salvado a los cocidos, las cazuelas, los alimentos horneados.

Su bajo costo hace que por unos 10 centavos al día usted pueda mantener su cuerpo juvenilmente limpio y saludable. Y el salvado tiene un delicioso sabor, parecido al de las nueces, que hace que las comidas más modestas luzcan especiales. Usted, en realidad, puede lograr una supersalud por medio del salvado.

FIBRA EN ALIMENTOS

He aquí el contenido de fibra en una porción (3 1/2 onzas o 100 gramos) de algunas frutas, bayas, vegetales, nueces y semillas. Sólo listamos aquellos que tienen un contenido de fibra de un gramo o más.

Alimento	Gramos de fibra	Alimento	Gramos de fibra
Almendras	2,6	*Loganberries*	3,0
Manzanas (sin pelar)	1,0	Nueces de macadamia	2,5
Albaricoques		Hojas de mostaza	
(secos, crudos)	3,8	(cocinadas)	1,0
Alcachofas	2,4	Quimbombó	1,0
Aguacates	1,6	Aceitunas	1,3
Frijoles (horneados)	1,5	Chirivía (cocinada)	2,0
Habas (*lima beans*)	1,8	Maní (con cáscara)	2,4
Judías verdes	1,0	Peras (sin pelar)	1,4
Hayucos (*beechnuts*)	3,7	Guisantes chinos	1,2
Tallos de remolacha		Guisantes (cocinados)	2,0
(cocinados)	1,1	Pecanas	2,3
Zarzamoras	4,1	Arándano azul	1,5
Pimientos, crudos	1,8	Palomitas de maíz (*popcorn*)	2,2
Nueces del Brasil	3,1	Bróculi	1,5
Ciruelas pasas	2,2	Frambuesas	5,1
Coles de Bruselas	1,6	Col roja	1,0
Salvado de arroz	11,5	Arroz, descascarado	2,4
Zanahorias	1,0		

Alimento	Gramos de fibra	Alimento	Gramos de fibra
Nueces de anacardo	2,6	Harina de semilla de azafrán	7,4
Apio	1,0	Algas marinas, *dulse*	3,2
Masa de coco	4,0	Musgo irlandés	1,8
Berzas	1,2	*kelp*	6,8
Cowpeas	1,8	*laver*	3,5
Arándanos agrios	1,4	Semillas de ajonjolí, enteras	6,3
Berro, de huerta	1,1	sin cáscara	2,4
Diente de león	1,6	Frijoles de soja, cocinados	1,6
Dátiles	2,3	*natto*	3,2
Higos (secos)	5,6	*miso*	2,3
Avellanas	3,0	Calabacines de invierno	1,8
Grosellas	1,9	Fresas	1,3
Guayavas	5,6	Semillas de girasol	3,8
Colrizada	1,1	Nueces, negras	1,7
Valerianilla, cocinada	1,8	inglesas	2,1
Lentejas	1,2		

Historia clínica – ***Va al baño regularmente, disfruta de curación digestiva y de rejuvenecimiento del cuerpo***

Atormentado por la colitis, incapaz de comer muchos alimentos, y sufriendo de recurrentes dolores de estómago, Oliver E. K. buscó ayuda con su gastroenterólogo. Se le diagnosticó que tenía exceso de desechos y detritos irritantes. La contaminación del cuerpo estaba "erosionando" sus delicadas membranas celulares y las paredes de los tejidos. Su médico lo colocó en un fácil programa rico en fibra. También debía comer de cinco a siete cucharadas de salvado diariamente, añadido a ensaladas, jugos, sopas y comidas horneadas.

Inmediatamente, Oliver E.K. se sintió aliviado. No sólo comenzó a hacer sus necesidades fisiológicas periódicamente, sino que también sus dolores desaparecieron. Estaba más alerta de cuerpo y de mente. En seis días, se sintió totalmente rejuvenecido, gracias al poder fregador y limpiador del salvado. Además, éste le añadía un nuevo sabor a las comidas. Ya él tampoco tenía problemas para comer sus alimentos preferidos.

Vaya con calma

El aumento del consumo de fibra debe ser gradual, de manera que no se desarrolle malestar digestivo ni retortijones de estómago. Vaya despacio. Y, naturalmente, asegúrese de beber gran cantidad de líquidos a lo largo del día, para que la fibra pueda moverse cómodamente.

"Tónico matinal de salvado"

En un vaso de jugo vegetal fresco, añada dos cucharaditas de salvado sin procesar. Añada unas gotas de zumo de limón o de lima para darle un sabor picante. Páselo por la batidora durante 20 segundos. Bébalo lentamente justo después del desayuno.

La fibra de salvado es impulsada por las enzimas del jugo para que restriegue y limpie su sistema digestivo por las mañanas. Sus células se lavan. Ellas se regeneran a través de la acción formadora de colágeno que lleva a cabo la vitamina C que está en el jugo (y en otras frutas que usted come). ¡Usted se ha sometido a una limpieza interna y a una desintoxicación celular que le hará sentirse más joven que los más jóvenes!

HISTORIA CLÍNICA – *De un lento despertar a máxima velocidad en tres días*

El puesto de Joan McC. se vio amenazado por repetidos errores de su parte en su trabajo de supervisora. Su pensamiento estaba confuso; se enredaba al hablar; sus movimientos eran torpes –desde que se levantaba por la mañana. Este "lento despertar" se extendía casi hasta el mediodía. Un experto en eficiencia le sugirió que estimulara su metabolismo y desintoxicara los bloqueos que eran responsables de su pereza. Aumentar su consumo de alimentos fibrosos podría ayudarla. Además, cada mañana se preparaba el "Tónico matinal de salvado". Al hacerlo, Joan McC. sintió revitalizarse casi desde el comienzo. En tres días, estaba alerta de cuerpo y de mente. Trabajaba tan eficientemente que fue recomendada para una promoción. Un programa de fibras, junto al "Tónico matinal de salvado", fregaron sus órganos internos, ayudaron a desintoxicar sus células y sus tejidos, y rejuvenecieron su metabolismo.

Había renacido, gracias a este "alimento mágico" de diez centavos por porción.

DESCUBRA EL GERMEN DE TRIGO: UN SUPREMO LIMPIADOR CELULAR

El germen de trigo es parte de la semilla del trigo, rico en vitaminas, minerales, proteínas y fibra limpiadora de células. En 3 1/2 onzas (7 cucharadas) usted tiene cerca de 3 gramos de potente fibra, junto a otros nutrientes reparadores de las células.

Poder desintoxicante de doble acción

El germen de trigo contiene octacosanol, un ingrediente sumamente potente que trabaja junto a la fibra para limpiar el exceso de colesterol, reducir el tiempo de tránsito para la eliminación de los desechos, oxigenar su sistema y estimular la reparación celular de manera que usted pueda disfrutar de más vigor, más fuerza vital y resistencia. El octacosanol se une a la fibra para desintoxicar sus tejidos e inicia entonces la transferencia de oxígeno desde su sangre hacia las células que están limpias. ¡Una sensación de desintoxicación!

Planee usar el germen de trigo periódicamente para autoproveerse de la fibra necesaria para reparar sus células limpias y hacerle sentir bien otra vez.

Cómo usar el salvado o el germen de trigo para la limpieza celular diaria

He aquí una variedad de maneras de aumentar el consumo de fibra con el uso tanto de salvado como de germen de trigo. No olvide, el costo es sólo de unos 10 centavos al día. Es obvio lo conveniente que es esto. Los resultados se sentirán enseguida.

- Prepare una mezcla de germen de trigo y salvado con leche sin grasa; añada semillas de ajonjolí y frutas secas con unos cuantos higos de California en pedazos.

- Revuelva una cucharadita de salvado junto con claras de huevo revueltas o pasadas por agua.

- Añada salvado, o germen de trigo, o ambos, a la masa con que hará su panqueque o su *waffle.*

- En vez de migas de pan, eche sobre la ensalada o la sopa un poco de salvado.

- Añada salvado o germen de trigo a la carne, el pescado o los vegetales horneados.

- En las recetas que llevan migas de pan o galleta, en vez de eso eche salvado o germen de trigo.

- Haga un plato añadiendo, en una taza, salvado o germen de trigo a una porción de queso requesón bajo en grasas o sin grasas y tajadas de frutas frescas o de vegetales.

- Cuando esté horneando pasteles o tortas de pan, incluya germen de trigo y salvado. Por cada taza de harina, use hasta dos cucharadas de cada grano. Es decir, ponga dos cucharadas en su taza de medir, luego añada su harina de grano entero. El gusto es maravilloso, y la desintoxicación mayor.

Cuando usted piense en fibra, piense en salvado y germen de trigo. Estos superalimentos llevan a cabo una desintoxicación total de su cuerpo. Incluya otros alimentos de fibra y recibirá la recompensa de de un cuerpo nuevo... de dentro hacia afuera. Por menos de 10 centavos al día, ésta es su recompensa. La fibra es su tesoro al final del arco iris de la juventud.

LEGUMBRES: LA FUENTE DE SUPERFIBRA

Además de un alimento virtualmente libre de grasas y lleno de fibra, los frijoles (también conocidos como fréjoles, judías, habichuelas o porotos) contienen saludables dosis de hierro (que combate la anemia), vitaminas de complejo B (que calman los nervios), y calcio y fósforo (que forman los huesos) . Bajos en sodio y ricos en potasio, los frijoles son ideales para quien padezca de presión sanguínea elevada. Debido a sus aminoácidos, los cuales se combinan con otros nutrientes para formar proteínas completas, los frijoles son un sustituto ideal de la carne.

Las legumbres incluyen una amplia familia de frijoles –alubias, judías pintas, guisantes ojinegros, frijoles de soja, garbanzos, habas, frijoles blancos, lentejas– casi todos los frijoles son excelentes fuentes de fibra.

Por ejemplo, 1/2 taza de la mayoría de los tipos de frijoles le proporcionan entre 7 a 9 gramos de fibras. Las legumbres ofrecen una alternativa al salvado o al germen de trigo.

Frijoles, metabolismo, y la limpieza interna

El Dr. James W. Anderson, M.D., del Colegio de Medicina de la Universidad de Kentucky, explica que los frijoles y otras legumbres contienen una fibra soluble en agua llamada *pectina* que rodea a los desechos y los impulsa a que salgan del cuerpo antes de que puedan causar problemas. En algunos casos conocidos, el Dr. Anderson cuenta de hombres que comieron 1 1/2 taza de frijoles cocinados al día y redujeron su colesterol en un asombroso 20 por ciento en sólo tres semanas. "A la mayoría de las personas les convendría añadir 6 gramos de fibra soluble a sus dietas diarias. Una taza de frijoles cocinados cuadra perfectamente en ese plan. No es probable que usted se aburra, pues hay una gran variedad: frijoles blancos, colorados, pintos, habas, frijoles de soja, ojinegros, lentejas, etc., todos tienen esta habilidad de hacer bajar el colesterol".

Protege contra la diabetes

El Dr. Anderson descubrió que cuando los diabéticos son colocados en una dieta con una gran cantidad de frijoles ricos en fibra, pero con poca sal y azúcar, pueden mejorar enormemente el control del azúcar de la sangre. El dice que muchos de sus pacientes también fueron capaces de dejar de usar medicamentos, incluida la insulina, "o reducir notablemente la dosis de esas medicinas. La pectina y las gomas resinosas tienen el más impresionante efecto inmediato sobre el azúcar de la sangre, mientras que el salvado de trigo (celulosa) parece ofrecer algunos beneficios duraderos". El enfatiza que los diabéticos deben seguir este programa de fibra de frijoles bajo supervisión médica. "También obtengo una reducción de casi un 60 por ciento en los niveles de triglicéridos en aquellas personas que tienen lecturas anormalmente altas, colocándolas en dietas altas en frijoles ricos en carbohidratos y bajos en grasas, dietas con gran cantidad de fibras solubles".[27]

Los frijoles enlatados también sirven

Si bien ciertos nutrientes se pierden durante el procesamiento, los frijoles enlatados pueden usarse. Para quitar cualquier exceso de sal añadida durante el enlatado, coloque las legumbres enlatadas en un colador. Enjuague con agua fresca (unos 25 segundos) hasta que salga clara. Y también puede mezclar y combinar diferentes tipos de frijoles para obtener una mayor variedad.

Shhhhhh... ¿y qué pasa con los gases?

Evite la posibilidad de tener gases en su estómago remojando repetidamente los frijoles secos y botando el agua. Haga esto varias veces. Cocínelos en agua fresca. *Sugerencia:* Remojar los frijoles durante 12 horas, botar después esa agua y cocinarlos en agua fresca debe reducir notablemente la cantidad de compuestos que producen gases estomacales. Y, si usted está empezando a añadir fibra a su dieta, comience con una pequeña dosis para que sus intestinos se vayan acostumbrando.

¡Con el uso de fibra procedente de granos, frutas, vegetales y legumbres usted será capaz de aumentar la desintoxicación y fortalecer su sistema inmunitario contra los invasores!

PUNTOS DE INTERÉS

1. *Conozca a la fibra, un poderoso limpiador celular y eliminador de desechos.*

2. *Nicholas U. controló el nivel de colesterol y detoxificó su torrente sanguíneo en nueve días con la ayuda de la fibra. Recuerde incluir higos de California como una sabrosa fuente de fibra.*

3. *Sólo 10 centavos al día le proporcionan a usted bastante salvado para la limpieza interna. Esto corrigió en unos pocos días el estreñimiento de Oliver E.K. y sus trastornos digestivos.*

4. El "Tónico matinal de salvado" revitalizó a Joan McC. en tres días y la ayudó a superar su lentitud. Ella se convirtió en una empleada con eficiencia juvenil.

5. El germen de trigo es una sabrosa pepita de salud compacta que rebosa de fibra. Uselo diariamente para obtener una desintoxicación celular a lo largo del día.

6. Descubra la poco conocida fuente de fibra y de otros nutrientes –¡las legumbres! Ellas lo desintoxicarán rápidamente, reducirán el colesterol y protegerán contra la diabetes, dice un médico.

CAPÍTULO 17

SUPERE LAS HEMORROIDES, LAS ÚLCERAS Y LAS VENAS VARICOSAS CON UNA LIMPIEZA ALIMENTICIA

Congestión, irritación, desechos: cuando éstos están encerrados en charcos estancados, estallan en forma de molestos trastornos que requieren limpieza y desintoxicación. Si cuida bien su salud, usted podrá lavar la congestión y restaurar en sus órganos internos una circulación sin impedimentos. Usted puede superar algunos de los trastornos o reacciones que se atribuyen al exceso de toxinas.

CÓMO DESINTOXICAR SUS HEMORROIDES

Si bien las hemorroides pueden dar pie a bromas y chistes, ellas no resultan graciosas a los más de 25 millones de personas en los Estados Unidos que las padecen –por lo menos un adulto en cada tres hogares. No es algo para reirse. Las hemorroides son el resultado de la toxemia.

¿Qué son las hemorroides?

Un red de venas hemorroidales se encuentra localizada en el área inferior del recto, donde éste se encuentra con el canal del ano. Estas venas son cojines vasculares especializados y son directamente afectadas por los movimientos intestinales. El estreñimiento, la diarrea y los desechos abrasivos puede irritar esos cojines, acumulando toxinas y haciendo que ellos se hinchen y sobresalgan desde debajo de la fina capa de tejido que los cubre. La sangre llena esos cojines distendidos e inflados, formando hemorroides dolorosas.

¿Hay diferentes tipos de hemorroides?

Hay dos tipos básicos: internas y externas. La mayoría de las personas con hemorroides tienen ambos tipos en diferentes grados.

1. *Hemorroides internas.* Estas se manifiestan en la porción superior del canal del ano y pueden causar dolor, ardor, escozor o una sensación dolorosa. La presencia de manchas de sangre rojo brillante en las heces o en el papel sanitario luego de efectuar las necesidades fisiológicas pueden indicar que se han desarrollado hemorroides internas. Ellas pueden ser empujadas hacia abajo, por el canal del ano, durante la defecación, y salir a través del ano. Estas hemorroides salientes o "prolapsadas" (descendidas) por lo general regresan espontáneamente a su posición original. Si permanecen prolapsadas, se pueden hacer extremadamente dolorosas y entonces se necesita ayuda.

2. *Hemorroides externas.* Estas se manifiestan debajo de la superficie de la piel en la abertura anal. Tienden a desaparecer después de unos pocos días, pero recurren a menudo. Son el resultado de daño en el tejido esponjoso de una vena hemorroidal superficial. Esto produce dolor e inflamación, ardor y escozor en la piel superficial. Si se presenta dolor agudo o infección, se necesita ayuda.

¿Cuáles son los síntomas de las hemorroides?

Dolor agudo, escozor, ardor e inflamación son los síntomas más comunes. Otros síntomas incluyen una sensación de dolor sordo y dolor en la parte baja de la espalda, o una sensación de llenura, sobre todo en los casos de hemorroides internas, y sangre en las heces. Debe consultarse a un especialista de salud si se presenta un dolor muy agudo o hemorragia: esto puede estar asociado a un problema más serio.

¿Qué causa las hemorroides?

El estrés y la presión sobre la red de relativamente delicadas venas hemorroidales es la causa principal. El esfuerzo durante la defecación y el estreñimiento pueden dañar los cojines hemorroidales y hacer que los tejidos se inflamen. Otras causas incluyen el levantar objetos pesados, toser o estornudar con mucha fuerza y estar sentado o de pie durante largos períodos de tiempo.

¿Es el estreñimiento la causa?

El estreñimiento es un síntoma del exceso tóxico interno. Durante la defecación el cuerpo se somete a un esfuerzo. Como resultado, tiene lugar un débil flujo sanguíneo o "presión venosa posterior", y los desechos tóxicos llenos de sangre son "atrapados" dentro de las venas hemorroidales. El estancamiento hace que se formen coágulos sanguíneos en el tejido hemorroidal inflamado e hinchado, lo que produce dolor, escozor y sangrado. La persona afectada tiene temor de defecar. Este temor puede conducir al estreñimiento, donde vuelve a comenzar el círculo.

¿Quién padece de hemorroides?

Las personas que viven en nuestra sociedad moderna son especialmente propensas a las hemorroides. Este es el resultado de una dieta de productos refinados y un estilo de vida sedentario. Esta combinación de dieta y nuestra tendencia a cabalgar, sentarnos y estar de pie durante largos períodos de tiempo puede conducir a una acumulación de toxinas y a manifestaciones de síntomas de hemorroides.

¿Pueden superarse las hemorroides?

Se pueden tomar medidas desintoxicantes para reducir las posibilidades de que ocurran las hemorroides o para evitar que se vuelvan más severas. Estas medidas incluyen:

1. *Limpieza nutritiva.* Barra con el exceso tóxico aumentando en su dieta la fibra —el alimento de origen vegetal que no se descompone durante la digestión. Buenas fuentes de ella son los panes y los cereales de grano entero que han sido procesados al mínimo. Las legumbres (tales como guisantes y frijoles) y el mijo (una hierba), son fuentes excelentes, como lo son vegetales de raíz como las papas y las zanahorias. *Superlimpiadores:* Higos de California, salvado, harinas morenas e integrales, panes morenos e integrales, cereales de salvado y de trigo, manzanas y peras sin pelar. Coma una variedad de estos alimentos de fibras y comience a barrer con los desechos de sus venas.

2. *El agua o los líquidos desintoxican los desechos.* Beba un mínimo de seis vasos grandes de líquido a lo largo del día. Esto es especialmente importante cuando se trata de estimular la fibra, la cual tiende a inflarse y absorber mucho líquido. Incluya bebidas libres de cafeína, así como jugos de frutas y vegetales todos los días como parte de su programa de desintoxicación con líquidos. Los bolos fecales más suaves hacen más fácil la desintoxicación de sus intestinos y alivian la presión sobre la venas.

3. *Defeque con periodicidad.* Obedezca sus ganas de ir al servicio. No se siente en la taza del inodoro demasiado tiempo. Esta es la única oportunidad en que el ano realmente se relaja, permitiendo que sus venas se llenen de sangre. Mientras más tiempo permanezca en la taza del inodoro, más presión se ejerce sobre la hemorroides. Reduzca el esfuerzo. Detoxifíquese con alimentos ricos en fibras para producir desechos que son más suaves y más fáciles de expulsar. *Sugerencia:* Establezca una rutina. Use el servicio sanitario a la misma hora todos los días, sobre todo después de una comida, cuando el proceso digestivo se estimula de forma natural. Esto ayuda a que los intestinos se ajusten a una rutina periódica.

4. *Mantenga limpia el área del recto.* Lávese, enjuáguese y séquese con suavidad, para así proteger esta área extremadamente sensible.

5. *Haga ejercicios periódicamente.* El ejercicio tonifica los músculos en que se apoya el área ano-rectal, y también el abdomen en general. Además, al aumentar el movimiento del alimento a través del cuerpo, el ejercicio protege contra el estreñimiento. Las caminatas firmes y otros ejercicios aeróbicos ayudan a desalojar los desechos tóxicos y los preparan para ser eliminados de los tejidos congestionados.

CUIDADO CASERO PARA
HEMORROIDES DOLOROSAS

Baño de asiento que alivia. Dentro de la tina o de una palangana con unas cuantas pulgadas de agua tibia –no caliente–, siéntese sobre una toalla de baño doblada, durante 15 minutos, tres o cuatro veces al día, o como se lo sugiera su especialista de salud; esto puede ayudar a calmar el dolor al relajar los músculos y aliviar el área dolorida. El agua tibia alivia el dolor y estimula la desintoxicación al aumentar el flujo de sangre en el área, lo cual, a su vez, puede ayudar a que se contraigan las venas hinchadas.

Siéntese en una almohadilla tipo rosquilla. Siéntese sobre un cojín redondo, hueco en el centro, para reducir la presión. Estos cojines con forma de rosquilla son útiles si usted tiene que sentarse durante largo rato. Estos tipos de cojines se venden en farmacias, tiendas de suministros médicos y muchas tiendas de productos de salud.

Pierda el exceso de peso. El exceso de libras puede ocasionar congestión y presión en las extremidades inferiores y más de un riesgo de problemas con las hemorroides. Salga de esas libras adicionales y aliviará esos problemas.

Alivie el dolor con olmo escocés. Si sus hemorroides externas están sangrando, aplíquese un poco de olmo escocés al área con un copo de algodón limpio. Esto hace que los conductos sanguíneos se contraigan. También podría aplicar olmo escocés muy frío con el algodón, dejándolo allí hasta que esté a temperatura ambiente, y luego repita. Esta hierba contienen tanino, que actúa como astringente.

Historia clínica — *Desintoxica las hemorroides, disfruta de alivio del molesto dolor*

Edward LeC. se sentía "completamente sacudido" luego de pasarse horas como repartidor de un gran comerciante al por mayor. El conducía un camión de remolque y brincaba constantemente sobre el camino. Cuando sus tejidos se le dañaron de manera que sentía dolor al sentarse, él temió que tuviera hemorroides. Buscó ayuda con un urólogo, quien le sugirió un programa de desintoxicación para cortar el problema de raíz. Edward LeC. comenzó por planear paradas para descansar más frecuentemente. Luego, aumentó su consumo de fibras comiendo más forraje procedente de cereales de grano entero, guisantes, frijoles, higos, y frutas (sin pelar), y bebiendo gran cantidad de líquidos. También perdió un poco de exceso de peso. Cuando sentía mucha molestia, aliviaba el área con olmo escocés, el cual se aplicaba durante las paradas de descanso en el camino. Trataba de no sentarse o estar de pie durante largos períodos de tiempo. Cada vez que podía, se mantenía físicamente activo. En tres semanas, las hemorroides estaban "desintoxicadas" y podía trabajar cómodamente... pero aún mantenía su programa de limpieza interna de alimentos ricos en fibras y de un mejor cuidado de su salud.

Las hemorroides –no son para provocar risa... ni causa de vergüenza. Con la desintoxicación, usted puede curar el problema y disfrutar de más tranquilidad en sus áreas íntimas.

CÓMO DESINTOXICAR SUS ÚLCERAS

Una úlcera es una herida. Hay dos tipos básicos de úlceras: una úlcera péptica es una herida en el tejido interior del estómago. Una úlcera duodenal es una herida en la parte anterior del intestino delgado en el cual se vacía el estómago.

Los síntomas incluyen un dolor intenso entre el diafragma y el ombligo, que va de ligero a intenso. Los peligros más comunes provienen de las úlceras que sangran o que perforan el estómago o las paredes del duodeno. El sangrado ocurre cuando la úlcera penetra la capa muscular y rompe los conductos sanguíneos. Se necesita atención médica de inmediato.

Para ayudarle a corregir la toxemia y promover la limpieza interna, un conjunto de sugerencias paso a paso es ofrecido por el Dr. Jon I. Isenberg, M.D., profesor de medicina de la Escuela de Medicina de la Universidad de California en San Diego:

"Un importante factor que el paciente debe tener en cuenta es que el tener problemas de úlceras no altera la supervivencia, ni significa que se convierta en un inválido de por vida que debe comer sólo alimentos blandos y comidas cremosas. Desafortunadamente, persiste esa idea a pesar de los esfuerzos hechos por enfatizar que eso no es necesario". El Dr. Isenberg enfatiza: "Pensar en términos de lo que usted puede *hacer,* y no en términos de lo que *no* puede hacer, puede reforzar la habilidad de lidiar con las manifestaciones agudas de una úlcera. La mejor forma de enfrentarla es mantenerse haciendo, con algunas excepciones, todas las cosas que contribuían a hacerle sentir bien antes de que fuera realizado el diagnóstico". Este es el programa de limpieza interna del doctor para la desintoxicación de las úlceras:

1. Deje de fumar. Esto contribuye sustancialmente a la incidencia del cáncer, a las enfermedades respiratorias y cardiacas, y se asocia con la enfermedad de úlcera péptica. En las personas que fuman, las úlceras pépticas tiene lugar con más frecuencia, tienden a sanar más lentamente, tienen más complicaciones y son más propensas a tener que necesitar tratamiento quirúrgico que en las personas que no fuman. Dicho de otra forma, la úlcera péptica de una persona que no fuma, tratada apropiadamente, debe sanar en seis a ocho semanas. En una persona que fuma, una úlcera del mismo tamaño y severidad puede que demore más en sanar. Esto hace que el fumador o fumadora tenga un riesgo mayor de complicaciones, considerando solamente el tiempo de curación.

2. Evite la aspirina. Esta daña el tejido interior del estómago y puede causar úlceras en el estómago. Evite automedicarse con productos que contengan aspirina. Más de cien productos que se venden sin receta médica para enfermedades comunes, como problemas de infección respiratoria e indigestión, contienen aspirina. A los pacientes de úlceras es necesario decirles –una y otra vez– que la aspirina es *mala* para las úlceras. La aspirina que tiene una cubierta entérica causa menos irritación directa en el estómago, pero, luego de ser absorbida, puede tener todavía efectos sistémicos dañinos. Para evitar la aspirina en las medicinas corrientes, lea lo que dice en la caja debajo de "ingredientes activos" o pregúntele al farmacéutico.

3. Tenga cuidado con los medicamentos antiinflamatorios no esteroidales que se usan para tratar la artritis. Estos dañan las paredes interiores del estómago, causan erosiones y úlceras, y empeoran la enfermedad ulcerativa. En este caso, su médico puede casi siempre cambiar los horarios del medicamento o reducir las dosis individuales para superar el problema.

4. Un remedio potencialmente dañino es el uso rutinario de bicarbonato de soda, el cual es un potente neutralizador del ácido. Si se usa repetidamente, aporta una carga excesiva de sodio. El cuerpo, entonces, retiene agua, lo que puede elevar la presión de la sangre o exacerbar la enfermedad cardiaca. CUIDADO: Ingerir bicarbonato de soda y beber leche habitualmente puede provocar el síndrome de leche-álcali. Esto tiene una gama de

síntomas severos, como son la elevación del calcio en la sangre, la formación en los riñones de cálculos que contienen calcio y el mal funcionamiento renal.

5. El beber alcohol moderadamente no ha demostrado causar úlceras o impedir que éstas sanen. Sin embargo, el uso crónico del alcohol puede causar gastritis, la cual tiene síntomas semejantes a los de las úlceras.

6. ¿Y qué pasa con la comida? Combatamos mitos como el de la necesidad de una dieta blanda y el de evitar las comidas picantes, junto a estos otros:

- La carne no es necesariamente causante de úlceras, aunque sí puede causar acumulación de grasas.

- Las comidas picantes no causan ni agravan las úlceras. Algunos grupos étnicos que consumen grandes cantidades de pimientos o chiles no son por ello más propensos a la enfermedad de úlcera péptica que cualquier otro grupo.

- La leche no es un tratamiento médico. Aunque alivia temporalmente el dolor, al neutralizar la acidez, la leche es un potente estimulante de la producción de ácido, perpetuando de esta forma la necesidad de más neutralización.

- Muchos pacientes de úlceras aseguran que un alimento u otro les exacerba el dolor. A ellos les diría que evitaran *cualquier cosa* que les cause malestar, siempre y cuando continúen con una dieta balanceada. Evitar alimentos específicos no va a acelerar la curación.

- Mantenga un programa normal de tres comidas al día. Comidas pequeñas y frecuentes estimulan continuamente al estómago a producir ácido y pepsina. Comer una merienda antes de irse a dormir puede inclusive causar un dolor que le haga perder el sueño.

7. ¿Qué pasa con el estrés y las úlceras? No existe evidencia convincente de que el estrés cause úlceras. El problema principal es que resulta difícil medir el estrés y las causas de estrés varían de una persona a otra. Evitar siempre que pueda el estrés que le produce temor o ansiedad, es algo conveniente para las personas que padecen de úlceras. Pero eso mismo es también conveniente para todo el mundo. No sé de ninguna razón en absoluto para decirle a los pacientes de úlceras que eviten el estrés

que les produce excitación o regocijo. Lo que causa estrés en una persona, en otra puede provocar tranquilidad. Muchas personas se nutren de él; muchas otras darían cualquier cosa –tal vez hasta arriesgarse a tener úlceras– con tal de experimentarlo.

8. En cuanto a los antiácidos y otros medicamentos sin receta, discuta eso con su médico. Los remedios sin receta pueden intensificar o disminuir el efecto de las medicinas recetadas. Algunos antiácidos, por ejemplo, pueden obstaculizar la absorción de otras medicinas tales como los antibióticos.

El Dr. Isenberg añade que con estos lineamientos, usted será capaz de enfrentar su problema. "Hoy día, tener una úlcera péptica no es necesariamente una señal del fin de una vida placentera, satisfactoria y digna de vivirse".[28]

CÓMO DESINTOXICAR SUS VENAS VARICOSAS

Las venas varicosas se describen técnicamente como "una dilatación abolsada de las venas que a menudo están retorcidas". El problema puede ser definido además como venas sobrecargadas de desechos tóxicos, dilatadas más allá del diámetro normal y alargadas más allá del largo normal. Como consecuencia de esta aberración anatómica, la vena ha perdido su función normal, que es llevar la sangre de regreso al corazón.

¿Por qué? Porque usted es humano, ¡por eso es que sucede!

Los animales que caminan en cuatro patas no padecen de venas varicosas, pero las personas sí. La postura humana vertical coloca un gran peso sobre los conductos que deben transportar sangre contra la fuerza de gravedad de vuelta hacia el corazón, a veces una distancia de más de cinco pies. Las venas varicosas son un resultado inevitable de permanecer de pie, de la mala postura, de la falta de ejercicio, del exceso de peso, de las ropas ajustadas, de sentarnos demasiado y de los alimentos refinados. La sobrecarga tóxica tiene este costo en aproximadamente una de cada cinco mujeres y en uno de cada 15 hombres, haciéndoles padecer de venas dilatadas e inflamadas en sus piernas.

Lista de síntomas

Venas azuladas, inflamadas y con aspecto abultado, y las "venas de araña" carmesís son solamente las señales más visibles de este problema. Otros síntomas incluyen dolor sordo, pesadez o inflamación en la vena en cuestión. Calambres en el músculo de la pantorrilla, sobre todo de noche, son otros síntomas recurrentes. Y también lo es el escozor o una sensación de ardor sobre una várice prominente.

Aunque no son una amenaza mortal, todo su cuerpo (en especial sus piernas) se sentirán mucho mejor con un programa de desintoxicación siguiendo estos seis pasos:

1. *Aumente el consumo de fibra.* Más forraje permite que usted efectúe sus necesidades fisiológicas con más periodicidad y bienestar. Si no, las heces duras que resultan de una dieta baja en fibra o de alimentos refinados, y el esfuerzo aplicado para eliminarlos, colocan una presión excesiva sobre las venas de sus piernas. Incluya granos enteros, legumbres como frijoles y guisantes, vegetales crujientes, frutas con semillas comestibles (bayas) y vegetales con tallos o tronchos comestibles (bróculi).

2. *Camine.* Estar sentado demasiado tiempo podría predisponer a una persona a las várices, dice el Dr. Howard Baron, M.D., cirujano vascular del Colegio de Medicina de la Universidad de Nueva York. "Yo la llamo 'la enfermedad de estar sentado'. El sentarse virtualmente paraliza lo que a menudo se llama 'el corazón venoso o periferal', la acción muscular en las piernas que bombea la la sangre de vuelta hacia su corazón". *Razón:* Si usted está sentado o sentada, los músculos de sus piernas no se están contrayendo, así que la sangre que está en sus venas obedece la ley de la gravedad. Cuando la sangre se estanca en sus venas, crea una peligrosa presión en venas que son débiles de nacimiento. ¡Usted necesita caminar... caminar... caminar... más... más!

3. *Aún las piernas sanas corren peligro.* ¿Ha experimentado alguna vez pinchazos y alfilerazos en sus piernas después de haber estado sentado o sentada demasiado tiempo en la misma posición? Esto es quizás causado por una circulación tóxica o perezosa temporal que necesita una limpieza inmediata.

4. *¿Ayuda la silla?* El Dr. Baron explica: "Una silla coloca una presión incesante en la parte posterior de los muslos, comprimiendo las venas. Las venas retorcidas de las rodillas y las

caderas hacen aún más resistencia al flujo". Cualquier presión sobre las paredes de las venas se duplica cuando usted se sienta en una silla; la presión en sus tobillos es 250 veces mayor en una silla que si usted se sienta sobre el piso.

5. *¡Muévase!* "Ejercítese, camine, corra, salte, haga cualquier cosa", urge el Dr. Baron. "Cualquier cosa que mantenga a sus piernas en movimiento y a su circulación fluyendo". El recomienda movimiento perpetuo, inclusive si usted se sienta. "En su buró o apretujado en el asiento de un avión, usted puede flexionar los músculos de sus pantorrillas para hacer que bombee su corazón venoso. Presione sus pies contra el piso o, en un avión, en la barra del asiento delantero. Comience a doblar los dedos de sus pies contra el piso. Levántese más o menos cada hora y camine. Si está en un avión, camine por el pasillo. Es una buena excusa para viajar en los asientos baratos. Así tiene que caminar más", dice el cirujano vascular.

6. *Afloje las ropas ajustadas.* La constricción o compresión de las piernas por botas ajustadas hasta la rodilla, ligas, fajas o *panty hose,* o por cruzar las piernas mientras se está sentada, puede agravar las venas varicosas, señala el médico. El también sugiere doblar frecuentemente los dedos de los pies y alzarse de vez en cuando en la punta de los pies si se encuentra usted de pie en el mismo sitio durante largo rato. No use prendas ajustadas alrededor de su ingle ni más abajo. Y no sólo debe usted mantener sus piernas sin cruzar, sino también colocar sus pies en alto cada vez que pueda.[29]

LIMPIEZA INTERIOR PARA LAS VENAS DE SUS PIERNAS

He aquí algunas sugerencias que se consideran útiles para promover una mejor circulación y estimular la limpieza interna de las venas de sus piernas:

1. Cuando haga un viaje largo por avión o por tren, párese y camine cada 30 minutos. O si va en un largo viaje por auto, deténgase de vez en cuando y salga para estirar las piernas.

2. Cuando esté leyendo (este libro, por ejemplo) o viendo la televisión, eleve los pies. Descanse las piernas sobre una silla o

una banqueta. Es importante elevar sus piernas por encima del nivel de su corazón de manera que se puedan desintoxicar apropiadamente.

3. El ejercicio es una excelente manera de desintoxicarse. Los movimientos de los músculos de las piernas ayudan a empujar la sangre hacia arriba. Nadar o caminar con todo el cuerpo metido en el agua es otro útil limpiador interno; la presión del agua contra sus piernas ayuda a mover a la sangre hacia arriba.

4. Dormir con los pies ligeramente elevados por encima del nivel del corazón ayuda a que la sangre fluya alejándose de sus tobillos (esto no es aconsejable para algunas personas; consulte con su especialista de salud). Si usted tiene una congestión seria, eleve su cama colocando bloques de 6 centímetros de alto debajo de las patas de los pies de la cama. Esto le da mejor apoyo que sencillamente alzar el colchón.

5. Para quienes están confinados a la cama, es conveniente hacer movimientos de pies o de piernas para ayudar a la circulación.

6. Nunca se deben usar ligas alrededor de las piernas. Ellas cortan la circulación venosa, elevando así la presión en las venas y aumentando el riesgo de las várices.

7. Las fajas o corsés elásticos no deben usarse continuamente –especialmente cuando usted va a estar sentada durante largo rato, ya sea frente al escritorio, o durante un viaje en avión, en tren o en auto. Las fajas comprimen y obstaculizan el regreso de la sangre. Esto aumenta la presión de la sangre en las venas y empeora la toxemia de las venas varicosas.

8. A las pacientes embarazadas se les debe aconsejar que usen medias elásticas y que se acuesten ocasionalmente durante el día. Incorporarse de la cama lo más rápidamente posible después que se dé a luz es también importante.

9. Es importante elevar sus piernas por encima del nivel del corazón, de modo que las venas se puedan desintoxicar apropiadamente. Una manera fácil de hacer esto es acostarse sobre el piso y colocar sus pies sobre una silla o un sofá. Unos 20 minutos de este programa de desintoxicación, repetido dos veces al día, es una gran ayuda.

10. Discuta con su especialista de salud el uso de medias largas que le sirvan de soporte. Es posible que sea necesario recetárselas. Son útiles para resistir la tendencia de la sangre a estancarse en los pequeños conductos sanguíneos más cercanos a la piel. En vez de eso, la sangre se limpia y es empujada hacia las venas más grande y profundas, desde donde se puede bombear más fácilmente al corazón.

¿Tiene problemas de venas varicosas? No se siente – detoxifíquese con estos programas de limpieza interna y disfrute de una mejor salud en general.

PUNTOS DE INTERÉS

1. Desintoxique las causas de hemorroides con un conjunto de programas que lavan y expulsan la congestión.

2. Edward LeC. fue capaz de superar las dolorosas hemorroides con un programa nutritivo y el uso de aliviadoras aplicaciones de olmo escocés.

3. Un destacado médico ofrece un plan de seis pasos para desintoxicar sus úlceras y curar gran parte del problema.

4. Limpie los detritos de sus venas y conquiste las várices; esas feas protuberancias pueden ser eliminadas a través de la limpieza interna. Un cirujano vascular ofrece un programa de desintoxicación en seis pasos.

5. Limpie por dentro sus piernas con los métodos que se han señalado para una vida mejor.

CAPÍTULO 18

CÓMO DESINTOXICAR SU SISTEMA DIGESTIVO Y LIBRARSE DE ESTREÑIMIENTO, DIARREA Y DOLORES ESTOMACALES

El conducto digestivo es un complejo sistema de órganos responsable de convertir el alimento que usted come en los nutrientes necesarios para mantener su cuerpo y su mente. Uno esperaría que un sistema tan usado como el conducto digestivo fuera la fuente de muchos problemas tóxicos –y lo es. La toxemia del conducto digestivo es responsable de causar más problemas de hospitalización que cualquier otro grupos de trastornos. Con los más recientes descubrimientos sobre limpieza interna, se puede hacer bastante para desintoxicar su sistema digestivo para protegerlo contra una amplia gama de problemas.

¿Qué es lo que falla?

Por lo general, son insignificantes los cambios que predisponen a la toxemia. Entre ellos están la acción más lenta de los músculos del sistema digestivo y una reducción de la producción de ácido. Los cambios en el estilo de vida interfieren con el poder de limpieza y de funcionamiento del sistema digestivo. Alimentos refinados, poco ejercicio, malos hábitos de alimentación, nutrientes inadecuados, todo esto deposita desechos en los órganos involucrados en el proceso de la digestión. Por ejemplo, el bajo consumo de fibras (la parte de la planta que no se digiere) permite que las toxinas se acumulen y se adhieran a los órganos vitales, provocando así muchas reacciones tales como el estreñimiento, la indigestión, el dolor de estómago, sólo para nombrar unas cuantas. Con la limpieza interna, usted puede desintoxicar los bloqueos, hacer sus necesidades con más frecuencia y periodicidad y disfrutar de una mejor salud.

CÓMO DESINTOXICAR EL ESTREÑIMIENTO

Este trastorno se define como la expulsión infrecuente y difícil de los desechos. No hay una regla aceptada acerca de la cantidad correcta de evacuaciones estomacales al día o a la semana. "Regularidad" puede ser dos veces al día para algunas personas o dos evacuaciones a la semana para otros. Posponer de manera crónica sus deseos de defecar puede causar una pérdida de los reflejos estomacales normales. Los medicamentos también pueden causar una acumulación tóxica. Los antihistamínicos y los descongestionantes puede resecar el bolo fecal, haciendo más difícil la evacuación. Muchas medicinas y drogas retrasan el movimiento en el conducto intestinal.

¿Laxantes? ¡Cuidado!

Los laxantes se pueden convertir en una adicción. Usted puede hacerse dependiente de ellos. Aumentará las dosis hasta que, finalmente, el intestino se haga tan insensible que es incapaz de funcionar apropiadamente. Se produce un adelgazamiento de la pared muscular del colon. Al faltar tonalidad muscular, el colon ya no puede contraerse como debiera y usted es víctima de dolorosos espasmos.

La conexión dietética

El Dr. Marvin Schuster, M.D., jefe de la división de enfermedades digestivas de los hospitales de la ciudad de Baltimore, en Maryland, ofrece una serie de sugerencias de limpieza interior:

"En lugar de depender de laxantes y enemas, coma una dieta bien balanceada que incluya salvado sin procesar, pan de trigo entero, ciruelas pasas y jugos de ciruelas pasas, así como higos de California y jugos de higos. Los hábitos de evacuación intestinal también son importantes; separe tiempo suficiente después del desayuno o la cena, o después de beber su líquido principal en la mañana, para visitar el servicio sanitario sin que le molesten. ¡Y nunca ignore las ganas de ir![30]

"Para estimular la actividad intestinal, beba bastantes líquidos y ejercítese con regularidad. Puede que sean necesarios ejercicios especiales para tonificar los músculos abdominales después del embarazo, o cuando quiera que los músculos abdominales estén flojos. Y recuerde, cada vez que se presente un cambio notable o prolongado en sus hábitos de defecación, consulte con su médico".

OCHO PASOS PARA LA REGULARIZACIÓN Y LA LIMPIEZA INTERNA

El Servicio de Salud Pública de Estados Unidos explica que si no existe una enfermedad o anormalidad intestinal, y si lo aprueba su especialista de salud, pruebe este programa de desintoxicación de ocho pasos para corregir el estreñimiento:

1. Coma más frutas frescas y vegetales, ya sean cocinados o crudos, y más cereales y panes de grano entero. Frutas secas como albaricoques, ciruelas pasas e higos de California son especialmente ricas en fibra. Trate de reducir su consumo de alimentos muy procesados (como los azúcares refinados) y los alimentos con mucha grasa.

2. Beba mucho líquido (de uno a dos litros al día) a menos que tenga problemas cardiacos, circulatorios o de los riñones. Esté alerta acerca de que algunas personas se estriñen por beber grandes cantidades de leche.

3. Algunos doctores recomiendan añadir *pequeñas* cantidades de salvado sin procesar ("salvado de molinero" o *miller's bran* en inglés) a las comidas, cereales y frutas horneadas como una manera de aumentar la fibra en el contenido de su dieta. Si usted come una dieta bien equilibrada, con variedad de alimentos ricos en fibra natural, por lo general no es necesario añadir salvado. Pero si usted *sí* usa salvado sin procesar, recuerde que puede tener sensación de llenura y gases en el estómago durante unas cuantas semanas después de añadir salvado a la dieta. Todos los cambios deben hacerse lentamente para permitir que su sistema digestivo se adapte. Y asegúrese de beber más líquidos para protegerse contra la sensación gaseosa del salvado.

4. Manténgase activo o activa. Inclusive dar una caminata firme después de la cena puede ayudarle a dar tonalidad a sus músculos.

5. Trate de desarrollar hábitos periódicos de evacuación estomacal. Si usted ha tenido problemas de estreñimiento, trate de defecar poco después del desayuno o la cena.

6. Si le es posible, evite tomar laxantes. Aunque por lo general ellos alivian el estreñimiento, usted se hace adicto o adicta a ellos y se deteriora la acción natural de los músculos.

7. Limite su consumo de antiácidos, ya que algunos pueden causar estreñimiento, así como otros problemas de salud.

8. Sobre todo, no espere evacuar su intestino todos los días, o ni siquiera cada dos días. La "regularidad" difiere de persona a persona. Si sus evacuaciones intestinales se producen generalmente sin dolor y tienen lugar de forma periódica (ya sea en un patrón de tres veces al día o dos veces a la semana), probablemente usted no tiene problemas de estreñimiento.[31]

HISTORIA CLÍNICA – **Corrige la adicción al laxante con una sencilla desintoxicación**

Su atareado programa de actividades, que incluía a su familia y a un trabajo de tiempo parcial, para no mencionar las obligaciones sociales, hacía que Lila V.J. siempre estuviera de una cosa en otra... ¡pero sus intestinos no se movían! Había descuidado añadir "forraje" de alimentos fibrosos y casi siempre consumía "comidas rápidas" que aumentaban su sobrecarga de desechos tóxicos. Sus órganos vitales se congestionaron. Ella sentía que "no tenía tiempo" para un programa de alimentación cuidadosamente planeado, y por eso recurría a laxantes. Estos debilitaron de tal manera las paredes de su colon, que tuvo que duplicar la dosis de laxantes, con lo que desarrolló colitis, además de trastornos digestivos. Lila V.J. se dio cuenta de que se encaminaba a padecer de toxemia y todas las dificultades que ésta acarrea. Buscó la ayuda de un internista, quien le delineó un programa de limpieza interna para lavar los desechos que estaban bloqueando sus funciones vitales. Ella siguió el programa de ocho pasos, y consumió alimentos más saludables –alimentos más naturales para tener más bolo y forraje. Se le recomendó que dejara de tomar cualquier laxante. "Deje que su colon trabaje por sí mismo", le aconsejó el médico. Lila V.J. siguió el programa ocho pasos... y en once días estaba haciendo sus necesidades fisiológicas con "regularidad" otra vez. ¡Ya no se quejaba de irregularidad! Había desintoxicado su sistema digestivo... naturalmente.

HIERBAS QUE ELIMINAN LOS DESECHOS

Ciertas hierbas son capaces de desintoxicar su sistema digestivo y promover la regularidad. Ellas están disponibles en la mayoría de las tiendas de productos de salud o en las farmacias especializadas en hierbas. Cada una de ellas tiene una benéfica acción de fregado que limpia sus órganos internos para aliviar el estreñimiento y la toxemia asociada a él.

Semilla de linaza (flaxseed). Haga una infusión de semillas de linaza trituradas y beba una taza de la "poción" por la mañana y otra por la tarde.

Raíz de orozuz (licorice root). Use la hierba, *no* el orozuz comercial que es artificial y azucarado. Mastique la raíz para una limpieza interna. O eche una cucharadita de raíz en una taza de agua hervida; beba una taza por la mañana, otra al mediodía, y una tercera por la noche.

Té de escaramujo (rose hips). Hierva en agua, escaramujo picado por la mitad, o échelo en agua recién hervida; exprima a través de un filtro de papel para eliminar las semillas, que pueden ser irritantes. Beba cada vez que sea necesario.

AGUA: UN LIMPIADOR IMPORTANTE

Es vital para usted que beba bastante agua. Si no, su cuerpo absorberá más del agua de su colon para suplir sus necesidades, haciendo difícil eliminar los desechos. Como regla general, beba de seis a ocho vasos de agua, o su equivalente, todos los días, y más si es usted una persona muy activa y suda mucho. CUIDADO: Las bebidas de alcohol y de cafeína tienden a deshidratar, así que evítelas por el bien de su sistema digestivo.

Si no siente deseos espontáneos de evacuar su intestino, dé pasos para desintoxicar, limpiar y expulsar los bloqueos y corregir así el problema.

CÓMO DESINTOXICAR LA DIARREA

La diarrea es un problema de salud en el cual los desechos del cuerpo son expulsados del intestino más a menudo de lo normal, y en un estado más o menos líquido. Si persiste durante semanas, es una indicación de una enfermedad grave. Puede que haya otras señales de advertencia, tales como fiebre, retortijones abdominales, pérdida de peso, náusea y vómitos.

La diarrea representa a menudo el esfuerzo del cuerpo para desintoxicarse a sí mismo o desintoxicar algunos desechos perniciosos. Normalmente, el intestino grueso (colon, intestino bajo) absorbe agua de los desechos sólidos que llegan a él a través del intestino delgado. La diarrea se produce cuando las toxinas excesivas se acumulan e interfieren con esa absorción; el intestino, más que absorber, elimina los líquidos.

Preste atención a la diarrea

Puede que la diarrea no "se vaya" por sí sola. Existe el peligro de que se pierdan el agua y las sales que el cuerpo necesita para el funcionamiento normal de las células. La deshidratación y el desequilibrio de sal pueden conducir a trastornos en el ritmo cardiaco, irregularidad en la presión de la sangre, deterioro de los riñones. La enfermedad diarreica puede ser mortal. Para la diarrea crónica, consulte a su especialista de salud lo más pronto posible.

Pasos sencillos para aliviar la diarrea

Hay un número de programas para aliviar el malestar y ayudar a remediar el problema.

- Si usted tiene ataques de diarrea repetidos e inexplicables, deje de usar productos lácteos durante una o dos semanas. Puede que usted tenga una cantidad insuficiente de la enzima *lactasa*, la cual digiere el azúcar de la leche. Para superar este trastorno, trate de antemano la leche con la enzima (disponible en las tiendas de productos de salud y en las farmacias) o tome tabletas para digerir la leche (también disponibles en las tiendas de productos de salud y en las farmacias) antes de consumir productos lácteos.

- Ciertos sustitutos del azúcar, como el manitol o el sorbitol, que se encuentran en productos dietéticos y en gomas de mascar sin azúcar, pueden causar diarreas si se consumen en exceso. Si éste es su caso, haría bien en evitarlos.

- Puede que usted tenga diarrea de origen bacteriano tal como un tipo de salmonella que produce toxinas o una intoxicación con comida. Los síntomas pueden persistir durante 24 horas o hasta una semana (debe consultar un médico enseguida). Su cuerpo está tratando de desintoxicarse.

- ¿Con estrés o repleto de tensión? Un aumento de las contracciones musculares de su estómago, inducido por un estado emotivo, puede producir diarrea. Usted necesita anticiparse al estrés y lidiar con él de antemano para minimizar los síntomas.

REMEDIOS CASEROS PARA LA DESINTOXICACIÓN DE LA DIARREA

Alivie la situación con algunos de estos remedios desintoxicantes.

Té de hierbas. Se dice que su calmante calidez es reconfortante; las hierbas también contienen un astringente, del cual se cree que protege las membranas internas de la irritante toxemia. El té de hierbas ayuda a desenraizar, lavar y expulsar estos desechos.

Continúe con líquidos. Aumente el consumo de fluidos para reemplazar el que se pierde y evitar la deshidratación.

El jugo de zanahoria reemplaza a los nutrientes perdidos. El jugo de zanahoria ayuda a reemplazar los electrolitos y los minerales que se pierden durante la diarrea. Uno o dos vasos al día serán beneficiosos.

Evite los gases. Cualquier bebida efervescente o carbonada debe evitarse. Estas contienen gases burbujeantes que añaden un factor de explosividad a una situación que ya es delicada.

¿Es ésto enfermedad celíaca? La diarrea es un síntoma de la enfermedad celíaca, en la cual el gluten (una proteína que se encuentra en ciertos granos) daña la pared interna del intestino delgado y causa una mala absorción de los alimentos. Si

usted tiene este trastorno, evite el trigo, el centeno, la cebada y la malta que contengan gluten. Cambie a maíz, arroz moreno y avena.

La diarrea se menciona a menudo como "demasiado de algo bueno". Si bien la limpieza interna es importante, esté alerta ante la pérdida excesiva y dé pasos para controlar su desintoxicación, de manera que usted pueda tener "suficiente de algo bueno".

CÓMO DESINTOXICAR LOS DOLORES ESTOMACALES

"Tengo un terrible dolor de estómago. ¿Qué puedo hacer?". Y ésta es solamente una manera de expresar el problema. A excepción del catarro común, nada es más molesto para más personas, y de tantas formas, que un estómago alterado. Llámese indigestión, dispepsia, gases o acedía estomacal, no es nada agradable en absoluto. Aunque no amenaza la vida, un estómago alterado tienen síntomas molestos tales como una sensación de llenura o distensión, gases, dolor en la parte superior del abdomen y malestar general.

¿Cómo sucede?

Los delicados movimientos del estómago y el intestino delgado son regulados por el cerebro y por una red de nervios insertados en la pared muscular del conducto digestivo. La coordinación entre estos terminales nerviosos que segregan una variedad de sustancias químicas (llamadas neurotrasmisores), las hormonas y las fibras musculares que están en la pared del conducto digestivo, regula el movimiento de ese conducto. Este proceso promueve la digestión, la absorción y la eliminación del alimento que usted come. Cualquier interrupción del funcionamiento normal del sistema nervioso o de la actividad muscular del conducto digestivo puede causar alteración estomacal. Esto tiende a suceder con más frecuencia en las mujeres.

¿Cuáles son algunos de los trastornos que causan alteración? Esos trastornos, que también depositan desechos tóxicos que confunden los síntomas y provocan dolor, incluyen:

- *Alimentos grasos.* Estos congestionan sus canales metabólicos y retrasan las actividades normales de su estómago. El consumo excesivo de grasas inhibe la digestión estomacal y deposita desechos en sus órganos vitales que obstaculizan el libre transporte de los nutrientes y el oxígeno.

- *Alteración emotiva.* La ira, el resentimiento y la ansiedad aceleran las secreciones ácidas del estómago, dando lugar a un "estómago ácido". Algo de ácido puede ser transportado a través de una burbuja de gas hacia su esófago, provocando malestar.

- *Comer apresuradamente.* Engullir los alimentos interfiere con la asimilación natural, y usted corre el riesgo de sobrecarga tóxica y de malestar estomacal.

- *Tragar aire.* La excesiva aerofagia es un problema que puede provocar reacciones tales como distensión abdominal, sensación de asfixia y palpitaciones.

- *Alimentos picantes.* En algunas personas, el exceso de condimentos puede producir una irritación de las paredes interiores del estómago y causar malestar. Examine sus reacciones, ¿demasiados condimentos le producen malestar? Si es así, use condimentos de hierbas con moderación. Más no es necesariamente mejor.

- *Estrés antes de la comida.* La tensión y el nerviosismo hacen que el estómago segregue cantidades excesivas de ácido. Si no hay alimentos en el estómago que puedan ser descompuestos, el ácido irrita las paredes del tejido interno del estómago. Si usted se encuentra constantemente bajo tensión, planee darse a sí mismo o a sí misma de 30 a 60 minutos de relajación antes de comer.

ANTIÁCIDOS: MÁS DAÑO QUE BENEFICIO

La Asociación Médica de California nos dice: "Para muchas personas, los síntomas de indigestión pueden ser prevenidos sencillamente mejorando los hábitos alimenticios y reduciendo la tensión emotiva.

"Antiácidos que se venden sin receta médica son a veces efectivos en el tratamiento de la indigestión, pero pueden usarse en exceso y pueden producir efectos secundarios indeseables. Los antiácidos que se venden sin receta contienen, al menos, una de las varias sustancias químicas neutralizadoras de ácido.

"Si bien proveen algún alivio a los gases y al dolor, algunos antiácidos también contienen cantidades elevadas de sodio, calcio, aluminio, manganeso y hasta azúcar. Usadas durante un largo período de tiempo, algunas de estas sustancias pueden ser dañinas y alterar el equilibrio ácido del cuerpo.

"Algunos antiácidos pueden causar estreñimiento o rebote ácido, que consiste en un aumento de la producción de ácido estomacal después que el efecto del antiácido ha pasado. El bicarbonato de soda puede causar varios trastornos y en muy contadas ocasiones debe ser usado como antiácido.

"Además, los antiácidos pueden interferir con la acción de algunas medicinas tales como los antibióticos de tetraciclina, el hierro, los medicamentos contra la artritis y algunos medicamentos cardiacos, algunas medicinas para los trastornos psiquiátricos y muchas otras. Se le aconseja que consulte con su médico antes de tomar cualquier tipo de antiácido".[32]

SUGERENCIAS, IDEAS Y CONSEJOS DE DESINTOXICACIÓN

- Las combinaciones de alimentos son importantes. La leche no se debe consumir con las comidas. Los almidones y las proteínas no son una buena combinación. Los azúcares no deben consumirse junto a almidones o proteínas.

- Sorba una cucharada de vinagre puro de sidra de manzana en un vaso de agua con las comidas para ayudar a desintoxicar los desechos y mejorar la digestión.

- En cuanto se levante por la mañana, beba el zumo de un limón pequeño en una taza de agua acabada de hervir. Esto ayuda a limpiar de sedimentos el torrente sanguíneo.

- El caldo hecho de arroz moreno o de cebada les dará una limpieza a sus órganos congestionados y aliviará trastornos tales como la acidez estomacal, la sensación de llenura y los gases. Para prepararlo, mezcle una cinco porciones de agua por cada porción de grano. Hierva durante 10 minutos. Déjelo en temperatura baja durante otros 45 minutos. Cuélelo, déjelo que se refresque y sórbalo a intervalos a lo largo del día.

- Estimule la desintoxicación con té de diente de león. Recoja las hojas pequeñas de la planta de diente de león (las hojas grandes son demasiado amargas). Lávelas y colóquelas en agua hirviendo dentro de una olla de acero inoxidable, tapada. Déjelas en remojo hasta que las hojas estén blandas. Añada una cuantas hojas de menta para darle sabor y la miel que desee. Sorba una taza pequeña de la bebida caliente después de las comidas.

- El té de hierbabuena o de menta verde alivia y también limpia, sobre todo si usted tiene problemas de trastornos digestivos.

Desintoxique su sistema digestivo y disfrute de un estilo de vida más saludable. Después de todo, ¡la buena salud comienza con una digestión limpia!

PUNTOS DE INTERÉS

1. *Desintoxique el estreñimiento con remedios naturales.*

2. *La limpieza interna de todo su sistema digestivo es posible con un programa oficial de desintoxicación de ocho pasos. Fácil, efectivo y energético.*

3. *Lila V. J. supero la dañina adicción a los laxantes con un sencillo programa de desintoxicación que se sigue fácilmente en el hogar.*

4. *Las hierbas son útiles para limpiar y expulsar los desechos que congestionan sus órganos digestivos.*

5. *Una serie de pasos sencillos desintoxican la diarrea, un trastorno de salud que no debe ignorarse.*

6. *Desintoxique el dolor de estomago con los sencillos cambios dietéticos descritos.*

7. *Regenere su sistema digestivo con las sugerencias e ideas, fáciles de seguir, acerca de la desintoxicación.*

CAPÍTULO 19

EL MÉTODO DEL JUGO CRUDO PARA UNA SUPERLIMPIEZA Y UNA SALUDABLE JUVENTUD A CUALQUIER EDAD

Los jugos de frutas frescas y de vegetales son poderosos arsenales de nutrientes que revitalizan y regeneran todo su cuerpo y su mente. Estos refrescantes jugos envían sustancias catalíticas limpiadoras que penetran las áreas más profundas de su cuerpo y desalojan de sus células y sus órganos la mugre y los contaminantes acumulados allí. Al mismo tiempo, los jugos usan su rica potencia de nutrientes para reparar sus tejidos y sus órganos vitales para darle a usted una sensación y un aspecto juvenil, sin que importe su edad.

CAUSA DEL ENVEJECIMIENTO: TOXEMIA CELULAR

Para entender la importancia de la limpieza con jugos de frutas y vegetales crudos, usted necesita saber la verdadera causa del envejecimiento y cómo revertir esta amenaza. El envejecimiento ocurre cuando el proceso biológico de regeneración de las células se vuelve perezoso. ¿Qué causa esta lentitud? La toxemia: la acumulación de mugre y de sedimentos en sus tejidos. Estos contaminantes impiden la nutrición celular. Sin estos elementos esenciales, sus células pasan hambre; van a decaer y a morir. Esta es la causa básica del envejecimiento.

Las células necesitan limpieza y nutrientes

Usted es un magnífico paquete de células. Cada una de ellas es una unidad independiente con su metabolismo individual. Este necesita mantenerse limpio y nutrido. Debe proporcionársele un constante suministro de oxígeno revitalizador. *Problema:* Si hay alguna acumulación de placas, semejantes a herrumbre, que se adhiere a las membranas y la parte interior de las células, el flujo de oxígeno y de nutrientes se detiene debido a esa congestión. Tiene lugar una desintegración celular. Si demasiadas de sus células mueren en ese ambiente con exceso de contaminantes, el proceso de envejecimiento se apodera del cuerpo. Usted puede observar esto en el envejecimiento de la piel. Puede sentirlo en el cansancio y en el debilitamiento del sistema inmunitario. Para cortar esto de raíz, usted necesita usar jugos que vigoricen sus células por medio de la limpieza, los nutrientes y la desintoxicación.

LOS JUGOS NATURALES REGENERAN LAS CÉLULAS RÁPIDAMENTE

Usted necesita una rápida desintoxicación celular. Sus células están en un constante proceso de muerte y reemplazo. Si son descompuestas y mueren más células de las que se reconstruyen, el proceso de envejecimiento llega con mayor prontitud. Las células envejecidas y decaídas se descomponen más rápidamente. Para evitar su acumulación y congestionamiento, usted necesita eliminarlas lo más rápidamente posible. *Remedio:* Los jugos frescos reconstruyen las células, lavan y expulsan los sobrantes deteriorados y muertos, de manera que no se acumulen y causen toxemia.

Limpia, reconstruye, revitaliza

Sólo momentos después de haber consumido un vaso de su jugo natural favorito, los nutrientes y enzimas se ponen a trabajar para crear el rejuvenecimiento interno. Los nutrientes del jugo aceleran el proceso biológico de desintoxicación de las células muertas y deterioradas y las expulsan por medio de la limpieza. Entonces, los nutrientes del jugo aceleran la construcción de nuevas células. Cuando los productos de desechos tóxicos que han estado bloqueando la oxigenación y la nutrición celular son lavados y expulsados, entonces los jugos estimulan las funciones metabólicas y reconstructoras de las células.

Los jugos desintoxican más rápidamente que los alimentos enteros

La porción líquida extraída de las frutas y los vegetales es una fuente incomparable y altamente concentrada de superlimpiadores. El jugo es asimilado rápidamente por su sistema digestivo, sin que se necesite casi ninguna acción digestiva. Por esta razón, usted siente un bienestar instantáneo cuando bebe un vaso de jugo de naranja, mucho más rápidamente que si se come la fruta completa.

Bien masticados, las frutas y los vegetales enteros son fuentes extremadamente valiosas de nutrientes y elementos desintoxicantes. Disfrútelos a diario para obtener una regeneración total. Pero para una acción rápida de limpieza celular, los jugos naturales son la clave. Juntos, esta combinación le ayuda a disfrutar de un prolongada "flor de la juventud" a cualquier edad.

SIETE PODERES DE REJUVENECIMIENTO Y LIMPIEZA DE LOS JUGOS FRESCOS

Los jugos frescos ofrecen estas inmediatas recompensas de desintoxicación a través de la limpieza y el rejuvenecimiento.

1. *Regeneración nutritiva.* Libres de pulpa, los ricos jugos contienen elevadas concentraciones de vitaminas, minerales y enzimas que trabajan rápidamente para promover la regeneración nutritiva y la desintoxicación de su cuerpo.

2. *Rápida asimilación.* En forma líquida, estos valiosos elementos limpiadores son asimilados rápidamente en su torrente sanguíneo. Como jugos, ellos *no* necesitan esfuerzos digestivos, a lo cual se deben su funciones de absorción y desintoxicación "instantáneas". Estos jugos no interfieren con otras actividades digestivas, y no impone ninguna "carga" sobre su sistema.

3. *Se prescinde del ácido hidroclórico.* Los jugos naturales no requieren ácido hidroclórico, el cual a menudo causa un exce-

so de desintegración celular. Evítele a su sistema digestivo la presencia de este ácido áspero y volátil; los jugos se metabolizan sin alteraciones ni malestares.

4. *Desintoxicación en conjunto.* Los elementos nutritivos concentrados estabilizan sus procesos biológicos básicos, de manera que la desintoxicación se realiza de una manera más efectiva. Los nutrientes de los jugos han sido tan perfectamente balanceados por la naturaleza que aceleran el proceso de limpieza y regeneración casi desde el mismo comienzo.

5. *Equilibra los niveles ácido-alcalinos.* Los jugos vegetales son dinámicas fuentes de reservas alcalinas. Esto ayuda a establecer el importante equilibrio ácido-alcalino en su torrente sanguíneo. Se alivia el malestar. Los desechos corrosivos se lavan y se expulsan de sus órganos vitales.

6. *Mejora la nutrición mineral.* Los suministros abundantes de minerales en los jugos restauran el equilibrio bioquímico y de aminoácidos en su torrente sanguíneo, sus células, sus tejidos, sus órganos. *Beneficio especial:* Una deficiencia mineral precede a la pérdida de oxígeno, la cual puede "sofocar" sus células y ponerlas "hambrientas", así como permitir que se acumulen los desechos. Con los jugos, los minerales proveen el oxígeno y la nutrición necesarios y aceleran el proceso de desintoxicación.

7. *Acelera la limpieza interna.* Los jugos frescos de frutas y vegetales crudos están repletos de enzimas desintoxicantes que alertan al *factor de tensión micro-eléctrica* de su cuerpo. Esto acelera el proceso de limpieza interna. Al mismo tiempo, este factor crea un acción "imantadora" gracias a la cual son absorbidos, de su torrente sanguíneo, nutrientes que sirven para alimentar sus órganos internos. Esta misma acción de "imán" desintoxica por medio de la eliminación de los residuos metabólicos.

La mejor indicación del poder de limpieza y curación de los jugos se siente cuando usted acaba de tomarse uno o dos vasos de una de esas bebidas preparadas de forma natural. Se siente refrescado, alerta y con un bienestar general. Este es el poder de desintoxicación "instantánea" de los jugos frescos.

Seleccionando sus frutas y vegetales

Las frutas y los vegetales deben ser frescos, estar en su temporada de maduración y sin ningún tipo de deterioro. Si usted nota señales de deterioro, sencillamente corte esa parte y bótela.

Lave todas las frutas y todos los vegetales antes de hacerlos jugo. Use el agua fría que fluye por el grifo de su cocina. Si lo prefiere, use un cepillo para cepillar los vegetales y asegurarse de que la mugre y los detritos son eliminados.

Si es posible, haga los jugos el mismo día en que traiga a casa las frutas y los vegetales del mercado. Si no, guárdelos en la cubeta de las verduras de su refrigerador. No los pique hasta el momento mismo en que va a hacer los jugos, ya que eso causaría la pérdida de importantes nutrientes limpiadores.

Preparación fácil de jugo

Usted puede usar un exprimidor o extractor de jugos manual o un aparato eléctrico. Estos se pueden obtener en las tiendas de productos de salud y en las de utensilios del hogar. Sencillamente, corte la fruta o el vegetal e insértelo en su extractor. Prepárese para usar el jugo exprimido lo más pronto posible. Puede guardarlo durante una noche en un recipiente cerrado en su refrigerador, aunque una pequeña cantidad de nutrientes se evaporará. Pero no demore más de dos días en usar los jugos después de ser exprimidos, para así obtener los mejores beneficios de desintoxicación.

No combine jugos de frutas y de vegetales

Las enzimas y los nutrientes de las frutas son de una densidad distinta a los que se encuentran en los vegetales. Si se combinan, se produce una disolución de estos elementos y se debilitan sus habilidades de limpieza y regeneración. Combinarlos es algo que no se debe hacer bajo ninguna circunstancia.

Siéntase en libertad para combinar los jugos de cualesquiera frutas que estén en temporada, si lo desea, para obtener un sabroso jugo que funciona al instante. Además, no hay problemas en combinar diferentes vegetales de la misma temporada para producir una poderosa bebida limpiadora.

SENCILLO PROGRAMA DE DESINTOXICACIÓN CON JUGOS

Planee consumir unos tres o cuatro vasos de jugo diariamente con este fácil programa. *Antes del desayuno:* Un vaso de jugo de frutas fresco. *Al mediodía:* Un vaso de jugo de frutas fresco. *En la cena:* Un vaso de jugo de vegetales fresco después de la cena. *Por la noche:* Un vaso de jugo de vegetales fresco. Esto le ayudará a dormir mejor gracias a la agradable mineralización de sus células y sus tejidos.

Este sencillo programa de desintoxicación con jugos nutre su cuerpo, estimula durante todo el día la limpieza y regeneración que le ayudará a verse y a sentirse mucho más joven y saludable.

HISTORIA CLÍNICA—***Borra 30 años "de vejez" con 30 centavos en tres días***

Piel estrujada como una tela de crepé, mirada de perro cansado, mala memoria, manos temblorosas y fatiga crónica hicieron que a Ida DiN. le diera miedo mirarse en el espejo. Cuando alguien le comentó equivocadamente que ella era la abuela de su hija, Ida DiN. se sintió impulsada a tomar acción. Le preguntó al dietista de un spa de salud para que le diera instrucciones para superar su envejecimiento prematuro. El dietista le dijo que innumerables personas podían echar hacia atrás la manecillas del reloj con un ayuno desintoxicante de jugos naturales. Durante tres días ella no debía consumir comida alguna, sino solamente beber jugos: el primer día, todos serían jugos de frutas, el segundo día, todos jugos de vegetales, el tercer día, todos jugos de frutas. Después podía regresar lentamente a una dieta saludable. Ida DiN. se obligó a ir hasta un mercado cercano y compró suministros de frutas y de vegetales frescos. Comenzó el programa. Inmediatamente, su piel se afirmó, ella resplandeció con vitalidad, su memoria mejoró, sus manos dejaron de temblar y tuvo más energía. En sólo tres días, lucía como si hubiera rejuvenecido 30 años, y todo por sólo 30 centavos al día, el costo de los jugos. Luego, a menudo se sometía a un ayuno de jugos naturales para desintoxicarse. Se había convertido a sí misma en una persona completamente nueva –¡por dentro y por fuera!

SABROSOS JUGOS PARA LA CURACIÓN DE TRASTORNOS COMUNES

Frutas y jugos comunes ofrecen elementos limpiadores que estimulan una curación rápida de muchos problemas de salud. Los jugos son sabrosos. Los resultados son asombrosamente efectivos.

Jugo de zanahoria para la desintoxicación del sistema digestivo

La rica concentración de beta-caroteno, minerales y fibras en el jugo de zanahoria se combina para acelerar velozmente la desintoxicación digestiva e intestinal. Estos nutrientes combinados hacen más que, sencillamente, licuar y diluir los desechos, sino que también apresuran su eliminación. Estos nutrientes estimulan aún más la eliminación de los ácidos biliares y limpian el colon. Su sistema digestivo-eliminador se desintoxica y se sobrecarga de vitalidad después que usted disfruta diariamente de uno o dos vasos de jugo de zanahoria.

Limpiador intestinal

El jugo de col contiene factores que lavan y expulsan las placas que se adhieren a sus intestinos. Estos mismos factores de limpieza son los que diluyen el ácido hidroclórico y protegen contra la formación de las úlceras y el ardor estomacal. El jugo de col también desintoxica las heridas de las paredes interiores del estómago, ayudando así a curar las infecciones ulceradas.

Alivie la inflamación interna

El jugo de arándanos, con su fuerte sabor, desintoxica su torrente sanguíneo, ayuda a acidificar su orina para protegerle contra la *disuria* (eliminación dolorosa de la orina) y los trastornos de la vejiga y la glándula prostática. La evacuación intestinal dolorosa se alivia cuando el jugo de arándanos lava y expulsa los desechos irritantes y promueve una defecación suave y natural.

Historia clínica – *El jugo alivia la inflamación de los riñones*

En un informe médico se dice que una mujer de 66 años, Mabel O'H., había tenido problemas de inflamación de los riñones durante varios años. Diagnosticada con pielonefritis crónica, ella se sometió a medicamentos, antibióticos y dolorosas dilataciones –pero con pocos resultados. Se le ordenó un programa de jugo de arándanos, y se le dijo que bebiera dos vasos de diez onzas al día. Después de ocho semanas, su orina comenzó gradualmente a aclararse. Al cabo de nueve meses, se presentaban detritos tóxicos sólo ocasionalmente. Ella continuó con el sencillo programa de jugo de arándanos debido a que éste le ayudaba a desintoxicar la causa de la inflamación de los riñones cuando las medicinas no funcionaban.

Jugo de manzana como limpiador de virus

El jugo fresco de manzana contiene una sustancia que lucha contra los virus y que es capaz de desintoxicar los gérmenes peligrosos. Estas sustancias se combinan con el virus durante el tránsito a través del sistema digestivo, ayuda a "noquearlo", y luego lo elimina. Varios vasos de jugo de manzana a lo largo de la semana ayudan a desintoxicar las infecciones virales y le protegen a usted contra el deterioro molecular causado por estas sustancias.

Disuelva la mucosidad con jugo de piña

El jugo de piña fresco, acabado de preparar, contiene una enzima digestiva llamada *bromelina,* la cual tiene un gran poder para lavar las mucosidades. Ella disuelve la mucosidad y la prepara para ser eliminada. Las mucosidades no sólo congestionan su conducto respiratorio-bronquial, sino que también crea bloqueos en otras partes de su cuerpo. Es un desecho tóxico que forma adherencias que debilitan su sistema inmunitario. Con el jugo de piña, rico en enzimas, usted puede expulsar este desecho.

Historia clínica – *Lava y expulsa los desechos gástricos en tres meses*

A los 57 años de edad, Rose A.Q. comenzó a quejarse de malestares después de la cena y ataques de colitis. Las pruebas médicas mostraron que tenía una acumulación espesa de desechos en su estómago (diagnosticada como una masa semejante a una pelota, alojada en su sistema digestivo). Su médico le administró varios medicamentos químicos para disolver la masa de desechos, pero le causaban tanto ardor que tuvieron que suspendérselos. Entonces se le dijo a Rose A.Q. que bebiera 10 onzas de simple jugo de piña, tres veces al día, 30 minutos antes de cada comida. En ocho semanas, los rayos X mostraron que la concreción se había reducido a la mitad de su tamaño original. Unas pocas semanas después, ¡la amenazante masa de desechos había desaparecido! La pegajosa mucosidad había sido disuelta a través del poder desintoxicante de la bromelina del jugo piña. Estaba curada. Todo esto sucedió en menos de tres meses.

Jugos de vegetales limpian las bacterias tóxicas

Ocho jugos de vegetales contienen una poderosa enzima desintoxicante llamada *lisozima*. Cuando usted bebe jugos hechos de estos vegetales (sólos o en cualquier combinación deseada), usted libera la lisozima limpiadora de desechos, la cual atrapa las bacterias y las partículas extrañas tóxicas y las prepara para ser expulsadas. Cuando ya se haya desintoxicado, usted recibirá la recompensa de tener un cuerpo más limpio y más saludable, libre de dañinas bacterias tóxicas. Estos ocho jugos de vegetales se hacen de: coliflor, col, rábano rojo, rábano blanco, nabo, chirivía, bróculi y colinabo. *Sugerencia:* Pase por la batidora estos vegetales hasta que se forme un puré para obtener un jugo natural con poder desintoxicador. La suave pulpa del puré provee una fibra que barre con los desechos y duplica la acción limpiadora.

Bebiendo jugos, usted *puede* llegar a disfrutar de un cuerpo más limpio y de un estilo de vida más saludable. Usted puede echar hacia atrás los años a medida que lava y expulsa los desechos con jugos naturales, sus ríos de supersalud.

PUNTOS DE INTERÉS

1. *Los jugos frescos de verduras crudas lavan sus células y sus órganos para promover la regeneración y la reconstrucción de sus sistemas vitales.*

CAPÍTULO 20

UN TESORO DE PROGRAMAS DE LIMPIEZA PARA PROBLEMAS DE LA VIDA DIARIA

Alimentos comunes, ejercicios sencillos, inhalación y sabrosos tónicos hechos en casa, tienen la habilidad de desalojar los desechos tóxicos acumulados en su sistema y eliminarlos. Cuando sus órganos y sistemas vitales hayan sido desintoxicados, usted es capaz de disfrutar de una rápida curación para muchos trastornos de salud internos y externos.

He aquí un mini-tesoro de problemas de salud comunes que pueden ser causados por la acumulación tóxica. Los sencillos limpiadores trabajan casi al instante. Ellos ayudan en la limpieza interna a través de la desintoxicación para que usted pueda disfrutar de una curación efectiva y un rejuvenecimiento lleno de limpieza.

PRESIÓN SANGUÍNEA ELEVADA

El uso del ajo, uno o dos dientes al día como parte de una ensalada o para cocinar, ayuda a controlar su presión. El ajo tiene un efecto dilatador en sus conductos sanguíneos; él limpia los bloqueos que impiden el flujo libre de la sangre y que pueden causar estrechamiento de las arterias y una elevación de la presión sanguínea. El ajo es un gran desintoxicador que debe ser usado a diario.

ACNÉ

Aumente el consumo de comidas y jugos ricos en las limpiadoras vitaminas A y D. Estos incluyen pescado, zanahorias, bróculi, albaricoques secos, melón cantalupo y leche desgrasada y fortificada con vitamina D. Estas vitaminas limpian las glándulas sebáceas y los desechos que congestionan y bloquean los poros de la piel, provocando las manchas e imperfecciones.

ARTRITIS

Esta enfermedad que invalida es debida a menudo a un desequilibrio nutritivo y también a la acumulación de dañinos radicales libres. Los sedimentos bloquean el proceso metabólico. Limpie los detritos consumiendo nutrientes antioxidantes que eliminen los tóxicos radicales libres; ellos incluyen beta-caroteno, las vitaminas C y E, zinc y selenio.

ATEROSCLEROSIS

El endurecimiento de las arterias es causado por la acumulación de un exceso de desechos grasos. Limpie los detritos con lecitina, un alimento derretidor de las grasas (disponible en las tiendas de productos de salud) y más jugos frescos limpiadores de toxinas.

HISTORIA CLÍNICA – *Limpieza arterial en tres días*

Debido a que una aterosclerosis progresiva estaba amenazando con atacar el músculo de su corazón, Bernice L. siguió un programa de desintoxicación delineado por su médico. Eliminó todos los alimentos de origen animal. Luego tomó diariamente –con sus jugos vegetales, sobre sus ensaladas, añadidas a su cereal, horneadas con platos sin carne, añadidas a las sopas– cuatro cucharadas de lecitina limpiadora de desechos. ¿El resultado? En tres días, un examen médico mostró que ella tenía "arterias limpias". Las había desintoxicado con estos métodos sencillos de limpieza interna.

INFLAMACIÓN REUMÁTICA

Semejante a la artritis, el calor punzante excesivo es el resultado de detritos cortantes e irritantes que se adhieren a su esqueleto y a sus venas. Para promover la limpieza interna, incluya ajo en su plan diario de alimentación. *Sencillo:* Coma, bien masticados, dos o tres dientes de ajo todos los días; enmascare el olor con perejil, clavos o canela. El ajo es un excelente desintoxicante; refuerza su metabolismo, estimula la limpieza. Ayuda a aliviar y a eliminar la causa tóxica de la fiebre reumática, a menudo en cuestión de días.

ÚLCERAS DE LA PIEL, HERIDAS

Para una rápida desintoxicación, mezcle ajo fresco acabado de rallar con aceite de oliva y haga un emplasto. Aplíquelo a las úlceras y las afecciones de la piel. Masajéelo suavemente. Los ingredientes anti-tóxicos del ajo y los ácidos grasos esenciales del aceite de oliva lavan y eliminan las bacterias infecciosas, restauran la integridad celular y producen una rápida curación. Repita durante varios días.

DIFICULTAD PARA RESPIRAR

Ya sea motivada por una alergia, por sensibilidad o por congestión, usted necesita desintoxicar los desechos acumulados que se están adhiriendo a las delicadas fibras de sus órganos respiratorios. Un sencillo remedio de desintoxicación es pararse delante de una ventana abierta (pero tenga cuidado con las corrientes de aire) y respirar a través de sus fosas nasales muy profundamente. Imagínese que sus pulmones son globos. ¡Llénelos hasta el borde! Sostenga el aire durante 10 segundos. Entonces, exhale lentamente a través de la boca. Repita cinco veces. Esta respiración profunda ayuda a barrer con los desechos tóxicos que están ahogando sus pulmones y causando dificultades para respirar.

ÚLCERAS BUCALES

Los frágiles tejidos de la boca se quiebran y se parten debido a que las membranas están congestionadas de desechos. Usted necesita reconstruir sus tejidos bucales. El uso de bioflavonoides (en las frutas cítricas y en sus jugos; coma las hilachas membranosas que tienen una gran concentración de estos nutrientes que limpian y reconstruyen) ayudará a curar este problema rápidamente.

AMPOLLAS DE FIEBRE

Usted necesita desintoxicar los residuos de desechos tóxicos que están en estas ampollas llenas de humor. *Remedio:* Moje una motita de algodón con un poquito de éter (de la farmacia) y aplíquelo a la ampolla. Esto "destruye" los gérmenos tóxicos y ayuda a eliminarlos. En sólo momentos, la ampolla o el herpes labial comenzará a sanar.

ESTREÑIMIENTO

Los intestinos debilitados o inactivos se congestionan con persistentes depósitos de desechos tóxicos. Para limpiarlos, active los músculos de su esfínter con jugo natural de ciruelas pasas o de higo (o una combinación). Uno o dos vasos por la mañana ayudan a "noquear" los bloqueos de bacterias y aceleran su eliminación. Pruebe con varios higos de California seguidos de un vaso de cualquier jugo de fruta para obtener una desintoxicación durante la mañana.

CALAMBRES

Ya sean en sus brazos, en su espalda, en sus piernas, o en cualquier otra parte de su cuerpo, los calambres pueden debilitarle. Ellos indican que los desechos bacterianos están "encerrados" en sus estructuras esqueléticas y musculares. El peligro de esto es que esos desechos "devoran" calcio, lo cual conduce a los calambres. Para desintoxicarlos, beba todos los días varios vasos de leche desgrasada. La rica concentración de calcio ayuda a fortalecer estas áreas de su cuerpo y expulsa los desechos. En muchos casos, ¡da resultados en unas horas!

HISTORIA CLÍNICA *— Desintoxica calambres crónicos con un remedio casero*

Fuertes calambres, especialmente al levantarse por la mañana, hicieron que Allen T. se sintiera como un inválido. Se demoraba una hora en "desatar los nudos". ¡Pero los dolores siempre regresaban! Un médico metabólico (especializado en tratamientos completos del cuerpo) le diagnosticó toxemia –desechos infecciosos se habían alojado en sus masas musculares y estaban causándole congestión. Un remedio sencillo: aumentar el consumo de calcio limpiador y restaurador a través de uno o dos vasos de leche desgrasada, sobre todo por la noche. Allen lo probó. Milagrosamente, a la mañana siguiente, los dolores habían desaparecido. Gracias al calcio desintoxicador, él pudo superar los calambres que lo habían estado atormentando toda la vida.

ESTRÉS, TENSIÓN

Usted conoce los síntomas: no puede relajarse, tiene muchas tensiones, nerviosidad e inquietud. La razón es el detrito que está alterando sus nervios. Limpie y elimine esta irritante toxemia y sentirá más alivio en general. Haga esto con una desintoxicación tipo "muñeco de trapo": acuéstese sobre la cama y trate de olvidarse de todo, déjese llevar. Concéntrese en soltar toda la tensión desde la punta de sus dedos hasta el tope de su cabeza. Desmadéjese como si fuera usted un trapo de cocina. *Sugerencia:* Su cabeza debe ser capaz de rodar fácilmente de lado a lado. Si tiene usted alguna rigidez o resistencia, es que no se ha relajado bastante. Concéntrese en soltarse lo más que pueda. Al hacerlo, los apretados bolsillos de desechos serán desalojados, lavados y expulsados en poco tiempo. Con sólo 30 minutos al día de esta desintoxicación de "muñeco de trapo" usted se sentirá libre del crispante estrés.

DOLORES DE CABEZA

Lave y expulse los irritantes detritos causados por la cafeína y los ácidos tánicos evitando las bebidas y los alimentos que los contengan (café, tés comerciales, colas y chocolate). Cambie por jugos naturales de frutas y de vegetales. Estos contienen nutrientes desintoxicantes y enzimas limpiadoras que sacan de raíz y barren con los desechos de la cafeína que crispan los nervios.

MALESTAR ESTOMACAL

Uno o dos dientes de ajo bien masticados ayudan a crear un alivio mágico. El ajo es una fuente principal de un limpiador de desechos conocido como *allichalon gastroentérico,* el cual lava y expulsa los detritos que están en el centro de activación motora de su estómago. En sólo momentos, la desintoxicación restaura el bienestar. Es un tónico estomacal natural.

SÓLO PARA MUJERES

Los retortijones menstruales y el síndrome premenstrual no tienen por qué soportarse. Es necesario eliminar los desechos tóxicos. Las influencias hormonales de un ciclo mensual se dañan si los residuos bacterianos se convierten en una barrera obstaculizante. Para desintoxicar estas barreras, hay dos remedios que son efectivos. (1) En un vaso de jugo de frutas frescas, añada una cucharada de polvo de levadura de cerveza (de cualquier tienda de productos de salud). Remuévalo vigorosamente o páselo por la batidora. Beba lentamente. Esto es un poderoso arsenal de enzimas, de vitaminas de complejo B y de vitamina C. Ellas convergen sobre los desechos, luego los sacan de raíz y los eliminan. Casi al instante se siente un agradable bienestar. (2) Al acercarse el período mensual, a menudo los desechos se agrupan entre ellos y desplazan al valioso calcio de la sangre. Este mineral tiene un gran poder para aliviar los dolores. Use suplementos de calcio o leche desgrasada. Los niveles de calcio en la sangre se equilibran rápidamente y los desechos son lavados y eliminados; usted vuelve a sentirse bien.

ESCOZOR EN EL RECTO

Echele la culpa de este vergonzoso problema a la congestión de las venas, sobre todo debida a los desechos provenientes del azúcar blanca y de los productos de harinas blancas. Los residuos químicos se acumulan en las venas y las arterias de la ingle y producen un molesto escozor. Para corregirlo, elimine todos los alimentos que contengan azúcar y harina blanqueada. Una sencilla desintoxicación le ayuda a estar más limpio y más libre de escozor, al mismo tiempo.

ACIDEZ ESTOMACAL

A menudo se le llama acedía. La culpa la tiene la excesiva acumulación de subproductos productores de ácidos. Desintoxíquese evitando el alcohol, el café, el té comercial, el tabaco y la mayoría de los alimentos de origen animal. Coma diariamente varias papas asadas o hervidas –la papa estimula una reacción alcalina en el cuerpo que ayuda a neutralizar la acidez estomacal y a detoxificar los irritantes desechos acídicos. Aumente su consumo de papas (sin sal ni aliños grasientos) y sienta cómo su estómago se limpia a sí mismo y se "endulza" nuevamente.

RESFRIÓS, MALESTARES INVERNALES

Limpie esas infecciones virales. Durante siglos, el ajo ha sido usado para aliviar problemas tales como el de la irritación de garganta, los fluidos por la nariz, la fiebre y la tos. Tan sólo uno o dos dientes de ajo al día le ayudan a desintoxicar su sistema y a conquistar enseguida los catarros. Aumente también su consumo de la desintoxicante vitamina C a través de las frutas frescas y los jugos.

CÓMO LOS JUGOS LE BRINDAN UNA LIMPIEZA RÁPIDA Y UNA MEJOR SALUD

Los jugos de frutas frescas y vegetales son asimilados rápidamente de manera que sus nutrientes y sus enzimas puedan limpiar sus células y abrir los canales hacia una mejor salud. He aquí una lista de varios jugos que acelerarán la curación de muchos trastornos de salud.

Jugo de manzana. Mejora la eliminación; ayuda a limpiar su estructura ósea; afloja los bloqueos para corregir los trastornos digestivos.

Jugo de albaricoque. Una fuente principal de vitaminas, minerales y enzimas altamente concentradas para purificar el torrente sanguíneo y desintoxicar el sistema circulatorio.

Jugo de remolacha. Muy potente, así que combínelo con otros jugos vegetales tales como el de apio, de pepino, de lechuga o de col. Su acción desintoxicante purifica su torrente sanguíneo, limpia su sistema nervioso.

Jugo de zarzamora. Combínelo con cantidades iguales de agua fresca y bébalo por la mañana para estimular la peristalsis, la cual, a su vez, promueve la regularidad de las necesidades fisiológicas. Un saludable limpiador.

Jugo de arándano azul. Su concentración de bioflavonoides ayuda a estabilizar su sistema digestivo; alivia problemas tales como la colitis, la diarrea, las infecciones intestinales. *Sugerencia:* Cuando tenga el problema de cantidades excesivas de ácido úrico, un producto de desecho, beba una pequeña cantidad de jugo de arándano azul. Es un desintoxicante natural de este tipo de desecho.

Jugo de zanahoria. Limpia los órganos vitales, neutraliza las impurezas que circulan en la sangre y también desintoxica las manchas e imperfecciones de la piel. Es una fuente principal de beta-caroteno (precursor de la vitamina A), el cual mejora la salud de su piel.

Jugo de apio. Bébalo solo o mezclado con otros jugos vegetales (con unas gotas de limón o de lima). Limpia el hígado y los riñones, desintoxica las impurezas del torrente sanguíneo. Ayuda a limpiar las glándulas adrenales y limpia los componentes del sistema nervioso.

Jugo de cereza. Su extraordinariamente rica concentración tanto de bioflavonoides como de enzimas hace de ésta una bebida de gran energía. Ayuda a desintoxicar las células y los tejidos, protege contra el envejecimiento causante de residuos. Parece proteger contra la artritis.

Jugo de pepino. Una bebida refrescante; no se deje engañar por su suavidad. Actúa como un poderoso solvente del ácido úrico, un indeseable desecho. Bébalo puro o combinado con jugos de zanahoria y/o apio. Lava y elimina los detritos en cuestión de horas.

Jugo de grosella. Ya sea hecho de grosellas rojas o negras, este jugo es un poderoso limpiador de órganos. Sus enzimas y nutrientes desintoxican los desechos que, si no, congestionarían su hígado y sus órganos digestivos.

Jugo de uva. Rico en azúcares naturales de frutas, éste le proporciona a usted energía en cuestión de minutos. Lava y expulsa las impurezas. Aumenta la excreción de urea, desintoxicando así la congestión interna. Si usted usó jugo de uva embotellado o enlatado, asegúrese de que no se le ha añadido azúcar.

Jugo de toronja. Sus poderosos nutrientes estimulan el flujo de la bilis, mejorando la salud de su hígado. Limpia los tejidos y las células de modo que los desechos no destruyan los capilares.

Jugo de limón. Muy potente, por lo tanto tome solamente dos o tres cucharadas como parte de una combinación de jugos cítricos. Su vitamina C y sus minerales desintoxican las impurezas de la sangre y protegen contra las alergias infecciosas y los trastornos respiratorios.

Jugo de lechuga. La rica concentración de nutrientes limpiadores ayuda a desintoxicar los desechos de los órganos para prevenir los espasmos o la crispante irritación.

Jugo de naranja. Las vitaminas, los minerales y las enzimas ayudan a limpiar de impurezas el plasma sanguíneo y fortalecen las paredes vasculares. Especialmente desintoxicantes son los bioflavonoides que se encuentran en la pulpa. Usela toda.

Jugo de melocotón. Estimula la eliminación natural para que lave y expulse los desechos acumulados.

Jugo de pera. Los nutrientes limpian los órganos intestinales y los riñones; los minerales regeneran sus glóbulos rojos.

Jugo de piña. Es un jugo casi milagroso, rico en enzimas limpiadoras que sacan de raíz los desechos más persistentes. Es un poderoso limpiador de órganos vitales.

Jugo de tomate. Debe estar libre de sal. Provee nutrientes desintoxicantes que limpian el torrente sanguíneo, revitalizan las arterias y protegen contra el deterioro celular.

Fácil plan de desintoxicación

Beba jugos frescos todos los días para obtener una desintoxicación durante las 24 horas. El proceso de limpieza interna trabaja mientras usted duerme. Recibirá la recompensa de una inmunidad juvenil contra las enfermedades y un estilo de vida desbordante de energía y vitalidad.

Los títulos cuentan la historia. Usted está sometido o sometida a un incesante asalto sobre su salud por parte de una lluvia de sustancias tóxicas –desde insecticidas hasta medicinas por receta, desde cafeína hasta sustancias químicas, desde la contaminación que viene con cada inhalación que usted hace. Usted necesita expulsar esas toxinas de su cuerpo. Usted necesita construir inmunidad con el uso de la nutrición y los ejercicios. ¡Usted puede darles la batalla!

Usted puede ser más saludable, lucir más joven y tener un cuerpo resplandecientemente limpio –por dentro y por fuera. Con estos programas de desintoxicación, usted puede disfrutar de una vida libre de residuos y más sana.

Libérese por sí mismo o por sí misma de la toxemia acumulada en sus articulaciones, sus músculos, sus arterias y su circulación, y penetre al mundo de la "eterna juventud" –¡comenzando ahora mismo!

PUNTOS DE INTERÉS

1. *Limpie los trastornos relacionados a la toxemia con alimentos comunes y sencillos curativos que promueven la limpieza interna y externa en cuestión de minutos.*

2. *Bernice L. superó el riesgo de aterosclerosis con un sencillo método de tres días de desintoxicación arterial.*

3. *Allen T. se libró a sí mismo de su batalla crónica con los calambres por medio de un remedio que funcionó en una noche.*

4. *Los jugos frescos son poderosos arsenales para la desintoxicación de su cuerpo y promueven un bienestar juvenil. Y también son refrescantes.*

NOTAS

1. Dr. Jack Soltanoff, West Hurley, New York, entrevista personal, julio, 1991.

2. Benjamin Lau, M.D., *Garlic for Health*, Lotus Light Publication, Wilmot, Wisconsin, 1988, p. 25.

3. J.W. Anderson, M.D., *"Dietary Fiber, Lipids, Atherosclerosis"*, *Revista de Cardiología (Journal of Cardiology)*, Vol. 60, pp. 17G-22G, 30 de octubre, 1987.

4. Judith Stern, D.Sc., entrevista personal, abril, 1991.

5. Kenneth Cooper, M.D., *Controling Cholesterol*, Bantam Books, Inc., New York, New York, 1990, pp.40-107.

6. Karen Burke, M.D., buró de prensa, mayo, 1991.

7. Douglas David Altchek, M.D., entrevista de prensa, junio, 1991.

8. Fundación del Cáncer de la Piel, buró de prensa, julio, 1991.

9. Noticias del Sol y la Piel (Sun and Skin News), Vol. 7, No.1, 1990, pp.1, 4.

10. Edward Frohlich, M.D., entrevista de prensa, junio, 1991.

11. Stephen Brunton, M.D., entrevista de prensa, julio, 1991.

12. Ray Gifford, M.D., entrevista de prensa, junio, 1991.

13. Benjamin Lau, M.D., *Garlic for Health*, Lotus Light Publications, Wilmot, Wisconsin, 1988, pp.17-19.

14. William Frishman, M.D., entrevista de prensa, marzo, 1991.

15. Marvin Schuster, M.D., Institutos Nacionales de la Salud (National Institutes of Health), buró de prensa, septiembre, 1990.

16. Arthur Lubitz, M.D., entrevista de prensa, junio, 1991.

17. Lester Morrison, M.D., *Programa del Dr. Morrison para Salvar el Corazón (Dr. Morrison's Heart Saver Program)*, St. Martin's Press, New York, New York, 1982, pp.83-84.

18. Dean Ornish, M.D., *Programa del Dr. Dean Ornish para Revertir la Enfermedad Cardiaca (Dr. Dean Ornish's Program To Reversing Heart Disease)*, Random House, New York, New York, 1990, pp.107-143.

19. Robert H. Garrison, Jr., M.A., R.Ph. y Elizabeth Somer, M.A., R.D., *Buró de Referencia de la Nutrición (Nutrition Desk Reference)*, Keats Publishing Co., New Canaan, Connecticut, 1990. pp. 232-233.

20. Richard Kavner, O.D., *Visión Total (Total Vision)*, A&W Publishers, New York, New York, 1978, pp. 135-157.

21. Joan Ullyot, M.D., entrevista personal, mayo, 1990.

22. Julian Whitaker, M.D., buró de prensa, febrero, 1990.

23. John W. Anderson, M.D., buró de prensa, mayo, 1989.

24. Rodolfo Paoletti, M.D., entrevista de prensa, julio, 1991.

25. Claude Lenfant, M.D., entrevista de prensa, julio, 1991.

26. Sheldon Hendler, M.D., *Guía Total de los Nutrimentos Antienvejecedores (Complete Guide to Anti-Aging Nutrients)*, Simon & Schuster, New York, New York, 1985.

27. James W. Anderson, M.D., entrevista de prensa, junio, 1989.

28. Jon Isenberg, M.D., entrevista de prensa, julio, 1989.

29. Howard Baron, M.D., *Venas Varicosas (Varicose Veins)*, William Morrow & Co., New York, New York, 1979, pp. 98-10:4.

30. Marvin Schuster, M.D., buró de prensa, septiembre, 1990.

31. Instituto Nacional del Envejecimiento (National Institute of Aging), Página de Edad, Servicio de Salud Pública (Public Health Service), buró de prensa.

32. Asociación Médica de California (California Medical Association), Sugerencias de Salud (*Health Tips*), Index 195, p.2, mayo 1988.

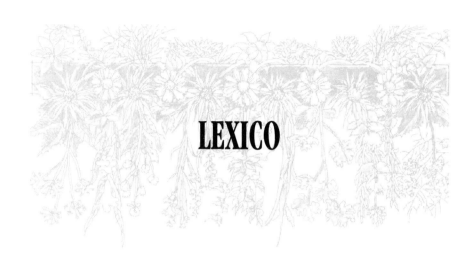

LÉXICO

Léxico español - inglés de algunas palabras relativas a alimentos, hierbas, tratamientos, enfermedades y remedios mencionados en este libro.

A

abadejo—haddock

abedul—birch

abelmosco—okra

aceitunas—olives

acelga suiza—swiss chard

achicoria—chicory

agrimonia—agrimony

agróstida—redtop

aguacate—avocado

agua de Seltz—Seltzer water, club soda

aguja—swordfish

ajo—garlic

ajonjolí—sesame

albaricoque—apricot

albur—whitefish

alcachofa—artichoke

alcaravea—caraway

alga marina—seaweed

almejas—clams

almidón—starch

alfóncigos—pistachios

alforfón—buckwheat

alumbre—alum

alubias—kidney beans

ambrosía—ragweed

anacardo—cashew

anís—aniseed

apio—celery

apoplejía—stroke

arándano—cranberry

arándano azul—blueberry

arenque—herring

arroz moreno—brown rice

asbatán—horehound

atún—tuna

avellanas—filberts, hazelnuts

avena—oat

avena mondada—groats

avena picada—steel-cut oats

B

bacalao—cod

baya—berry

berenjena—eggplant

berro—watercress, cress

berza—collard

biscuit—bizcocho

blenio—butterfish

boniato—sweet potato

bróculi (brécol)—broccoli

bromelia—bromelain

C

calabacín—zucchini

calabaza—pumpkin

calambres—cramps

canela—cinnamon

cangrejos—crabs

cantalupo—cantaloupe

cardamomo—cardamom

carpa—carp

castañas—chestnuts

cebada—barley

cebo—suet

cebolla—onion

centeno—rye

cereza—cherry

chayote—squash

chícharos—split peas

chile—cayenne

chirivía—parsnip

ciruela—plum

ciruela pasa—prune

cítricos—citrus fruits

clavo—clove

club soda—agua de Seltz

col—cabbage

cola de caballo campestre—field horsetail

coles de Bruselas—Brussels sprouts

coliflor—cauliflower

colinabo (nabo sueco)—rutabaga

col rizada—collard

consuelda—comfrey

copos de avena—rolled oats

corazoncillo—St. John's-wort

cordero—lamb

D

dátiles—dates

diente de león—dandelion

dulce de azúcar—fudge

E

ejotes—string beans

eneldo—dill

escaramujo—rose hips

escarola—chicory (in salads)

escorpina—rockfish

esguince—sprain

espárragos—asparagus

espinaca—spinach

esponja vegetal—loofah

eufrasia—eyebright

F

fárfara—coltsfoot

figs—higos

flor de azafrán—safflower

frambuesa—raspberry

frankfurter—perro caliente

fresa—strawberry

frijoles—beans

frijoles blancos—navy beans

frijoles colorados—kidney beans

fudge—dulce de azúcar

G

garbanzos—chick peas

girasol—sunflower

goma (resina)—gum

gordolobo—mullein

grana del paraíso—cardamom

grano entero (sin descascarar)—whole grain

grosella—gooseberry, currant

gualteria—wintergreen

guisantes—peas

guisante ojinegro—black-eyed pea

H

habas—lima beans

habichuelas verdes—green beans (string beans)

halibut del Pacífico—Pacific halibut

harina—flour

harina de avena - oatmeal

hayuco—beechnut

hierbabuena—peppermint

hierba de San Juan—St. John's-wort

hígado—liver

hinojo—fennel

hisopo—hyssop

hojuelas de maíz—corn chips

hojuelas de papa—potato chips

hongos—mushrooms

horse tail—cola de caballo

huachinango—red snapper

hueva—roe

I

infarto—heart attack

J

judías blancas—white beans

judías pintas—pinto beans

judías verdes—green beans (string beans, snap beans)

L

lavanda—lavender

leche desgrasada—skim milk

leche sin desgrasar—whole milk

lenguado—sole

lentejas -lentils

levadura de cerveza—brewer's yeast

lima—lime

limón—lemmon

linaza—flaxseed

lucio norteño—Northern pike

M

macarela—mackerel

madreselva—honeysuckle

mandarina—tangerine

manteca—lard

manzana—apple

marrubio—horehound

medio y medio—half and half

mejorana—marjoram

melaza—molasses

melocotón—peach

melón dulce—honeydew

menta—mint

menta verde—spearmint

merlán—whiting

mijo—millet

mollejas—sweetbreads

mújol—mullet

musgo irlandés—Irish moss

N

nabo—turnip

natilla—custard

nueces—walnuts

nueces del Brasil—Brazil nuts

ñame—yam

O

olmo escocés—witch hazel

orozuz—licorice

ostras—oysters

P

pacanas—pecans

palitroque—bread stick

palomitas de maíz—popcorn

pampanito—butterfish

pámpano—pompano

pan de centeno—pumpernickel

pan de grano entero—whole wheat bread

panecillo—muffin

panqueque (torta)—pancake

pastel—cake

pastinaca—parsnip

pepino—cucumber

pera—pear

perca de océano—ocean perch

perejil—parsley

pescadilla—pollack

pimientos verdes—green peppers

pirola—wintergreen

pistachos—pistachios

platija—flounder

planta rodadora—tumbleweed

pomátomo—bluefish

porotos—kidney beans

primavera—cowslip

prímula—cowslip

psilio—psyllium

Q

queso requesón—cottage cheese

quimbombó—okra

R

rábano—radish

rábano picante—horseradish

regaliz—licorice

remolacha—beet

retoño de frijol chino—mung bean sprout

retoños—sprouts

retortijones—cramps

rizada—kale

róbalo rayado—striped bass

rodaballo—turbot

roble -oak

romero—rosemary

ruibarbo—rhubarb

S

sábalo—shad

salmón—salmon

salmón de las Rocosas—chinook salmon

salmonete—red mullet

salmón rojo—sockeye salmon

salsa de tomate—ketchup

saúco—elder

sausage—salchichón

salvado (cáscara del grano)—bran

salvia—sage

sandía—watermelon

semilla de colza—rapeseed

sínfito—comfrey

sitz bath—baño de asiento

suero de leche—buttermilk

T

ternera—veal

ternero—calf

tocino—bacon

tomillo—thyme

topinambur—Jerusalem artichoke

toronja—grapefruit

torción—strain

torta—cake

trigo—wheat

trucha—trout

trucha arcoiris—rainbow trout

tusílago—coltsfoot

U

uva- grape

V

valerianilla—lambs quarters

vara de San José (o "de oro")—goldenrod

vellorita—cowslip

verbasco—mullein

W

whoemeal—alimento integral

Z

zanahoria—carrot

zarzamora—blackberry

INDICE

F

G